Psychosomatic Medicine

心 身 医 学

主　审　陆　林
主　编　高玉军　李　鹏　吴　江
副主编　周　洋　梅俊华　张　盛

北京大学医学出版社

XINSHENYIXUE

图书在版编目（CIP）数据

心身医学 / 高玉军，李鹏，吴江主编. -- 北京 ：北京大学医学出版社，2025. 7. -- ISBN 978-7-5659-3433-9

Ⅰ. R395.1

中国国家版本馆 CIP 数据核字第 20258M9P77 号

心身医学

主　　编：高玉军　李　鹏　吴　江

出版发行：北京大学医学出版社

地　　址：（100191）北京市海淀区学院路 38 号　北京大学医学部院内

电　　话：发行部 010-82802230；图书邮购 010-82802495

网　　址：http://www.pumpress.com.cn

E-mail：booksale@bjmu.edu.cn

印　　刷：中煤（北京）印务有限公司

经　　销：新华书店

责任编辑：梁　洁　　**责任校对**：靳新强　　**责任印制**：李　啸

开　　本：889 mm×1194 mm　1/16　　**印张**：10　　**字数**：296 千字

版　　次：2025 年 7 月第 1 版　2025 年 7 月第 1 次印刷

书　　号：ISBN 978-7-5659-3433-9

定　　价：45.00 元

编者名单

主　　审　陆　林

主　　编　高玉军　李　鹏　吴　江

副 主 编　周　洋　梅俊华　张　盛

学术秘书　余泽青

编　　者（按姓名汉语拼音排序）

陈汉华　武汉科技大学附属武昌医院
陈　默　武汉市精神卫生中心
戴利莎　武汉市精神卫生中心
邓佳慧　北京大学第六医院
董汉宁　武汉科技大学附属汉口医院
高　楠　武汉科技大学附属武昌医院
高玉军　武汉科技大学附属武昌医院
龚士虎　武汉市荣军优抚医院
郭　鑫　武汉大学人民医院
胡方园　华中科技大学
黄春艳　武汉市第三医院
姜振东　武汉科技大学附属武昌医院
金粉淑　武汉科技大学附属武昌医院
金　涛　武汉科技大学附属武昌医院
康丽君　武汉大学人民医院
李　鹏　北京大学第六医院
李　媛　武汉科技大学附属武昌医院
刘文娟　武汉科技大学附属汉口医院
刘　欣　武汉市第一医院
罗汝琴　武汉科技大学附属武昌医院
罗　毅　武汉市荣军优抚医院
马路遥　武汉科技大学附属武昌医院
马运东　首都医科大学附属北京安定医院
梅俊华　武汉市第一医院
任　磊　武汉科技大学附属武昌医院
盛宏伟　武汉市荣军优抚医院
唐　晟　武汉市荣军优抚医院
田珊珊　首都医科大学附属北京安定医院
万俊波　武汉科技大学附属武昌医院
王恩富　武汉科技大学附属武昌医院
王　昉　武汉市精神卫生中心
王　颢　武汉市荣军优抚医院
王　敏　武汉市荣军优抚医院
王　娜　武汉科技大学附属武昌医院
王　熙　湖北医药学院附属太和医院
吴　江　武汉市荣军优抚医院
吴　俊　武汉市中心医院
吴　昆　武汉市荣军优抚医院
徐周洋　武汉市荣军优抚医院
杨　斌　武汉科技大学附属武昌医院
余泽青　武汉科技大学附属武昌医院
袁　凯　北京大学第六医院
袁　露　武汉市荣军优抚医院
张安琪　首都医科大学附属北京安定医院
张　鹏　武汉科技大学附属武昌医院
张　盛　华中科技大学同济医学院附属梨园医院
周　洋　武汉市精神卫生中心
朱剑荣　武汉市荣军优抚医院

序

——迈向整合医学的新范式

医学的发展史，是一部人类不断深化对生命认知的历史。从希波克拉底的体液学说，到笛卡尔的机械论医学，再到现代生物-心理-社会医学模式的建立，每一次的思想跃迁都标志着医学理念的革新与突破。心身医学作为这一进程中的重要产物，不仅代表了一种跨学科的医学方法论，更彰显了回归医学本质的人文关怀。

传统医学长期受"身心二元论"的影响，将疾病视为纯粹的生物学异常。然而，临床实践反复证明，许多疾病的发生、发展与转归无法仅用生物学变量来解释。心身医学的诞生，正是对这一局限的突破。它立足于系统论思想，将人的健康与疾病视为生物、心理、社会因素动态交互的结果。在心血管领域，大量研究表明抑郁可使心肌梗死患者的全因死亡率显著升高；在消化系统疾病中，脑-肠轴研究揭示了肠道菌群-神经递质-情绪症状之间的复杂关联。这些证据表明，心身医学并非边缘学科，而是现代医学体系中不可或缺的核心组成部分。

本书由高玉军主任、吴江教授和李鹏博士三位专家联袂主编。高玉军教授作为武汉市武昌医院精神心理科主任，兼具精神医学和神经病学双重专业背景，在抑郁障碍发病机制研究方面建树颇丰；吴江教授作为世界中医药学会联合会心身医学专业委员会常务理事，致力于探索心身障碍的综合干预模式；李鹏博士专注于精神疾病与躯体症状的心身交互机制研究。三位专家从不同维度推动"生物-心理-社会"综合诊疗模式的发展与应用，系统整合了国内外新研究成果与临床经验。

本书既涵盖了基础研究的新进展，又包含了丰富的临床案例和实用技术。在基础研究层面，详细阐述了心理-神经-免疫-内分泌网络的交互机制；在临床应用方面，重点介绍了整合治疗方案，包括药物治疗、心理治疗、物理治疗等多维度的综合干预策略。这些内容将为临床医师和研究人员提供极具价值的专业参考和实践指导。

从医三十载，我始终坚信：最好的治疗是让技术充满人性。心身医学的终极目标，是弥合生物医学与人文关怀之间的鸿沟。作为本书主审，我期待这本专业书籍能成为连接基础研究与临床实践的桥梁，推动医学向更加整体、更具人性化的方向发展。正如医学大师威廉·奥斯勒所言："行医，是一种以科学为基础的艺术。"心身医学，正是这一艺术的最佳诠释。

心身医学的发展不仅会推动医学科学的进步，更将深刻影响人类对健康与疾病的认知，为构建"全人健康"的新模式提供理论支撑和实践指导。本书的出版恰逢其时，必将助力我国心身医学事业的蓬勃发展。

陆　林
2025 年 7 月

前　言

在当前社会环境下，人们的生活节奏不断加快，心理健康与躯体健康问题越发突出。党的二十大报告明确提出，“重视心理健康和精神卫生”。《“健康中国2030”规划纲要》与《“十四五”国民健康规划》也将加强心理健康服务体系建设提升至国家战略高度。这些重要指示与规划充分彰显了党和国家对人民身心健康的深切关怀，也为心身医学的发展指明了方向。

心身医学聚焦于探究心理与生理的相互关系，以及二者在疾病发生、发展和转归过程中的作用机制，其重要性日益凸显。心理因素与躯体疾病相互交织、相互影响，给患者的生活质量与健康状况带来了严峻挑战。例如，长期处于高压工作状态的人群，不仅容易出现焦虑、抑郁等心理问题，罹患心血管疾病、消化系统疾病的风险也会显著增加。心身医学的研究成果与实践经验，对于全面认识疾病本质、提高医疗服务质量、促进患者康复具有重要意义。

本书内容涵盖心身医学的多个方面，从基础理论到临床实践，循序渐进。从心身医学的发展历程入手，剖析心理与生理的关系，以及神经内分泌免疫学、心理社会应激等理论基础。随后，围绕临床心身医学科的建设与管理、心身疾病的评估及相关检查、诊断及鉴别诊断、干预原则、心理治疗技术等方面进行了全面的阐述。后续章节针对心血管系统、消化系统、呼吸系统、内分泌与代谢系统、神经与肌肉系统疾病，以及肿瘤、慢性疼痛、睡眠障碍等相关心身疾病，结合实际案例，详细介绍了其临床表现、心身因素的作用、诊断和治疗。

本书凝聚了众多心身医学科一线专家学者深厚的专业功底和丰富的临床经验，旨在培养更多适应时代需求、具备全面医学素养的心身医学专业人才。在编写过程中，我们始终秉持科学性、系统性、实用性和先进性原则。科学性方面，严格依据医学科学原理和理论，确保本书内容准确无误；系统性方面，各章节逻辑严谨，构建完整的知识体系；实用性方面，书中选取具有代表性的心身疾病案例，引导读者将知识灵活应用于临床实践，培养临床思维能力；先进性方面，及时纳入心身医学领域的更新研究进展和临床实践成果，使读者能够掌握前沿的知识与理念。

衷心期望本书能成为广大医学生及临床医生学习心身医学的得力助手，助力培养更多在临床实践中能够有效应对心身疾病、关注患者整体健康的临床专家。期待广大读者积极提出宝贵意见和建议，以便我们不断完善内容，为推动我国心身医学教育事业的发展贡献力量。

高玉军　李　鹏　吴　江

2025年4月

目　录

第一章　心身医学概论

第1节　心身医学的定义

一、基本定义

心身医学（psychosomatic medicine）是一门融合心理学和医学的交叉学科，旨在研究心理、行为、社会和生物因素在健康和疾病中的相互关系。心身医学认为，心理因素（如情绪、压力、个性特征）与社会因素（如人际关系、生活事件、社会支持）能够直接或间接地影响机体的生理过程，导致或加重多种疾病的发生和发展。它强调心理、社会和生物因素的综合作用，认为这些因素共同决定了个体的健康状态。因此，心身医学不仅关注疾病本身的病理生理机制，还重视心理因素和社会因素在其中的作用。

二、心身医学的发展历程

（一）古代与中世纪的心身观念

1. 古希腊时期　希波克拉底（Hippocrates；公元前460—公元前370年）被誉为“医学之父”，他的医学理论和实践对后世医学产生了深远的影响。希波克拉底提出的体液学说是古代和中世纪医学的基础。他认为，人体内存在4种主要体液：血液、黏液、黄胆汁和黑胆汁。当这4种体液处于平衡状态时，人体可维持健康状态；如果其中1种或多种体液失调，就会导致疾病的发生。在希波克拉底的理论体系中，每一种体液都与不同的性格类型和身体状态相关联。例如，血液与热情和活力相关，黏液与冷静和稳定相关，黄胆汁与易怒和胆量相关，黑胆汁则与忧郁和谨慎相关。他认为，通过观察患者的体液状态，可以诊断出疾病的性质，并采取相应的治疗措施。除了体液学说，希波克拉底还强调了心理因素在疾病中的作用，他认为情绪和精神状态对身体健康有着重要的影响。例如，持续的悲伤或焦虑可能导致身体虚弱和疾病。

2. 古罗马时期　克劳迪亚斯·盖伦（Claudius Galenus；129—216年）是古罗马时期著名的医生、解剖学家和哲学家。他继承并发展了希波克拉底的体液学说，并在此基础上提出了更为详尽和系统的医学理论。盖伦深入研究了人体的解剖结构和生理功能，并进行了动物解剖实验。盖伦认为，人体内4种体液——血液、黏液、黄胆汁和黑胆汁——的平衡与否决定了健康和疾病的状态。他详细描述了各种体液的特性及其在体内的作用，并提出了恢复体液平衡的具体治疗方法。在心理因素与体液平衡的关系方面，盖伦提出了独特的见解。他认为，情绪和心理状态不仅能反映人体的体液平衡状况，还能直接影响体液的变化。例如，愤怒会导致黄胆汁过多，而忧郁则与黑胆汁的增加有关。盖伦强调，心理因素在疾病的预防和治疗中发挥重要作用，医生应关注患者的情绪状态，并采取相应的心理治疗措施，以达到全面的治疗效果。盖伦的贡献使他在医学史上占据了重要地位，被后世誉为“医学之王”和“第二个希波克拉底”。

3. 中世纪时期　中世纪时期，由于受到宗教的影响，心身医学领域在欧洲的发展相对缓慢，但在阿拉伯国家却逐渐兴起，尤其是伊本·西那［拉丁名阿维森纳（Avicenna；980—1037年）］的医学成就为当时的心身医学奠定了理论基础。阿维森纳的著作《医典》（*Canon of Medicine*）系统性地探讨了心理因素对健康的影响，并提出情绪和心理状态在躯体疾病中的重要作用。在《医典》中，他认为情绪（如恐惧、悲伤、愤怒）能够通过影响生理过程（如血液循环和消化功能）而导致头痛、胃病等躯体症状，并主张医生应在治疗中关注患者的心理状态，以促进整体康复。此外，阿维森纳还开创性地引入了心理治疗的概念，包括使用积极情绪、心理暗示等方法来改善患者的身体状况，展现了“心身合一”的早期理念。他在精神疾病的分类和治疗方面也有独到见解，认为抑郁症等精神障碍可能与体液失衡或大脑功能异常有关，因此需要药物和行为干预，而非通过宗教驱魔等传统方式来治疗，这种科学化的治疗方法突破了当时欧洲基督教的束缚，对后世的影响深远。阿维森纳的理论在阿拉伯国家广泛传播，并在12世纪文艺复兴时传入欧洲，推动了心身医学的发展，为现代心身医学的建立奠定了重要基础，展现了心理与身体健康之间互动的科学萌芽。

（二）现代心身医学的萌芽

19世纪是心身医学发展的关键时期，弗朗茨·梅斯梅尔（Franz Mesmer；1734—1815年）提出了“动物磁性学说”，认为有一种“动物磁场”（即看不见的能量）存在于人体之间，并影响着健康。他通过“磁气传导”来平衡患者体内的磁力，从而达到治疗目的。尽管其理论缺乏科学依据，但他的治疗实践揭示了心理暗示在躯体反应中的作用，并开启了对催眠疗法（hypnotherapy）的探索。梅斯梅尔的研究引发了人们对心理因素如何影响身体的广泛兴趣，奠定了暗示疗法（suggestive treatment）的理论基础。法国神经学家让-马丁·沙尔科（Jean-Martin Charcot；1825—1893年）因对癔症（hysteria）的研究而闻名。他观察到，癔症患者的症状（如瘫痪或抽搐）可通过心理暗示或催眠来触发或缓解，这表明心理应激对躯体症状具有显著影响。沙尔科主张癔症是由心理冲突引发的躯体症状，他首次将心理与生理关联纳入疾病研究之中，并将催眠用于诊断和治疗，开创了现代心理治疗的先河。沙尔科的研究不仅为其学生西格蒙德·弗洛伊德（Sigmund Freud）提供了理论支持，也使催眠疗法在医学界得到认可。这些19世纪的探索使心身医学逐渐走向科学化，为后续的心理治疗、神经科学和心身医学发展铺平了道路。

19世纪末至20世纪初，心身医学领域在弗洛伊德和伊万·巴甫洛夫（Ivan Pavlov）两位学者的推动下迈出了重要一步。弗洛伊德是精神分析学说的创始人，他深入研究了无意识心理冲突对生理健康的影响。他通过对癔症患者的观察发现，许多躯体症状并非源于生理疾病，而是由心理冲突引起的。他提出，若创伤性经历和负性情绪未得到适当处理，便会被压抑至无意识中，形成无意识心理冲突，进而通过“转移”到躯体上表现为各种症状。通过精神分析、自由联想等方法，患者可回忆和释放压抑的情绪，缓解身心症状。弗洛伊德将这种现象称为“心身通道”，强调心理冲突对身体健康的直接影响，这一理念成为现代心身障碍研究的基石。弗洛伊德的理论不仅拓展了心理学领域，也为心身医学的进一步发展提供了科学依据，特别是在解释压力、焦虑等心理因素如何引发或加重生理疾病方面。

与此同时，巴甫洛夫通过经典条件反射实验从另一个角度揭示了心理与生理之间的关联。在实验中，当铃声与食物同时出现一段时间后，狗听到铃声便会分泌唾液，即使没有食物。这种经典条件反射显示了心理刺激（如铃声）可通过条件化过程形成持久的身体反应。巴甫洛夫提出，某些条件刺激可与生理反应紧密相连，这一过程展示了心理因素在生理反应中的关键作用，并揭示了情绪和压力如何影响身体健康。经典条件反射理论不仅对焦虑症、恐惧症等疾病的成因和治疗具有启发意义，还为现代行为疗法、心理治疗提供了实验基础，如通过条件反射帮助患者消除不良心理反应，或对应激状态产生的生理反应进行干预和管理，这为后续的心理治疗提供了切实可行的手段。

弗洛伊德和巴甫洛夫分别从心理和生理的角度探讨了心身互动，促使心身医学进入了新阶段。他们的理论与实验成果为现代心身医学领域提供了宝贵的研究视角和实验方法。

（三）心身医学的正式确立

“心身医学”一词是德国精神科医师亨罗斯在1818年正式提出的，当时用来指某些失眠症的病因。1935年，美国精神病学家、心身医学的开拓者之一邓伯（Dunber）采纳了这一名词，并建立美国心身医学会加以推广。

20世纪中期，心身医学在沃尔特·坎农（Walter Cannon）和汉斯·塞利（Hans Selye）的贡献下经历了重要的发展。同时，乔治·恩格尔（George Engel）也为这一领域奠定了重要的理论基础。这一时期的研究强调情绪、心理状态与生理健康之间的深刻联系。

坎农是美国生理学家，他在研究情绪与生理反应的关系时，提出了“应激反应”理论。坎农认为，当个体面临威胁或压力时，身体会通过一种自动生理机制做出反应，这种机制被称为“战斗或逃跑”反应（fight-or-flight response）。在这一反应中，身体的多个系统会被激活，发生心率加快、呼吸急促、肾上腺素分泌增加等生理变化，从而增强个体在面对危险时的生存能力。坎农的研究强调了情绪与生理状态之间的互动关系，认为心理状态不仅会影响人的感受，还会通过生理反应影响健康。这一理论为后来的心理生理学研究提供了依据，使人们更加关注应激对健康的影响。

塞利通过系统化的研究进一步深化了人们对应激的理解。他提出了“一般适应综合征（general adaptation syndrome，GAS）”，并系统描述了个体在面对持续应激时的生理反应过程。塞利将这一过程分为 3 个阶段：警觉期（alarm stage）、抵抗期（resistance stage）和衰竭期（exhaustion stage）。在警觉期，个体会经历“战斗或逃跑”反应，身体迅速准备以应对威胁；在抵抗期，身体试图适应这种应激并保持正常功能；在衰竭期，长期应激导致身体的能量储备耗尽，出现心身疾病。塞利的研究揭示了长期应激对身体的潜在危害，强调了应激管理的重要性，为现代心理健康和生理健康的结合提供了重要的理论基础。

进入 20 世纪 50 年代，恩格尔提出的“生物-心理-社会”模型为心身医学的发展提供了新的视角。该模型认为，疾病的发生不仅是生物因素的结果，心理和社会因素同样扮演着重要角色。他主张，医生在诊断和治疗患者时应综合考虑生物因素、心理因素和社会环境因素等方面。该模型的提出改变了传统医学的单一生物医学模式，为临床实践提供了更全面的评估和治疗框架。这一理念强化了心理健康在整体医疗中的重要性，使得医生在治疗过程中更加关注患者的心理状态和社会支持。

随着研究的深入，心身医学在 20 世纪 60 年代逐渐成为独立的学科领域。学术机构和专业期刊的出现进一步推动了心身医学的发展，越来越多的研究者和临床工作者开始关注心理因素与生理健康之间的关系。作为一个交叉学科，心身医学吸纳了心理学、精神医学、内科学等多学科的研究成果，形成了新的研究方向和方法。这一时期的进展推动了心身医学理论的发展，也促使临床实践向更加综合化的方向迈进。

总的来说，20 世纪中期的心身医学发展历程标志着人们对心理因素与生理健康之间关系的深入探讨。这一时期的研究揭示了心身互动的复杂性，也为后续的研究和实践奠定了基础，使心身医学逐渐走向科学化和系统化。

（四）心身医学的现代研究

20 世纪后期至今，心身医学持续发展，尤其是在神经内分泌免疫学和心理社会应激与疾病的研究方面，深化了人们对心理、神经和生理健康之间复杂关系的理解。神经内分泌免疫学作为一门交叉学科，主要研究心理因素如何通过神经系统、内分泌系统和免疫系统的相互作用影响健康。这一领域的研究表明，情绪和心理状态不仅影响个体的心理健康，也能够通过生物机制直接影响免疫功能。例如，长期的心理压力会导致体内应激激素（如皮质醇）分泌增加，这种现象在短期内可能有助于个体应对压力，但如果持续存在，则会抑制免疫系统功能，从而增加感染和患其他疾病的风险。相比之下，积极的心理状态、良好的社会支持以及健康的生活方式能够增强免疫反应，改善健康状况。

同时，心理社会应激与多种疾病之间的关联逐渐受到重视。研究发现，慢性压力、缺乏社会支持和创伤经历等心理社会因素与心血管疾病、癌症、糖尿病和自身免疫病等的发生密切相关。特别是在心血管疾病方面，长期心理压力被认为是其重要的危险因素。相应地，针对心理状态的干预已成为改善这些慢性疾病的重要手段。许多医疗机构开始将心理评估和心理治疗纳入常规医疗流程，以帮助患者应对和管理压力，提升生活质量，从而改善整体健康。例如，心理治疗方法（如认知行为疗法、冥想和放松训练）已被广泛应用于慢性疾病患者的管理。

在这一时期，心身医学领域的重要里程碑事件不断涌现。1970 年，国际心身医学会（International College of Psychosomatic Medicine，ICPM）的成立推动了心身医学的国际交流与合作，使得这一领域的研究者和临床医生能够分享经验，共同推动研究进展。进入20世纪90年代，心身医学的应用范围不断扩大，从临床治疗到预防保健，心身医学的理念被越来越多的医疗机构接受，成为现代医学不可或缺的一部分。

总的来说，20世纪后期至今，心身医学在理论和实践上均取得了长足进展，凸显出心理因素在维持身体健康和促进疾病恢复中的重要作用。

（五）中医心身医学的发展历程

中医理论强调形神兼备、心身共治的整体观念，重视心理因素对人体疾病的重要影响。中医心身医学的发展历史悠久，其理论和实践贯穿于整个中医发展史，形成了完整的理论体系和丰富的实践经验。

1. 先秦时期（公元前21世纪—公元前221年）《黄帝内经》是中国最早的医学典籍之一，其中提到了“心神”理论，认为“心者，君主之官，神明出焉”“心者，五脏六腑之主也，故悲哀忧愁则心动，心动则五脏皆摇”“喜伤心、怒伤肝、思伤脾、忧伤肺、恐伤肾”。这表明心脏不仅是生理器官，还是精神和情志活动的中心，情志活动过度或失调会直接影响心神，从而引发疾病。这一理论成为中医心身医学的重要基础，强调通过调理心神来治疗疾病。《黄帝内经》中的“治神”思想首次将心理因素与生理健康联系在一起，为后世的心身医学奠定了理论基础。

2. 汉代（公元前202年—公元220年） 张仲景是东汉著名的医学家，被称为“医圣”。他的代表作《伤寒杂病论》系统地论述了各种疾病的病因、症状和治疗方法。张仲景在书中提出了“情志致病”的观点，认为情志活动（如悲伤、愤怒、忧虑）过度会损伤五脏六腑，导致疾病。他强调情志调节在治疗中的重要性，提出通过调节情志和改善生活方式来恢复健康。

3. 隋唐时期（581—907年） 孙思邈是隋唐时期著名的医学家，被誉为“药王”。他在《千金要方》和《千金翼方》中详细论述了情志与疾病的关系，强调了情志对健康的影响，提倡身心并治，注重医者对患者心理的关怀。孙思邈认为，许多疾病与情志失调密切相关，如忧虑过度可导致“忧郁证”，愤怒过度可引发“肝火旺盛”。他主张通过心理调节来治疗情志失调引起的疾病，强调心理健康与身体健康之间的密切联系。

4. 宋代（960—1279年）《太平圣惠方》是宋代官修的一部大型医书，其系统总结了前代的医学成就。书中详细记载了情志调节在疾病预防和治疗中的应用，并提出保持情志的平和稳定是预防疾病的重要方法。通过音乐、香薰和心理疏导等方法，可以有效调节情志，防止疾病的发生和发展。《太平圣惠方》的编纂和推广对中医心身医学的发展具有重要推动作用，标志着情志调节的理论和实践开始系统化。

5. 明清时期（1368—1912年） 明代著名药物学家李时珍编写的《本草纲目》中也涉及了心理因素在疾病治疗中的应用。李时珍认为，许多疾病都与情志有关，强调通过调节情志来治疗疾病。他在《本草纲目》中收录了许多具有调节情志功能的药物，如柏子仁、远志等，并指出这些药物可以安神定志，治疗心神不宁、失眠等病症。清代著名医学家王清任的代表作《医林改错》详细描述了心脏在情志活动中的中心地位，并提出了许多新的治疗方法。王清任认为，心脏不仅是血液循环的中心，也是情志活动的主导者。心脏病变可导致情志失调，反之，情志失调也会引起心脏疾病。他提出了一系列通过调节心脏功能来改善情志的方法，为中医心身医学的发展提供了新的思路。

6. 现代时期（20世纪至今） 随着西医的传入，中医心身医学受到了新的冲击和挑战。一些中医大师尝试将中医心身理论与西医心理学结合，开创了新的研究方向，如张锡纯（1860—1933年）在《医学衷中参西录》中提出，中医和西医应相互借鉴，共同发展。他在书中详细论述了心身疾病的诊断和治疗方法，强调心理治疗的重要性。自20世纪50年代以来，中国政府大力提倡中西医结合诊疗。20世纪80年代以后，部分中医院校和科研机构开始系统研究中医心身医学，并成立了专门的中医心身医学科，开展了大量临床和基础研究。例如，北京中医药大学东直门医院设立了心身医学科，旨在进行心身疾病的临床诊疗和研究。21世纪，随着现代科学技术的发展，中医心身医学进入了新的发展阶段：通过现代医学手段（如脑电图、功能磁共振成像），中医心身医学的理论和实践得到了进一步验证和发展。更多中医医院设立了专门的心身医学科，开展心身疾病的诊疗和研究，形成了独具特色的中医心身医学研究体系。

7. 中医心身医学的重要里程碑 1978年，在全国中医药工作会议上，中医心身医学被正式列为中医药研究的重点领域。这标志着中医心身医学得到了政府和学术界的高度重视。

1987年，中国中医研究院（现为中国中医科学院）成立了中医心理学研究所，专门从事中医心身医学的研究。研究所开展了大量基础和临床研究，推动了中医心身医学的发展。

2000年，中医心身医学研究进入国际视野，我国科研人员多次在国际中医学术会议上进行专题讨论，并与国际心理医学界展开合作。例如，世界中医药学会联合会设立了心身医学专业委员会，旨在推动中医心身医学在国际上的交流与合作。

2003年，在严重急性呼吸综合征（severe acute respiratory syndrome，SARS）疫情期间，中医心身医学发挥了重要作用。许多中医医院通过心理干预和情志调节帮助患者和医务人员缓解心理压力，增强心理韧性。这一实践经验为后续心身医学在重大公共卫生事件中的应用提供了重要依据。

2006年，国家中医药管理局发布了《中医药事业发展“十一五”规划》，明确提出要推动中医心身医学的研究与实践，强调心理因素在疾病发生、发展和治疗中的重要性。这一纲要为中医心身医学的发展提供了政策支持和研究方向。

2008年，北京中医药大学设立“中医心身医学研究中心”（现为北京中医药大学东方医院心身医学科），专注于中医心身医学的理论与临床研究。该中心的成立促进了相关领域的学术活动和人才培养，为中医心身医学的发展注入了新的活力。

2010年，中国举办了第四届国际中医心理学学术研讨会，吸引了国内外众多专家学者参与。会议讨论了中医心身医学在临床应用中的有效性和潜力，推动了中医与心理学的跨学科合作。

2015年，中华中医药学会心身医学分会成立，为中医心身医学的发展奠定了坚实基础。同时，北京中医药大学和中国中医科学院的研究者开始利用脑电图、功能磁共振成像等现代医学手段研究中医心身医学的理论基础和临床效果，为中医心身医学的科学性提供了有力支持。

2017年，中国举办了第24届世界心身医学大会，聚焦心理因素对健康的影响，推动了国际学术交流。这一会议促进了中医心身医学在国际上的推广，并吸引了世界各地的研究者关注这一领域。

2021年，中国国家中医药管理局提出要进一步推动中医心身医学的发展，强调将其纳入国家公共卫生体系。这一政策表明中医心身医学在国家卫生事业中的重要地位。

2022年，随着多学科合作的不断深入，越来越多的研究机构和医院开始关注中医心身医学的研究，尤其是在慢性疾病、心理健康和老年医学等领域，形成了跨学科研究团队，推动了相关领域的发展。

第2节 心身医学的理论基础

回顾心身医学的理论发展过程，可以追溯到两个历史渊源[1]：一是与精神分析理论密切相关、在心理因素下寻找躯体疾病的病因；二是从生物、心理、社会的整体角度去看待疾病的发生发展及治疗和预后，即整体医学。

精神分析的最主要贡献是提出了无意识理论和人格结构理论，某些疾病的部分躯体症状曾被认为是表达心理冲突和压抑的“器官语言”。这是尝试将心理活动与生理活动联系在一起，即把心理学范畴的“意义系统”与躯体活动的物理和生物化学活动相联系的一套理论。例如，“躯体化”这一概念是完全心理取向的，即认为躯体症状是由心理冲突演化而来的，其一旦转换完成，原有的心理冲突便不在意识里显现，而只剩下身体不适。然而，即使是多学科协作，也很难准确判断——无论是排除躯体疾病，还是对心理动力学的理解，都存在一定程度的推测。随着生物医学的进步，人们对疾病生物学的理解逐渐深入，器质性与功能性的二分法已不再被普遍采用[2]。

生物-心理-社会医学模式主要有两个理论研究方向[3]，一是研究心理和躯体之间的联系和相互作用，二是基于生物医学来研究心理和躯体之间的因果关系及共同机制。该模式认为，疾病状态是生物因素、心理因素和社会因素之间相互作用的结果。

回顾历史，这一理念在数百年前就已出现。例如，希波克拉底认为体内黑胆汁过多会通过影响大脑而导致忧郁症，且黑胆汁可在体腔中硬化，形成恶性肿瘤，这与现代心身医学的概念相似。尽管这样的结论在目前看来并不完善，但其提示存在抑郁症和癌症共病的情况，并体现了一种心理和躯体病理组合的发病机制[4]。

自20世纪40年代初以来，心身医学研究主要关注导致健康和疾病的多层次相互作用，包括遗传易感性、生物损伤（如致癌物和微生物）、儿童早期经历、社会经济地位、性格、急性/慢性压力源、行为、生活方式、社会网络及其对生理功能的综合影响[5]，重点是各个传统学术领域（生物学、心理学、精神病学、社会学、经济学等）之间的相互作用。例如，社会孤立（社会学领域）作为不良健康因素的强度与高血压、肥胖、久坐甚至吸烟相当[6]。此外，不同社会经济地位的个体，健康情况也处于不同等级。高社会经济地位人群的心身疾病发病率和死亡率明显低于低社会经济地位人群[7]。

在进化为社会生物的过程中，人类常生活在充满“敌意”的环境中，因此进化出了由中枢神经系统、自主神经系统、神经内分泌系统和免疫系统等介导的多种心理生理机制，以保持在各种环境中的适应性[8]。但是，这些适应性机制具有一定的局限性，可能受到不利的社会和环境事件的损害。例如，自我威胁和缺乏控制是下丘脑-垂体-肾上腺轴的有效刺激，但这些压力源的长期存在会损害神经内分泌轴自身调节的能力[9]。适应负荷模型有助于理解慢性应激的累积生理效应[10]。在适应负荷模型中，“适应平衡”是指身体面对压力所产生的适应性反应，而“适应负荷”则是适应性反应长期作用后，累积形成的躯体损耗。根据这一模型，压力源的范畴相当广泛，不仅涵盖心理因素，还囊括了可能致使压力反应系统失调的各类因素，如遗传因素、既往生活经历，以及吸烟、酗酒等不良健康行为。

目前，精神疾病合并躯体症状的高发生率使人们开始关注躯体疾病和精神疾病的共同生物学机制（如分子机制、内分泌机制和遗传机制等）。例如，研究显示，慢性炎症反应不仅会导致动脉粥样硬化、高血压、糖尿病和肥胖，还会对中枢神经系统中负责情感功能的区域产生影响[11]。

越来越多的研究显示内分泌机制在精神障碍发病中发挥一定作用。例如，研究显示，抑郁症患者的神经可塑性变化可能是由类固醇激素直接刺激基因组及其对线粒体器官功能的影响引起的[12]。需要注意的是，与激素相关的因素对表观遗传机制的影响并非始于精神疾病的初始阶段，而是始于受孕和胚胎发生阶段，并持续存在于个体的整个生命周期[13]。精神障碍的内分泌机制与广泛的躯体疾病的共性可能与两者的高共病率有关。

精神疾病与部分躯体疾病具有共同的遗传机制。Amare等的研究结果表明，心境障碍与2型糖尿病、冠心病、高血压、肥胖、脂代谢紊乱和胰岛素抵抗等疾病之间存在高度遗传重叠[13]。该研究筛选出了24个可能具有多效性效应的潜在基因，可能是心境障碍和心脑血管疾病的共同致病基因，包括*MTHFR*、*CACNA1D*、*CACNB2*、*GNAS*、*ADRB1*、*NCAN*、*REST*、*FTO*、*POMC*、*BDNF*、*CREB*、*ITIH4*、*LEP*、*GSK3B*、*SLC18A1*、*TLR4*、*PPP1R1B*、*APOE*、*CRY2*、*HTR1A*、*ADRA2A*、*TCF7L2*、*MTNR1B*和*IGF1*。

基于流行病学研究、临床研究、病理生理学研究和遗传学研究的分析，抑郁症和躯体疾病的聚集性遗传合并症的假设得到证实，即不是一种疾病具有遗传性，而是一些疾病，这些疾病的发病机制（如神经介导、神经内分泌相互作用）具有至关重要的联系，并被组合于具有共同遗传背景的单一遗传簇中。鉴于抑郁症的跨诊断特征，该结论可能适用于广泛的精神障碍[14]。

综上所述，心身医学理论的进一步发展应建立在科学理解生物-心理-社会方法的基础上，只有在该框架内，才有可能在动态且相互关联的系统背景下分析疾病的生物、心理和社会方面。

（高玉军　李媛　吴俊　罗汝琴　万俊波　撰写
李鹏　审校）

参考文献

[1] 赵旭东. 心身医学[M]. 北京：人民卫生出版社，

2022.

[2] 陆林．沈渔邨精神病学［M］．6 版．北京：人民卫生出版社，2017.

[3] Mazo G E，Neznanov N G，Rukavishnikov G V. Psychosomatic medicine：old resources and new technologies［J］. Zh Nevrol Psikhiatr Im S Korsakova，2023，123（4. Vyp. 2）：14-19.

[4] Pavlovsky A V，Moiseenko V E，Popov S A，et al. Affective disorders as risk predictor of developing cancer on example of malignant tumors of pancreas［J］. Medical Alphabet，2020，29：44-47.

[5] Anderson N B，Scott P A. Making the case for psychophysiology during an era of molecular biology［J］. Psychophysiology，1999，36（1）：1-13.

[6] Vanselow N，Cuff P. Improving medical education：enhancing the behavioral and social science content of medical school curricula［M］. National Academies Press：Washington，D.C.，2004.

[7] Gitlin D F，Levenson J L. Psychosomatic medicine：a new psychiatric subspecialty［J］. Acad Psychiatry，2004，28（1）：4-11.

[8] Selye H. The stress of life［M］. McGraw-Hill：New York，1976.

[9] Dickerson S S，Kemeny M E. Acute stressors and cortisol responses：a theoretical integration and synthesis of laboratory research［J］. Psychol Bull，2004，130（3）：355-391.

[10] Epel E S，Blackburn E H，Lin J，et al. Accelerated telomere shortening in response to life stress［J］. Proc Nat Acad Sci USA，2004，101（49）：17323-17324.

[11] Hamdani N，Tamouza R，Leboyer M. Immuno-inflammatory markers of bipolar disorder：a review of evidence［J］. Front Biosci（Elite Ed），2012，4（6）：2170-2182.

[12] Rasgon N L，McEwen B S. Insulin resistance-a missing link no more［J］. Mol Psychiatry，2016，21（12）：1648-1652.

[13] Amare A T，Schubert K O，Klingler-Hoffmann M，et al. The genetic overlap between mood disorders and cardiometabolic diseases：a systematic review of genome wide and candidate gene studies［J］. Transl Psychiatry，2017，7（1）：e1007.

[14] Demily C，Sedel F. Psychiatric manifestations of treatable hereditary metabolic disorders in adults［J］. Ann Gen Psychiatry，2014，13：27.

第二章 临床心身医学科的建设与管理

第 1 节 临床心身医学科的建设

一、临床心身医学科的科室设置

心身医学是一门新兴学科，主要探讨心（精神、心理、社会、伦理等）与身（躯体的结构与功能）的相互关系在健康的保持和疾病发生、发展及康复中的作用[1]。心身健康是对“健康”这一定义提出的更高要求，是现代医学所追求的更高目标。

自 2013 年 5 月 1 日施行《中华人民共和国精神卫生法》后，国家卫生和计划生育委员会下发了关于加快建设综合医院精神科的通知。然而，综合医院的精神科如何建设？以何种模式运行？在当今的社会和医疗环境下仍是尚待解决的问题。为了避免患者在就医时产生病耻感，部分医院将精神科命名为临床心理科、心理医学科、心身医学科或心身疾病科等。在综合医院，至少有 20% 的躯体疾病住院患者或门诊患者需要精神心理专科会诊，因此将科室名称设置为“临床心身医学科”更合理。

二、临床心身医学科的资源配置

1. 人员配置 除了有资质的精神科医生（注册临床精神病学专业的医生）外，心身医学科还需要心理治疗师、心理咨询师、心身康复师、护士及其他社会工作者的共同参与。在心身医学科专科医生培养中，应设置普通心理学、社会心理学、发展心理学等基础课程，以及内科学、外科学、妇科学、儿科学、口腔医学、精神病学、心身医学等专业课程。目前，综合医院的临床心身医学科医生的执业范围应包含心身医学和精神卫生两个专业领域，可以做出精神障碍诊断。其他临床科室医生可在原有执业范围的基础上，在经过心身医学培训后可增加“心身医学”执业领域，此后取得“心身医学”执业范围的其他临床科室医生需每年学习一定时长的心身医学和精神病学继续教育课程。

2. 软件建设 临床心身医学科的软件建设必须遵守各项医疗规章管理制度，特别是十八项医疗核心制度。同时，应根据临床心身医学科的自身特点，完善以下管理。

（1）科室文化建设。

（2）规范管理，完善制度。

（3）提升医护整体素质。

（4）重视人性化管理。

（5）推进患者互助管理。

（6）积极开展工娱疗法（即组织患者进行适当的生产劳动和文娱体育活动，以促进康复的一种辅助治疗手段）。

（7）实施内紧外松式安全管理：对医务人员采取内紧式管理，将患者安全放在第一位，重视风险评估；对患者采取外松式管理，将患者舒适放在第一位，重视心理评估。

3. 硬件建设

（1）病房环境：临床心身医学科病房应以开放病房为主，必要时保留一间安全隔离保护病房，但需要全程监控和知情同意，必要时需家属陪护。应配备至少一间心理治疗（咨询）室，做好医学评估，若有存在自杀风险的患者，应及时安全隔离保护或转入其他有安全保护措施的精神（心理）科。

（2）专科诊疗设备：可配备心理测试软件（如“心理云 CT”系统）、重复经颅磁刺激治疗仪、脑电生物反馈治疗仪、近红外功能成像、沙盘治疗等。

（3）其他诊疗设备：主要是指综合医院配备的各种检验检查仪器设备，包括急救设备。

第2节 临床心身医学科的管理

一、诊疗模式

进入21世纪，基于生命科学和生物医学的迅猛发展，以及人类疾病谱的变化，整合医学的概念被提出。中国人民解放军空军军医大学樊代明院士指出，整合医学是对传统医学的创新和革命，是医学发展历程中从专科化向整体化发展的新阶段。整合医学不仅要求我们把已知的生物因素加以整合，还要将心理因素、社会因素和环境因素加以整合；不仅需要我们将现存与生命相关各领域的最先进医学发现加以整合，还要求我们将现存与医疗相关各专科的最有效临床经验加以整合；不仅要以呈线性表现的自然科学的单元思维方式考虑问题，还要以呈非线性表现的哲学的多元思维方式分析问题，从而构建更全面、更系统、更科学、更符合自然规律，以及更适合人体健康维护及疾病诊断、治疗和预防的新的医学知识体系[2]。

整合诊疗模式是相对适合临床心身医学科的诊疗模式，其包括以下两个方面。

1. 学科层面的整合 在心身医学专业人员的培养上，将精神病学融入整合医学体系之中需达成的目标包括：有内科医生的广度，有精神科医生的高度，有心理医生的深度，不仅能识别出症状的性质（器质性 *vs.* 功能性），还能分析出症状的潜在病理心理机制，并提出治疗方案。

在学科建设方面，应避免画地为牢，不局限于心身医学科的门诊和病房，要将整个医院作为心身医学的阵地，不断推行心身医学理念，协助其他临床学科处理相关问题。在临床诊疗中，应特别重视多学科诊疗（multi-disciplinary treatment，MDT），尤其是心内科、神经内科、消化科、疼痛科、肿瘤科，因为这些科室中合并精神心理问题的患者较多。在综合医院就诊的患者中，焦虑症、抑郁症和焦虑症共病抑郁症的校正患病率分别为8%、12%和4%，远高于普通人群[3]。

2. 治疗层面的整合 应将药物治疗、心理治疗（包括个体心理治疗和团体心理治疗）、语言治疗、艺术治疗、物理治疗和传统中医治疗整合在一起。

二、护理模式

临床心身医学科的护理模式主要包括以下几个方面。

1. 人性化护理与责任制护理相结合 坚持“以人为本”“以患者为中心”的服务理念，为患者提供高质量的护理服务。护理人员应主动帮助患者进行心理疏导，提供生活用品（如眼罩、耳塞、暖光灯），以减少患者的紧张和焦虑情绪。

2. 个性化、人性化的特色工娱疗法 包括组织患者开展读书分享会、健身操、棋牌游戏、绘画治疗等活动。这些活动能丰富患者的精神生活，增强体质，通过活动分散患者的注意力，促进康复和情绪释放。

3. 药物治疗与心理治疗协同护理 心身医学科护理团队应严格遵医嘱执行药物治疗，密切观察患者反应，同时运用心理治疗护理技巧，如倾听、疏导等，帮助患者缓解身心症状，提升生活质量。

4. 多样化的康复护理 包括舞蹈心理治疗、松弛疗法等。舞蹈心理治疗是促进个体的情绪、身体、认知和社会整合的心理治疗；松弛疗法是通过放松训练来对抗心身症状。

5. 健康宣教和心理支持 通过健康宣教和心理支持帮助患者树立正确的疾病认知，培养治疗动力。护理人员可根据患者的兴趣爱好，制订个性化的小组康复治疗方案，如唱歌、跳舞、手工制作等，以改善患者的身体和认知功能，调节情绪。

6. 芳香疗法 芳香疗法是一种调节人体机能的古老方法，在心身医学科病房，芳香气味疗法既是一种治疗手段，也是一种护理方式。印度阿育吠陀疗法中有很多关于使用芳香植物的记录；中国《山海经》中也有佩戴“薰草”防病的记录。现代使用芳香植物的方式以精油（是指从芳香植物的花、茎、叶、根、果实或种子中提取出来的挥发性油状物）为主。芳香物质为挥发性成分，可以被嗅觉感受器识别，通过嗅觉通路逐级传导至嗅皮质，进而对情绪产生影响。相对于药物治疗，吸入性芳香疗法具有安全、方便、经济等优点，可减少抗焦虑药物的使用，并减轻其副作用[4]。

上述护理模式共同构成了心身医学科全面、细致的护理体系，旨在为患者提供全方位的身心关怀和支持。

三、教学模式

《中国医学教育改革和发展纲要》指出，医学是一门实践性很强的学科，医学教学中要加强实践教学环节，强化基本技能训练，提高分析问题和解决问题的能力。

在心身医学教学中，需运用多种模式，主要包括以下几种。

1. 项目式教学（project-based learning，PBL） PBL 是以问题为导向、培养自主学习能力和创新能力的教学模式。在教师的引导下，以学生为中心，以问题为基础，学生围绕问题独立收集资料，通过小组讨论的形式，发现问题、解决问题[5]。

2. 案例式教学（case-based learning，CBL） 在教学过程中，案例是符合医院实际工作情况和教学内容的病案，心身医学科医学生可通过分析病例信息，掌握病例中涉及的基础知识和专科知识。在案例分析过程中，学生以小组为单位分析案例，以培养小组协作能力、临床思维能力、信息收集能力与问题解决能力等[6]。

3. 团队式教学（team-based learning，TBL） TBL 是一种有助于促进心身医学科医学生的团队协作精神，注重创造性、灵活性与实践特点的教学模式。在教学中，由教师提前确定教学内容和要点，供学生进行课前阅读和准备，课堂教学时间用于个人测试、团队测试和全体应用性练习。

4. 虚拟仿真情境式教学 虚拟仿真情境式教学是模拟真实世界环境和事务的教学模式。具有灵活、开放和可重复的优点，可有效提高教学质量。虚拟仿真情境式教学更加重视心身医学科医学生的主体作用，老师在整个教学过程中起到启发、引导的作用，这有助于学生提升临床思维能力、组织协调能力及临床实践能力，还能够提高医患沟通能力，减少医患矛盾[7]。

在临床中，需采取多种教学模式相结合的方法，以利于激发学生的学习兴趣，提高学习的积极性并达到学习效果。

（陈汉华　王娜　朱剑荣　撰写　王敏　审校）

参考文献

[1] 袁勇贵，岳莹莹．中国心身医学学科发展方向和机遇［J］．东南大学学报（医学版），2020，39（5）：557-561.

[2] 周波．综合医院心身医学科整合医学模式初探［J］．实用医院临床杂志，2015，12（6）：6-8.

[3] 中华医学会神经病学分会神经心理学与行为神经病学组．综合医院焦虑、抑郁与躯体化症状诊断治疗的专家共识［J］．中华神经科杂志，2016，49（12）：908-917.

[4] 郑景元，隋华，马梦雨，等．中医芳香疗法治疗失眠的研究进展［J］．中国民间疗法，2023，31（2）：121-125.

[5] 刘靖芳．PBL 教学模式在医学教育临床思维培养中的应用［J］．高教学刊，2023，9（25）：42-45.

[6] 孔冉冉，程传涛，马跃峰，等．CBL 教学法在胸外科疾病教学中的应用［J］．中国继续医学教育，2023，15（12）：74-78.

[7] 柳星，卢会琴，黄莉，等．虚拟仿真情境式教学法结合 PBL 在内科学教学中的应用研究［J］．中医药临床杂志，2024，36（7）：1415-1418.

第三章 心身医学的未来发展与应用

一、跨学科融合

心身医学的跨学科融合发展是现代医学领域的重要方向，应在强调心理因素与生理因素相互作用的同时，致力于通过跨学科的研究和实践来推动对疾病的全面理解和整体治疗。经过跨学科、多学科的共同探索，目前已发现多种心身疾病相关的生物标志物，通过早期筛查可发现心身疾病的潜在风险，有利于早诊早治。

1. 神经科学 神经科学旨在研究神经系统（包括大脑、脊髓和周围神经系统）及其功能，包括但不限于神经元的形态和功能、神经递质的作用、神经网络的构建和功能、神经系统的发育及相关疾病。心身医学与神经科学跨学科融合的核心在于探索心理、行为和社会因素如何影响心身疾病的发生，并通过神经科学研究方法来优化心身疾病的综合防治。

一方面，心身医学与神经科学融合可以更好地理解和治疗心身疾病。例如，传统治疗方法对慢性疼痛的疗效有限，而心身医学的心理干预结合神经科学的神经调节技术可以更有效地缓解疼痛症状。另一方面，跨学科融合有助于预防疾病的发生。了解心理因素对神经系统和身体生理功能的影响机制，有助于医生采取相应的心理干预措施，降低疾病的发生风险。

在研究方法上，传统的心身医学研究主要采用临床观察、问卷调查等方法，而神经科学研究则依赖于神经影像学技术等。跨学科融合有利于综合运用研究方法，以提高研究的可靠性和有效性。例如，功能磁共振成像（functional magnetic resonance Imaging，fMRI）、计算机断层扫描（computed tomography，CT）、正电子发射断层扫描（positron emission tomography，PET）、脑电图（electroencephalography，EEG）等神经影像学技术已被用于研究大脑如何调控个体的意识、情感和社会功能，这为理解心身疾病提供了新视角和重要基础。通过使用fMRI和EEG来观察大脑活动，研究大脑如何支持不同的心理功能（如注意力、记忆、语言和情绪），可揭示心理因素与大脑神经活动之间的关系。例如，一项研究通过fMRI观察了抑郁症患者大脑活动的变化，发现抑郁症与大脑特定区域的功能异常有关，如前额叶皮质、杏仁核和扣带回等[1]。心理学试验结合fMRI可揭示大脑在不同认知任务中的活动模式，并能识别相关的神经回路，为解释心理因素对生理功能的影响提供线索。例如，通过EEG-fMRI同步采集技术观察线索心理模拟任务和清醒静息状态下的神经活动重放及其全脑激活模式的研究发现，神经活动重放是记忆巩固和行为规划等关键认知功能的核心机制[2]。

在治疗手段上，心身医学与神经科学的融合催生出多种新的治疗方法。神经调控技术的创新对于脑科学研究、心身疾病和脑疾病的治疗均有重要影响。神经调控技术是一系列用于改变神经系统功能的生物医学工程技术，可通过物理性（如光、磁、电、超声）或化学性手段实现，包括：①经颅磁刺激（transcranial magnetic stimulation，TMS）：是一种非侵入性神经调控技术，通过在头皮上放置一个电磁线圈，产生磁场来刺激大脑皮质，从而改变大脑的神经活动。TMS可降低心身疾病患者的焦虑和抑郁症状。②深部脑刺激（deep brain stimulation，DBS）：是一种侵入性神经调控技术，通过植入电极直接刺激大脑的深部结构，可用于治疗抑郁症、强迫症等疾病，并提高心身疾病患者的治疗效果。③中西医结合脑神经元平衡调控疗法（integrated Chinese Western brain neuronal balance regulation therapy，NBRT）：具有无痛、无创的优势，该疗法融合了现代医学的精准技术与中医思维，通过神经递质磁波调节、生物电刺激及中医神经穴位平衡调控等手段，实现对大脑神经元平衡状态的精准调控。NBRT 有效整合了多种治疗手段的优势，克服了单一疗法的局限性，避免了传统药物治疗可能带来的副作用和依赖问题。④其他：经颅直流电刺激（transcranial direct current stimulation，tDCS）、经颅交流电刺激（transcranial alternating current stimulation，tACS）和磁振脉冲刺激（magnetic pulsed stimulation，MPS）等。

心身医学与神经科学的跨学科融合提供了理解人类身心交互作用的新视角和创新治疗手段，但也面临着一些难题。例如，如何有效地整合两个学科的知识和方法，如何确保跨学科研究的科学性和可靠性，以及如何推动跨学科研究成果的临床应用等。

2. 免疫学 免疫学是研究生物体免疫系统的结构、功能和发育规律的科学。心身医学与免疫学的跨学科融合旨在探讨心理社会因素与免疫系统之间的相互作用及其在健康和疾病中的作用。

心理因素和免疫系统之间具有双向调节作用。免疫学研究显示，压力、焦虑和抑郁等负性情绪可抑制免疫功能，导致机体抵抗力下降，增加患病风险。积极乐观的心理状态有利于免疫功能的维持和增强，降低患病风险。例如，慢性心理社会应激所致的异常免疫反应是肠道炎症性疾病的危险因素[3]。

肠道菌群与心理健康密切相关。肠道菌群失调可导致肠道屏障功能受损，增加肠道内有害物质的渗透，从而诱发炎症反应和心理障碍。肠易激综合征（irritable bowel syndrome，IBS）患者与焦虑症和抑郁症患者的肠道菌群存在相似性，且益生菌治疗可以缓解 IBS 患者的焦虑-抑郁状态。通过调节心理状态、改善肠道菌群平衡等方式，可有效改善心身疾病的症状（如 IBS）[4]。

大脑与免疫系统之间存在复杂的相互作用，免疫系统中的细胞和分子（如细胞因子）可影响大脑功能和行为，即“免疫-脑交互”。例如，慢性压力诱导的外周免疫细胞基质金属蛋白酶 -8（matrix metalloproteinase-8，MMP-8）表达增加可导致伏隔核（大脑的奖赏区域）的细胞外间隙改变，这与社交回避相关，表明压力可通过免疫系统影响大脑和心理状态，诱发抑郁症等精神疾病[5]。

心身医学与免疫学的融合还促进了新治疗方法的发展。例如，太极和正念冥想均可减少促炎症反应，瑜伽和冥想可能逆转促炎症细胞因子［如核因子 -κB（nuclear factor-κB，NF-κB）］相关转录的增加和先天性抗病毒反应基因［如干扰素调节因子 1（interferon regulatory factor 1，IRF1）基因］相关转录的减少[6]。研究表明，身心干预可以提高疫苗接种的免疫反应[7]。此外，精神疾病（如抑郁症和焦虑症）与慢性炎症状态有关，这种状态可能通过免疫系统影响整体健康。

未来，心身医学与免疫学的跨学科融合有望在以下几个方面取得进展：心理社会因素通过免疫途径影响疾病发生发展的机制；免疫调节在心身疾病治疗中的作用，以及利用现代免疫学技术（如免疫细胞治疗和基因编辑技术）为心身疾病开发新的治疗策略。

3. 遗传学

（1）基因组学：基因组学是对所有基因进行基因组作图、核苷酸序列分析、基因定位和基因功能分析的科学，旨在研究生物体基因组的结构、功能和进化。通过基因组学研究，可以更好地理解心身疾病的遗传基础，并预测心身疾病患者的治疗反应，为疾病的早期诊断、个性化治疗和预防提供重要依据。例如，一项全基因组关联研究从来自五个大陆的 120 多万参与者中发现了焦虑症相关基因，并确定了 51 个与焦虑症相关的位点，扩展了人们对焦虑症遗传风险和发病机制的认识[8]。

心理因素和基因之间存在复杂的相互作用。基因组学研究有助于揭示遗传因素在心身疾病发生发展中的作用。此外，遗传因素可影响个体对心理创伤的易感性，进而发展为心身疾病。例如，FK506 结合蛋白 5（FK506 binding protein 5，FKBP5）是下丘脑-垂体-肾上腺（hypothalamic-pituitary-adrenal，HPA）轴的主要负调节因子之一。研究显示，在抑郁症患者中，*FKBP5* 基因多态性与经历社会心理压力后的血浆皮质醇和 FKBP5 信使 RNA 表达有关[9]，表明 *FKBP5* 基因可能通过影响 HPA 轴的调节而影响个体对心理压力的反应。

在诊断方面，结合心理评估和基因检测可以提高疾病诊断的准确性和特异性。研究发现，5-羟色胺转运体基因上游调控区多态性位点的 SS 基因型可能是冠心病患者伴发抑郁症的易感基因之一[10]。在治疗方面，基因治疗在一些由基因缺陷引起的心身疾病中具有潜在的纠正基因缺陷的能力。例如，研究发现，心律失常性心肌病通常由桥粒相关基因突变所致，尤其是*PKP2*基因突变，针对*PKP2*基因突变的基因治疗可通过腺相关病毒递送正确的*PKP2*基因，从而减少心律失常的发生[11]。

然而，心身医学与基因组学的跨学科融合也面临着一些挑战。首先，两个学科的研究方法和理论体系存在较大差异，需要进行深入的沟通和整合。其次，基因与心理因素相互作用的机制非常复杂，需要进一步加强基础研究。最后，跨学科研究需要多学科团队的合作，包括心理学、生物学、遗传学等领域，这也对团队协作和资源整合提出了更高的要求。

（2）表观遗传学：表观遗传学研究旨在揭示环境因素对基因表达的影响。心理创伤、压力等环境因素可导致基因表达发生改变，从而增加个体患心身疾病的风险。

心理创伤，特别是儿童期虐待和忽视（即生命早期的负面经历，包括躯体虐待、情感虐待、性虐待、躯体忽视和情感忽视[12]）与成年期多种心身疾病的发生密切相关。反复或长期暴露于儿童期虐待和忽视可导致管理压力和调节情绪的脑区的应激反应功能亢进，最终引发心身疾病[13]。此外，表观遗传改变可以跨代遗传，即父母经历的心理创伤或压力可能通过表观遗传机制影响其后代的心身健康。

二、新技术应用

随着科学技术的进步与发展，人工智能（artificial intelligence，AI）在医疗领域的应用逐渐增多，心身医学与AI技术的结合正在为这一领域带来前所未有的变革。通过AI技术的应用，我们可以更准确地诊断疾病、制订个性化治疗方案、提供远程医疗服务以及进行心身疾病的健康管理。

1. AI　AI的早期概念由"AI之父"Alan Turing在《计算机与智能》一文中正式提出，机器可以拥有类似人类智能的算法，通过模拟训练后甚至可以超越人脑。AI技术试图理解智能的实质，通过机器学习、深度学习等计算机算法来研究人类大脑的智能，对人类的智力进行模拟、开发和延伸，最终生产出能以与人类智能相似的方式做出反应的智能机器。AI技术已形成了自然语言图像识别、计算机视觉、大数据统计分析、自然语言处理、机器人技术及专家决策系统等多种技术，这些技术相互交织，共同推动着人工智能的发展。

当下，AI技术已悄然渗透到心身医学领域，为其注入了全新活力。以机器学习、深度学习为代表的AI技术已成为心身医学研究与应用的得力工具。AI可以通过分析大量的健康数据和医疗数据（包括电子病历、影像数据等），辅助医生预测疾病、准确诊断和制订治疗方案。例如，通过机器学习算法的应用，可以实现对大量数据的快速处理和分析，提高心理健康评估的效率和准确性。Srividya[14]等收集了包含多个特征的数据集，通过支持向量机、决策树、朴素贝叶斯分类器、K近邻和逻辑回归等多种机器学习算法，预测心理健康状况，并显著提升了心理健康预测的准确率。借助AI驱动的可穿戴设备和智能监测系统，能够实时、自动地收集患者的各项生理和心理数据，极大地提高了数据收集的效率和及时性，有助于医生实时评估患者的病情，及时采取干预措施。同时，AI技术可以客观准确地对庞大多维的影像数据进行建模，量化患者脑部不同区域的功能异常程度，并能结合心身医学理论，分析这些影像学特征与患者心理状态之间的潜在联系。在临床风险预测中，基于机器学习模拟运算的临床风险计算器的预测水平与临床真实转归之间的误差仅为3.4%[15]，表明临床风险计算器具有较高的预测精度和临床应用价值。

未来，AI有望通过对患者多维度数据（包括生理指标、心理状态、生活习惯等）进行深度分析，提前精准预测心身疾病患者对不同治疗方法的反应，帮助医生及时调整治疗策略，患者也能更直观地了解治疗前景，从而提高治疗依从性。依赖于先进的智能技术、物联网、大数据分析及云计算等技术，AI还可实现对患者的远程监测和管理，尤其是居住在偏远地区或行动不便的患者，有助于减轻患者的就医负担。

在治疗方法创新上，AI技术也发挥了重要作用。例如，一些医疗机构采用虚拟现实（virtual reality，VR）技术，为患有特定恐惧症的患者营造逼真的恐惧场景，让患者在安全的环境中逐步面对和克服恐惧；增强现实（augmented reality，

AR）技术则能将虚拟的治疗元素叠加到现实场景中，帮助患者改善心理状态。这些沉浸式治疗体验为心身疾病患者提供了更多有效的治疗选择；混合现实（mixed reality，MR）结合了 VR 与 AR 技术，通过数字虚拟内容与真实环境的实时交互，创造出融合物理世界与数字信息的沉浸式体验。

通过 AI 技术，心身医学能够更精准地捕捉和分析患者的心理生理数据，如情绪变化、睡眠质量、心率变异等，从而实现对心身状态的全面监测与评估。这不仅有助于发现心身疾病的早期征象，还能为患者提供个性化的治疗方案。同时，AI 还能辅助心理医生进行心理咨询与治疗，通过自然语言处理等技术，理解患者的情感需求，提供即时反馈与引导，增强治疗效果。此外，基于大数据的人工智能系统还能挖掘心身疾病的潜在危险因素，为预防干预提供科学依据。然而，AI 与心身医学的结合也面临着数据隐私、伦理等挑战。如何在保障患者隐私的前提下，有效利用数据进行研究与治疗，是未来发展的关键。

2. 远程医疗 远程医疗是指使用远程通信技术、全息影像技术、新电子技术和计算机多媒体等技术提供诊疗服务，具有便利性、可及性、连续性、个性化等特点，能够对医疗卫生条件较差的地区或特殊环境人群提供医学信息和服务。通过远程平台，医生能进行远程诊断、治疗指导和心理支持。心身医学与远程医疗可在以下方面进行结合。

（1）远程生理监测和管理：远程医疗设备可实时监测患者的生理指标，如远程心电监测可以预警心律失常，运动手环可以评估活动状态、记录健康数据，并将数据实时传输给医疗专业人员。例如，成都市第三人民医院与四川大学合作开发了神经系统慢性疾病远程监测系统，其不仅能够进行生命体征监测，还能推送智慧心理及药物治疗优选决策，有助于患者在家中接受持续的医疗支持，减少复诊次数，提高治疗依从性。

（2）远程心理咨询服务：心身医学强调心理治疗的重要性，远程心理健康服务可通过视频会议技术为居住在偏远地区或有行动不便等问题的个体提供心理治疗服务。研究表明，视频会议心理治疗与传统面对面心理治疗具有类似的临床结果[16]。

（3）远程医疗会诊系统：可实现专家与患者、专家与医务人员之间的异地“面对面”会诊。例如，美国联合航空公司的远程医疗系统可实现在飞行过程中提供全方位的生命信号检测，包括心脏、血压、呼吸等指标，乘客可通过移动通讯系统及时与全球的医疗机构取得联系，获得专业的医疗支持。

（4）患者教育与社会支持：远程医疗平台可为患者提供健康教育和支持服务，辅助患者自我管理，包括药物评估、副作用讨论、社交互动与支持等，解答患者在治疗过程中遇到的问题和困惑，以及提供健康饮食、运动建议等生活方式调整的建议。

心身医学与远程医疗的结合在提高医疗服务的可及性和效率方面具有显著潜力，但也面临以下挑战：①技术与设备的限制：远程医疗需要依赖先进的通信技术和设备，对于存在网络覆盖不完善、设备老旧等问题的地区，远程医疗服务无法正常进行，影响医疗的效果和质量。此外，远程医疗设备的成本较高，且需要专业的技术支持和维护。②医疗隐私与数据安全：远程医疗涉及大量敏感的个人数据传输，包括患者的个人信息、病历、检查结果、诊断报告等，在传输和存储数据过程中，存在非法获取、篡改或泄露信息的风险。③患者接受度和信任度：部分患者对远程医疗的安全性、有效性和隐私保护等方面存在疑虑，导致患者对其接受度和信任度不高，影响对远程医疗的依从性。④法律和监管挑战：目前我国对于远程医疗的管理多遵循政策性文件，尚未上升至国家层面的法律法规，也没有形成完整的监管体系。此外，跨境远程医疗服务涉及不同国家和地区的法律法规，需要明确跨境医疗服务的法律适用和责任承担问题。

3. 干细胞技术 干细胞可分化为神经细胞，补充受损的脑细胞，有望在未来改善心身疾病的症状。在发病机制方面，探索干细胞分泌的因子对神经回路重塑的作用，有助于揭示心身疾病的潜在病因。在技术应用方面，结合单细胞测序技术分析干细胞治疗前后的细胞变化，可能有助于精准把控治疗效果；借助类器官技术，利用干细胞培育大脑类器官，模拟心身疾病的发展进程，有望为药物研发提供可靠模型。

三、挑战与机遇

目前，心身医学仍面临诸多挑战，既包括理论层面的融合与创新，也涵盖临床实践中的复杂性，以及公众对于心身健康关系的认知局限和重视程度不足等问题。

（一）心身医学领域面临的挑战

1. 科学研究

（1）发病机制不明确：心身疾病的发病机制涉及遗传与环境的复杂相互作用，不同患者涉及不同的遗传基因与环境因素，这增加了研究的难度。例如，Purves 等研究发现焦虑症的遗传度约为 26%[17]；环境因素可通过影响 DNA 甲基化、RNA 甲基化和组蛋白修饰等方式调节焦虑症患者的基因表达，进而影响神经系统的功能和焦虑症的发生发展[18]。

（2）无统一的理论框架：心身医学涉及精神医学、心理学、行为医学、社会医学等多个学科领域，不同领域的研究团队可能从不同的角度出发，使用不同的理论模型来解释心身疾病。目前形成的理论体系主要包括心理生理学理论、心理社会学理论、心理生物学理论、心理应激理论等，这些理论框架并不是孤立的，而是相互补充、相互支持的，但由于心身医学的复杂性和多元性，目前尚无统一的、被广泛认可的、能够整合各方面知识的理论框架。

（3）科研投入不足和转化程度低：目前，在国家自然科学基金医学科学部的申请代码体系中，心身医学并未作为独立的申请代码。同时，心身医学研究成果在临床实践中的应用不够广泛，转化效率低，这可能与心身医学教育和培训不充分、临床医生的心身医学素养较低、缺乏识别精神或心理疾病的能力有关。此外，跨学科交流和合作的不足也限制了心身医学研究的创新和发展。

（4）其他：心身相关障碍的概念尚未完全明确，缺乏规范的分类与诊断标准及标准化的研究方法。

2. 临床实践

（1）诊断的困难性：心身疾病的症状具有多样性和非特异性的特点，包括躯体不适（如疼痛、疲劳、消化不良）和心理症状（如焦虑、抑郁、情绪不稳定）。这些症状可能与其他器质性疾病相似，易造成误诊或漏诊。同时，患者可能没有意识到心理因素与躯体症状之间的联系，导致未提供完整的病史信息，从而影响诊断的准确性。此外，目前对于心身疾病的诊断主要依赖患者的主观症状描述和医生的临床经验，缺乏客观的、特异性的诊断指标，影响诊断的准确性和可靠性，也给临床研究和治疗效果评估带来困难。

（2）治疗的复杂性：心身医学强调综合治疗，包括心理治疗、躯体治疗、药物治疗、物理治疗、生活方式调整等多种手段。心理治疗和躯体治疗对心身疾病的有效性已被证实[19]。药物治疗可显著改善心身疾病的临床症状，但相关研究存在评估工具和疗效评价方式不统一、副作用较多等问题。物理治疗方法也存在一定局限性，如电休克治疗可能导致急性一过性定向障碍。因此，如何完善治疗方法并将其有机地结合起来，制订个性化治疗方案，仍然是当前心身疾病治疗方面的一个挑战。此外，患者可能需要不同的治疗组合，涉及多个专业领域医生的密切合作，但目前医疗体系中各专科之间的协作不够紧密，影响了综合治疗的实施。

（3）患者的依从性：心身疾病的治疗通常需要患者长期的配合和坚持，如定期参加心理治疗课程、按时服药。然而，由于对疾病缺乏认识、对治疗的信心不足、担心治疗副作用，以及受到工作、生活等因素的影响，部分患者的依从性较差，导致治疗效果不理想。

（4）其他：资源分配不均、心身医学服务体系不健全等。

3. 社会认知度 尽管心身医学已经取得了一定的进展，但部分医疗机构、医生和患者仍然认为心理因素在疾病中的作用是次要的或可以忽略的，因此更倾向于传统的生物医学模式，导致在诊断和治疗过程中忽视了心理因素的作用。此外，当前社会对心理障碍存在根深蒂固的偏见，尤其是在基层医疗环境中。

（二）心身医学领域的未来方向与机遇

针对心身医学在科学研究方面的挑战，可以采取以下解决办法：第一，开展长期的纵向研究，确定目标人群、样本选择标准、数据收集方法和时间节点，收集不同阶段的心理、生理和社会数据，以便更全面地了解心身疾病的发展过程和发病机制。第二，对现有的心身医学理论进行系统梳理和整合，提取其中的共性和关键要素，形成一个相对统一的理论基础，明确不同理论在解释心身疾病时的适用范围和局限性。第三，加强多学科合作研究，鼓励心理学、社会学、神经科学等多学科专家组成研究团队，积极开展学术交流，共同研究心身疾病。第四，提升心身医学课程在医学本科及研究生教育阶段的比重，并在其他医学专业课程中渗透心身医学的理念，培养学生的临床综合思维能力。同时，加大医学继续教育中对心身医学的培训力度，提高医生对心身疾病的认知与诊断技能。培训内容应涵盖全面收集患者信息（心理、生理及社会背景）的方法，准确识别心理症状与躯体症状间相互联系的方法，以及相关评估工具及诊断标准。

针对心身医学在临床实践方面的挑战，可以采取以下解决办法：第一，研发并应用更为先进的诊断技术，如心理生理监测技术和神经心理评估工具，为心身疾病的准确诊断提供可靠的客观依据。第二，构建跨学科治疗团队，涵盖精神科医生、心理治疗师、内科医生、康复科医生等专业人员，为患者量身定制综合的个性化治疗方案。第三，加强对患者的健康教育，通过举办专题教育讲座、分发科普资料等多种途径，增强患者对心身疾病的认知，提升其对治疗的配合度和依从性。

心身医学的社会认知度需要一个逐步提升的过程，应充分利用媒体渠道（如电视、广播、网络、报纸），通过讲座、研讨会、工作坊等形式，开展心身医学科普宣传活动，向公众普及心身医学的基本概念、原理及其在医疗实践中的应用，从而提高公众对心身疾病的认识和理解。同时，向公众传授心理健康知识，帮助他们树立正确的心理健康观念，并积极倡导心理健康的重要性，努力消除社会对心理疾病的歧视和偏见，营造一个更加包容、理解和支持的心理健康环境，让每个人都能在面对心理困扰时得到及时、有效的帮助和支持。

（李鹏　邓佳慧　撰写　高玉军　审校）

参考文献

[1] Zhuo C，Li G，Lin X，et al. The rise and fall of MRI studies in major depressive disorder [J]. Transl Psychiatry，2019，9（1）：335.

[2] Huang Q，Xiao Z，Yu Q，et al. Replay-triggered brain-wide activation in humans [J]. Nat Commun，2024，15（1）：7185.

[3] Nyuyki K D，Beiderbeck D I，Lukas M，et al. Chronic subordinate colony housing（CSC）as a model of chronic psychosocial stress in male rats [J]. PLoS One，2012，7（12）：e52371.

[4] 张铭麟，王珏，陈平，等．肠易激综合征患者焦虑-抑郁状态与肠道菌群相关性的研究进展 [J]．国际消化病杂志，2024，44（2）：80-83.

[5] Cathomas F，Lin H Y，Chan K L，et al. Circulating myeloid-derived MMP8 in stress susceptibility and depression [J]. Nature，2024，626（8001）：1108-1115.

[6] Black D S，Cole S W，Irwin M R，et al. Yogic meditation reverses NF-κB and IRF-related transcriptome dynamics in leukocytes of family dementia caregivers in a randomized controlled trial [J]. Psychoneuroendocrinology，2013，38（3）：348-355.

[7] Morgan N，Irwin M R，Chung M，et al. The effects of mind-body therapies on the immune system：meta-analysis [J]. PLoS One，2014，9（7）：e100903.

[8] Friligkou E，Løkhammer S，Cabrera-Mendoza B，et al. Gene discovery and biological insights into anxiety disorders from a large-scale multi-ancestry genome-wide association study [J]. Nat Genet，2024，56（10）：2036-2045.

[9] Höhne N，Poidinger M，Merz F，et al. FKBP5 genotype-dependent DNA methylation and mRNA regulation after psychosocial stress in remitted depression and healthy controls [J]. Int J Neuropsychopharmacol，2014，18（4）：pyu087.

[10] 夏大胜，曹晶，徐建强，等．冠心病伴抑郁与5-羟色胺转运体基因多态性的关系 [J]．天津医药，2006，34（11）：774-777.

[11] Kyriakopoulou E，Versteeg D，de Ruiter H，et al. Therapeutic efficacy of AAV-mediated restoration of PKP2 in arrhythmogenic cardiomyopathy [J]. Nat Cardiovasc Res，2023，2（12）：1262-1276.

[12] Jaworska-Andryszewska P，Rybakowski J K. Childhood trauma in mood disorders：neurobiological mechanisms and implications for treatment [J]. Pharmacol Rep，2019，71（1）：112-120.

[13] Keogh T M，Howard S，Gallagher S. Early life

adversity and blunted cardiovascular reactivity to acute psychological stress：the role of current depressive symptoms［J］. Psychosom Med，2022，84（2）：170-178.

［14］Srividya M，Mohanavalli S，Bhalaji N. Behavioral modeling for mental health using machine learning algorithms［J］. J Med Syst，2018，42（5）：88.

［15］Wirries A，Geiger F，Hammad A，et al. Artificial intelligence facilitates decision-making in the treatment of lumbar disc herniations［J］. Eur Spine J，2020，30（8）：2176-2184.

［16］靳宇倡，张政，郑佩璇，等. 远程心理健康服务：应用、优势及挑战［J］. 心理科学进展，2022，30（1）：141-156.

［17］Purves K L，Coleman J R I，Meier S M，et al. A major role for common genetic variation in anxiety disorders［J］. Mol Psychiatry，2019，25（12）：3292-3303.

［18］张文欣，闫文静，王月，等. 脑内特定基因DNA甲基化在焦虑症中的生物学机制［J］. 生命科学，2024，36（7）：917-928.

［19］张业旖，袁勇贵. 芳香疗法的研究进展［J］. 心理学进展，2019，9（11）：1816-1825.

第四章　心身疾病的评估

目前，心身疾病的患病率呈上升趋势，尤其是在全球化、快节奏、高竞争压力的现代社会中。根据世界卫生组织的统计数据，心身疾病已经成为全球范围内导致病痛和功能障碍的重要原因之一。在中国，随着生活压力的增加和心理健康意识的增强，越来越多的心身疾病被识别和治疗。医疗机构也逐渐开始重视心身疾病的诊治，并提倡生物-心理-社会模式[1]，强调在治疗过程中综合考虑患者的心理和社会因素。

心身疾病的特征在于心理和情绪问题可能加重躯体疾病的症状，而躯体疾病又可能对心理健康产生负面影响。例如，慢性应激可能导致高血压、心肌梗死等疾病，而慢性疾病患者常伴有抑郁和焦虑情绪。这种相互作用使得心身疾病的诊断和治疗比单一躯体疾病或心理疾病更加复杂。

评估和诊断心身疾病需要突破传统单一科室的诊疗思路，全面考虑患者的心理、生理和社会环境因素，包括社会支持系统、个体应对机制、生活事件及其影响等。科学合理的评估和检查不仅能够帮助医生理解疾病的多维本质，也能为制订精准的治疗方案提供关键依据。例如，通过心理学量表可以量化患者的情绪、人格特质和生活质量；生物标志物检测可以识别炎症、神经递质或内分泌功能异常等潜在生理机制；影像学检查能够进一步揭示脑功能和结构的变化，为心身疾病的诊断和干预提供更为直观的依据。

本章主要介绍评估心身疾病的关键环节，包括评估框架、常用心理学量表及问卷、生物标志物检测、影像学检查及其他相关评估方法，以期为临床实践提供指导，促进心身医学的学科发展。同时，本章强调多学科协作的重要性，倡导在诊疗过程中整合心理、社会和生物学因素的全面评估，为患者提供个体化、精准化的诊疗服务。

一、心身疾病的评估框架

心身疾病的评估框架需要整合患者的生物学基础、心理状态和社会环境三个维度的信息，系统分析疾病的成因、发展和影响，最终为诊断和治疗提供科学依据。

1. 生物–心理–社会模型　生物-心理-社会模型是心身疾病评估的核心理论基础。它强调疾病的发生和发展并非仅由生物学机制决定，还受到心理和社会因素的深刻影响。该模型的应用有助于全面理解心身疾病的复杂病因，为精准诊疗提供多角度参考。

（1）生物学因素：包括遗传易感性、神经内分泌异常、免疫功能失调和其他躯体疾病。

（2）心理学因素：主要涉及个体的情绪状态（如焦虑、抑郁），认知模式（如灾难化思维），应对方式和人格特质。

（3）社会环境因素：涉及患者的社会支持系统、工作和家庭压力、重大生活事件、文化背景等。

2. 遗传、环境与心理因素的交互作用　遗传因素是心身疾病发生的重要生物学基础。某些个体的生理反应性较高，对压力的生理应对较为敏感，因此更容易发展为心身疾病。例如，高血压、心血管疾病和糖尿病等疾病具有一定的遗传易感性，这些遗传易感性不仅限于生物因素，某些人格特质（如焦虑倾向、过度敏感）也具有遗传基础，从而影响个体对压力和情绪的应对能力，进而增加心身疾病的风险。

环境因素对心身疾病的发生与发展有着至关重要的影响。现代社会中的快节奏生活方式、工作压力、人际冲突以及生活事件（如丧失、离婚、失业等）都会增加个体的心理压力，从而引发或加重心身疾病。环境中的不良因素（如污染、噪声、拥挤的生活条件）也可通过影响心理状态对个体健康产生负面影响。此外，童年时期的创伤经历、家庭关系不和、缺乏社会支持等都可能使患者在成年期发展为心身疾病。

心理因素是心身疾病的核心病因之一。焦虑、抑郁、恐惧、愤怒等负性情绪对身体健康具有显著影响。这些情绪可通过神经-内分泌-免疫通路影响心血管系统、消化系统、呼吸系统等多个生理系统。例如，长期处于焦虑状态的个体的交感神经系统持续激活，可导致心率加快、血压升高，进而引发高血压、冠心病等心血管疾病，而抑郁症患者因免疫功能受损更容易出现感染和其他躯体疾病。

个性特质也是心理因素中的重要组成部分。A型性格（竞争性强、易怒、时间紧迫感强）人群更易患心血管疾病，而B型性格（相对平和、耐性较强）人群上述疾病的患病率相对较低。易焦虑、情绪不稳定个体的心身疾病发生率较高，且病程通常较长。

3. 心身疾病的诱发因素与加重机制 心理压力是心身疾病的主要诱发因素之一。应激理论指出，当个体面临外部环境的威胁或挑战时，身体会启动应激反应，导致激素水平变化（如皮质醇生成增加）、神经系统激活，并产生一系列生理反应。如果应激反应是短暂的，个体可以恢复正常，但如果压力长期存在且未得到缓解，则持续的应激反应将对身体产生有害影响。长期的心理压力可导致免疫功能下降、神经内分泌功能紊乱，进而引发心血管疾病、消化系统疾病等多种心身疾病。

情绪失调是心身疾病的常见表现形式。焦虑、抑郁等负性情绪不仅影响个体的心理状态，还通过躯体化的方式表现为各种躯体症状。抑郁症患者常伴有睡眠障碍、食欲减退、体力下降等生理问题，而焦虑症患者则易出现头痛、胸闷、腹泻等躯体不适。这些躯体症状又会加重个体的情绪困扰，形成恶性循环。

社会支持是个体应对压力的重要资源，它能够缓冲外界压力对心理与生理的负面影响。缺乏社会支持的个体，在面临压力事件时更容易出现心身疾病。社会支持可以通过情感支持、实际帮助和信息支持等多种形式，增强个体的应对能力，减少心理压力，促进健康恢复。然而，现代社会中的社交关系变得更加复杂和疏远，社会支持的不足会进一步升高心身疾病的发病率。

4. 多维度评估 综合评估模型下的多维度评估包括以下几个方面。

（1）主观症状：通过问诊和心理学量表了解患者的主观感受，如疼痛强度、睡眠质量、焦虑和抑郁水平。

（2）客观指标：结合生物标志物检测、影像学检查等手段，明确患者的生理病理变化。

（3）行为表现：观察患者的日常活动能力、工作效率、社交行为及其他功能表现。

（4）生活质量：通过问卷来评估患者在健康、心理、社会关系等维度的整体生活满意度。

5. 评估步骤

（1）病史采集。病史采集是心身疾病评估的首要环节，应在全面了解患者病情的基础上，重点关注以下方面：①心理应激源：如职业压力、家庭冲突、经济问题或其他负性事件。②生活事件：近期是否经历重大生活事件，如失业、离婚或亲友去世。③社会支持系统：评估患者的社会网络、家庭支持及是否存在孤独感或社会隔离现象。

（2）躯体症状评估。全面检查患者的躯体症状，明确是否存在以下情况：①躯体疾病是否为心理因素所致的功能性障碍（如肠易激综合征、心因性头痛）。②躯体疾病是否与心理疾病共病（如糖尿病合并抑郁症）。③躯体症状是否加剧患者的心理负担（如慢性疼痛导致焦虑和失眠）。

（3）心理功能评估。心理功能评估需要结合患者主诉和标准化测评工具，重点包括：①认知功能：通过测试评估患者的记忆、注意力、执行功能等认知能力是否受损。②情绪状态：评估焦虑、抑郁等情绪问题的严重程度及对患者生活的影响。③人格特质：分析患者的人格结构，如是否具有完美主义倾向、依赖性或冲动性。

6. 重要注意事项

（1）强调患者的主观感受，避免医生的主观偏见。患者的主观体验是评估心身疾病的重要依据，应在问诊过程中引导患者表达自身感受，并充分尊重其观点，避免医生的主观判断干扰患者的陈述。同时，应针对患者的个体化需求设计评估方案。

（2）注重隐私保护，构建医患间的信任关系。心身疾病的评估常涉及患者的隐私问题，如家庭矛盾、生活习惯或精神创伤等。因此，医生在评估过程中需注意以下几点：①严格遵守保密原则，确保患者隐私不被泄露；②采用温和、尊重的沟通方式，与患者建立信任关系，从而获取真实的病史信息；③鼓励患者主动参与评估和治疗决策，增强患者对诊疗过程的掌控感。

二、常用心理学量表及问卷

心理学量表及问卷是评估心身疾病的重要工具，它们通过定量化手段来评估患者的情绪状态、人格特质、生活质量及其他心理特征，为临床诊断和干预提供了依据。常用的心理学量表及问卷分为以下几个评估领域。

1. 抑郁症状评估 抑郁症状是心身疾病中常见的心理症状，其评估对明确诊断及治疗效果监测具有重要意义。

（1）贝克抑郁问卷（Beck Depression Inventory，BDI）：BDI是一种自评量表，包含21个条目，评估患者在过去1周内的抑郁症状，包括情绪、行为及生理反应。每项按0～3级评分，总分越高，抑郁症状程度越重。

优点：使用方便，适用于轻中度抑郁症状患者的初步筛查。局限性：可能受患者主观态度的影响，使用范围有限。

（2）汉密尔顿抑郁量表（Hamilton Depression Scale，HAMD）：HAMD是临床医生使用的量表，重点评估抑郁症患者的症状严重程度，包含睡眠障碍、焦虑及体重变化等多个维度。

优点：结构化较强，适合重性抑郁症患者的评估。局限性：需要专业的评估人员，耗时较长。

2. 焦虑症状评估 焦虑症状常与抑郁症状同时存在，有效评估可帮助区分主要症状并制订个性化治疗方案。

（1）汉密尔顿焦虑量表（Hamilton Anxiety Scale，HAMA）：包含14个条目，由专业人员通过访谈进行评估，覆盖躯体性和精神性焦虑症状。

优点：全面覆盖焦虑症状，适用于临床监测治疗效果。局限性：需由训练有素的评估人员完成。

（2）广泛性焦虑量表（Generalized Anxiety Disorder Scale，GAD-7）：是一种简便的自评量表，用于筛查广泛性焦虑障碍的症状严重程度。每项按0～3级评分，总分≥10分提示焦虑症状程度显著。

优点：简洁、方便使用，适合初步筛查。局限性：对焦虑症状类型的区分能力有限。

3. 压力与应激评估

（1）应激感受量表（Perceived Stress Scale，PSS）：PSS可评估个体对压力的主观感知，包括应对能力和对外界事件的反应程度。PSS适用于衡量患者日常生活中的压力感知，与躯体和心理疾病风险评估相关。

（2）创伤后应激障碍检查表第5版（Post-traumatic Stress Disorder Checklist-5，PCL-5）：是针对创伤后应激障碍（post traumatic stress disorder，PTSD）的筛查和诊断工具，包含20个条目，可对患者的回避行为、负性情绪改变、觉醒水平等进行评估。

优点：敏感性高，可用于治疗前后的症状比较。局限性：依赖于患者自述，可能受文化背景的影响。

4. 人格与行为评估

（1）明尼苏达多相人格问卷（Minnesota Multiphasic Personality Inventory，MMPI）：MMPI是全球应用最广泛的人格测评工具，包含10个临床量表、4个效度量表、13个内容量表和12个附加量表，可用于评估个体的心理特征和人格病理。

优点：全面细致，可揭示潜在的心理问题。局限性：耗时较长，需要专业的评估人员。

（2）艾森克人格问卷（Eysenck Personality Questionnaire，EPQ）：EPQ基于人格的维度理论，评估个体的内外向性、神经质和精神质特征。

优点：简洁明了，易于操作。局限性：较难识别复杂的人格问题。

5. 睡眠相关量表

（1）匹兹堡睡眠质量指数（Pittsburgh Sleep Quality Index，PSQI）：可评估患者的睡眠质量，包括睡眠时间、睡眠效率及主观感受等7个方面，总分越高提示睡眠质量越差。

优点：全面评估睡眠质量及其影响因素。局限性：需要患者对自身睡眠状况的回忆较准确。

（2）失眠严重程度指数（Insomnia Severity Index，ISI）：ISI是针对失眠症状严重程度的自评工具，主要评估失眠对生活质量和日间功能的影响。

优点：操作简单，适合失眠治疗过程中的动态评估。

三、生物标志物检测

生物标志物检测是评估心身疾病的重要手段，它能够揭示疾病的生物学机制，帮助诊断、评估严重程度和监测治疗效果。通过对神经内分泌指标、免疫炎症标志物、神经递质及其他生化指标的检测，临床医生可以更全面地了解心身疾病的病理机制，并制订个性化的干预措施。

1. 神经内分泌指标 应激反应是心身疾病的重要生物学基础，应激激素［皮质醇、肾上腺激素、去甲肾上腺素、褪黑素和 5- 羟色胺（5-hydroxytryptamin，5-HT）］水平能够反映患者的生理和心理应激状态。

（1）皮质醇：由肾上腺皮质分泌，是应激反应的核心激素，受下丘脑–垂体–肾上腺轴（hypothalamic-pituitary-adrenal axis，HPA）调节。高皮质醇水平与抑郁症、焦虑症及慢性应激相关；低皮质醇水平可能与倦怠综合征和部分 PTSD 相关。

（2）肾上腺素和去甲肾上腺素：由肾上腺髓质分泌，是交感神经系统激活的标志物。肾上腺素和去甲肾上腺素水平升高与焦虑症及恐惧反应相关；长期水平过高可能导致心血管疾病。

（3）褪黑素：由松果体分泌，负责调节昼夜节律及睡眠觉醒周期。失眠患者可能表现为褪黑素分泌不足或昼夜节律紊乱；情绪障碍患者常伴有褪黑素水平异常。

（4）5-HT 代谢产物：5-HT 是情绪调节的重要神经递质，其代谢产物（如 5-HIAA）可反映 5-HT 的代谢状态。5-HT 水平降低常见于抑郁症；5-HT 水平异常升高可能与躁狂症相关。

2. 免疫炎症标志物 炎症与心身疾病的发生发展密切相关，慢性炎症可能是抑郁症、焦虑症等心身疾病的关键机制之一。

（1）C 反应蛋白（C-reactive protein，CRP）：为急性炎症的敏感指标，由肝脏分泌。CRP 水平升高可能与抑郁症的发生风险增加相关，尤其是合并代谢综合征或心血管疾病的患者。

（2）白介素 -6（interleukin-6，IL-6）：是多种炎症过程中的重要调节因子。IL-6 水平升高可能预测抑郁症复发或治疗效果不佳。

（3）肿瘤坏死因子 α（tumor necrosis factor-α，TNF-α）：是促进炎症反应的细胞因子。TNF-α 与情绪障碍的炎症机制相关，抗炎治疗可能改善部分患者的抑郁症状。

3. 神经递质相关指标

（1）血清多巴胺（dopamine，DA）：DA 是奖赏机制、动机及愉悦感的关键神经递质。DA 水平降低常见于抑郁症和帕金森病；DA 水平异常升高可能与躁狂症或精神分裂症相关。

（2）血清谷氨酸（glutamic acid，Glu）：是中枢神经系统的主要兴奋性神经递质。Glu 代谢异常与抑郁症、焦虑症及 PTSD 相关，Glu 调节剂可能成为新型抗抑郁药物。

4. 其他生化指标

（1）血糖：反映个体的葡萄糖代谢状态。心身疾病与糖代谢异常相关，慢性应激和抑郁症可能增加 2 型糖尿病的风险；反之，糖尿病患者更易发生情绪障碍。

（2）脂代谢指标：包括胆固醇、甘油三酯等，可用于评估脂代谢状态。高脂血症可能与慢性应激和抑郁症风险升高相关；情绪障碍也可能通过改变生活方式导致代谢异常。

（3）代谢综合征相关指标：包括血压、体重指数、腰围、尿酸和胰岛素抵抗指标等，综合反映肥胖、高血压、高血糖及血脂异常等代谢异常。代谢综合征与抑郁症和焦虑症可能通过慢性炎症机制相互影响。

四、影像学检查

影像学检查能够从脑结构、功能和代谢多维度揭示疾病的脑–体病理机制，为研究、诊断和治疗心身疾病提供关键支持。常用技术包括磁共振成像（magnetic resonance imaging，MRI）、功能磁共振成像（functional magnetic resonance imaging，fMRI）和正电子发射断层扫描（positron emission tomography，PET）。

（一）MRI

MRI 利用强磁场和无线电波检测人体内氢原子的共振信号，生成高分辨率的脑部结构图像，能够清晰地反映脑灰质、脑白质及脑室的结构性异常。

1. 结构性异常检测

（1）脑萎缩：抑郁症患者常表现为前额叶和海马体积缩小。

（2）脑白质损伤：精神分裂症患者的脑白质损伤可能反映神经纤维连接异常。

（3）灰质体积变化：焦虑症患者常出现前扣带回、前额叶区域的灰质体积减小。

2. 脑网络评估 扩散张量成像（diffusion tensor imaging，DTI）：可用于分析脑白质纤维束的完整性，揭示脑区之间的连接强度和方向性；有助于识别默认网络（default mode network，DMN）等功能失调网络的结构基础。

DTI 的临床意义包括：①疾病鉴别：帮助区分精神疾病与脑器质性病变，如脑卒中后抑郁症与原发性抑郁症。②诊疗指导：为治疗计划的制订提供结构性依据，特别是手术或物理治疗前的评估。

（二）fMRI

fMRI 基于血氧水平依赖（blood oxygenation level dependent，BOLD）信号的变化，可反映脑局部神经元活动的动态变化。fMRI 适用于任务态和静息态脑功能的研究，有助于揭示情绪调节和认知功能障碍的神经基础，为药物干预、新型心理治疗方法提供客观评价指标。

1. 脑功能区激活模式评估 通过任务诱发（如情绪识别、记忆回忆）研究特定脑区的激活模式。例如，抑郁症患者在处理负性情绪任务时，杏仁核激活增强，而前额叶皮质的调控能力减弱。

2. 静息态功能连接 分析静息状态下不同脑区之间的功能连接强度，抑郁症患者的 DMN 功能连接增强，与过度反刍思维相关。焦虑症患者的执行控制网络功能连接减弱，反映执行功能损害。

（三）PET

PET 通过注射放射性同位素标记的示踪剂，定量检测脑内代谢活动和神经递质分布，适用于研究脑代谢异常和神经递质功能紊乱。PET 可提供神经化学层面的疾病信息，有助于制订个体化药物治疗策略，可用于功能性障碍与器质性疾病的鉴别诊断。

1. 神经递质代谢异常检测 精神分裂症患者的中脑–边缘系统多巴胺代谢增加，这与其阳性症状相关。抑郁症患者 5-HT 代谢下降，这与其情绪障碍及治疗反应相关。

2. 能量代谢评估 包括检测葡萄糖代谢，分析脑功能障碍的代谢基础；阿尔茨海默病患者可表现为颞顶联合区的葡萄糖代谢水平下降。

（任磊　徐周洋　王恩富　余泽青　撰写
高玉军　审校）

参考文献

[1] Porter R J. The biopsychosocial model in mental health [J]. Aust N Z J Psychiatry，2020，54（8）：773-774.

第五章 心身疾病的诊断与鉴别诊断

心身相关障碍是心身医学研究和治疗的对象。心身相关障碍的发展过程可分为三大类：①心身反应（psychosomatic reaction）：源于个体在心理、社会环境交互作用下产生的应激源，可引发多种躯体反应，消除应激源后相应躯体反应可消失。②心身障碍（psychosomatic disorder）：由长期处于不良心理状态（如持续的焦虑、抑郁情绪）和生活中的慢性应激源（如长期高强度工作、家庭关系不和谐）共同作用，导致躯体功能性改变，但没有器质性改变。③心身疾病（psychosomatic disease）：是在个体心理易感性、不良生活方式以及长期慢性应激等综合因素的作用下，形成的躯体发生器质性病变。

心身医学是一门交叉学科，其疾病谱不断扩大，从研究最初的“经典心身疾病”，已拓展到众多临床领域，如功能综合征、肿瘤相关心身疾病、慢性肾衰竭晚期及肾移植患者的心身问题等。

第 1 节　心身相关障碍的分类与诊断标准

一、心身相关障碍的分类

心身相关障碍是指心理社会因素在其发生、发展和转归中发挥重要作用的一大类疾病，包括心身症状障碍，心身疾病，心理生理障碍（进食障碍、睡眠障碍、性心理障碍），躯体疾病伴发心身症状障碍等[1]。

2017 年，中华医学会心身医学分会提出了心身相关障碍分类体系，将心身相关障碍分为 5 类（图 5-1），包括：①心身反应；②心身症状障碍；③心理因素相关生理障碍（包括进食障碍、睡眠障碍、性功能障碍）；④心身疾病；⑤躯体疾病伴发心身症状。其中，心身反应在原则上尚不能作为一种疾病，而是一种“反应”，是指暂时的心理生理反应，病程较短（＜ 1 周）的患者可归为此类。

2019 年 2 月，中华医学会心身医学分会 2019 年第一次常委会会议进一步修订了上述分类，将心身相关障碍分为 9 类（图 5-2），包括：①心身反应障碍；②心身症状障碍（心身障碍），包括

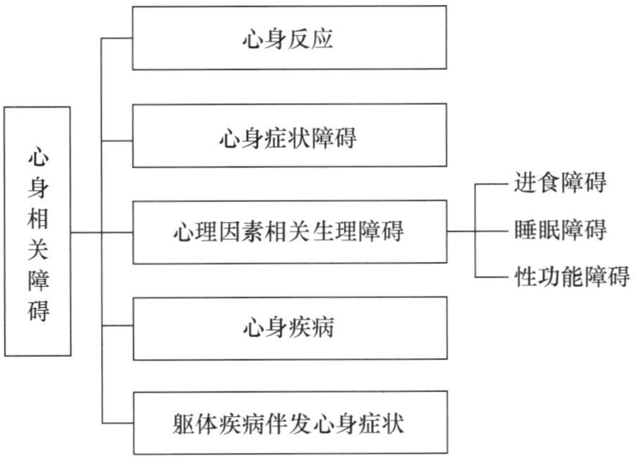

图 5-1　心身相关障碍分类（2017 年版）

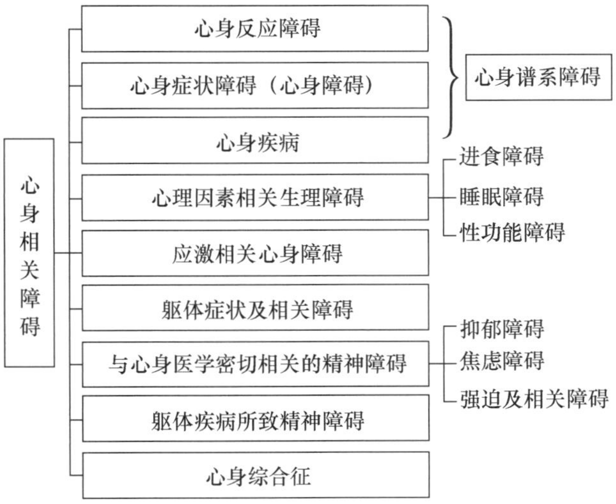

图 5-2　心身相关障碍分类（2019 年版）

纤维肌痛综合征、肠易激综合征、过度换气综合征、不典型胸痛等；③心身疾病；④心理因素相关生理障碍（包括进食障碍、睡眠障碍、性功能障碍）；⑤应激相关心身障碍［包括急性应激障碍、创伤后应激障碍、适应障碍、重症监护病房（intensive care unit，ICU）综合征、癌症后心身障碍、尿毒症后心身障碍、职业心身耗竭］；⑥躯体症状及相关障碍；⑦与心身医学密切相关的精神障碍（包括抑郁障碍、焦虑障碍、强迫及相关障碍）；⑧躯体疾病所致精神障碍；⑨心身综合征。

新版分类方案具有以下特点：

（1）将心身反应改为心身反应障碍。由于心身反应障碍、心身症状障碍和心身疾病是一个连续谱，在一定的社会心理因素下可以相互转化，因而归为心身谱系障碍。

（2）明确心身症状障碍等同于传统的心身障碍。

（3）新增应激相关心身障碍，并纳入 ICU 综合征、癌症后心身障碍、尿毒症后心身障碍、职业心身耗竭等。

（4）新增躯体症状及相关障碍。

（5）新增与心身医学密切相关的精神障碍。

（6）新增躯体疾病所致精神障碍，并将其分为 2 个亚型，一是躯体疾病所致的精神症状（如谵妄、卒中后抑郁症状），二是躯体疾病和精神障碍共病（如卒中后抑郁症）。

（7）首次将心身谱系障碍中的 3 大类 18 种心身综合征纳入分类，包括：①心身反应障碍：急性心身反应、慢性心身反应。②心身症状障碍：纤维肌痛综合征、肠易激综合征、过度换气综合征、不典型胸痛、功能性胃肠病、功能性头痛、功能性头晕、功能性失眠。③心身疾病：高血压、冠心病、支气管哮喘、糖尿病、甲状腺功能亢进症、类风湿性关节炎、慢性疲劳综合征、慢性疼痛综合征。2019 年版分类是在国际心身医学学会（International College of Psychosomatic Medicine，ICPM）2017 年修订的心身医学诊断与分类标准（Diagnostic Criteria for Psychosomatic Research，DCPR）的基础上，结合我国具体国情而修订整合的。

二、心身相关障碍的诊断标准

1. 心身相关障碍的评估要点

（1）症状随环境改变的变化。

（2）生活状况及人际关系变化与发病的关系。

（3）症状是否呈慢性化，反复发作。

（4）是否具有不规则的生活方式。

（5）是否主诉多，症状变幻不定。

（6）是否存在童年期行为障碍，以及既往是否患心身障碍、神经症。

（7）是否存在不良习惯及爱好。

（8）是否存在对烟、酒、药物的精神依赖性。

（9）是否表现为一般治疗有效，又有难治倾向。

心理社会情况评估要点包括：生长发育史（婴幼儿期、受教育阶段）；人际关系；家庭关系；职业关系；经济状况；婚恋状况；应激源；当前状态。

根据晤谈资料从躯体、心理、社会 3 个方面做出对既往（童年至今）、发病前后及当前的评价，并从 4 个方面（因、时、度、症）对疾病的严重程度进行评估（表 5-1）。根据评估结果，临床医生可给出具体的建议：①轻度（总分为 0～4 分），患者可进行自我调节；②中度（总分为 5～8 分），建议心身医学科门诊就诊；③重度（总分 ≥ 9 分），建议心身医学科住院治疗或精神科治疗。

表 5-1　心身相关障碍严重程度评估量表

条目	评分			
	0 分	1 分	2 分	3 分
应激（因）	无	轻度	中度	重度
病程（时）	1 周内	1 个月内	3 个月内	3 个月以上
严重程度（度）	无影响	轻度影响	中度影响	不能正常生活工作
症状（症）	无	＜3 种	＜5 种	＞6 种

2. 心身症状评估　心身症状量表（Mental-Bodily Symptoms Scale，MBSS）由 26 个条目组成，用于评估患者近 1 个月的心身症状严重程度。该量表分为心理因子（psychological，P）和躯体因子（somatic，S）。其中，P 因子包含条目 5、10、11、12、17、21 和 25；S 因子包含剩余条目。因子得分为该因子包含的所有条目得分之和，总分为 26 个条目得分的总和（表 5-2）。

表 5-2　心身症状量表

序号	项目	无	小部分时间	相当多时间	绝大部分或全部时间
1	头昏、头胀或头晕	0	1	2	3
2	双眼憋胀、干涩、视物模糊	0	1	2	3
3	部位不定的烧灼感、紧束感	0	1	2	3
4	四肢颤抖、发麻	0	1	2	3
5	情绪低落、消沉或绝望	0	1	2	3
6	心前区不适、心悸	0	1	2	3
7	胸闷、气急、呼吸困难	0	1	2	3
8	喉部不适感	0	1	2	3
9	耳鸣或脑鸣	0	1	2	3
10	做事时无兴趣、不快乐、无动力、无意义	0	1	2	3
11	比平常更容易发脾气、冲动	0	1	2	3
12	感到紧张、担心、害怕，或有濒死感	0	1	2	3
13	口干、舌苔厚腻	0	1	2	3
14	嗳气、反酸或烧心	0	1	2	3
15	打嗝、恶心、呕吐	0	1	2	3
16	肠鸣、腹胀、腹泻、便秘	0	1	2	3
17	常回避使自己紧张的场景	0	1	2	3
18	尿频、尿急、夜尿增多、排尿困难	0	1	2	3
19	会阴部不适感	0	1	2	3
20	遗精、早泄（限男性）/ 月经失调或痛经（限女性）	0	1	2	3
21	常有伤害自己的想法	0	1	2	3
22	手脚心发热、全身阵热、阵汗或怕冷、四肢发凉、感觉有凉气进入身体	0	1	2	3
23	疼痛，如全身或局部疼痛、游走性疼痛等	0	1	2	3
24	感到全身乏力	0	1	2	3
25	感到不得不去重复做某些事或想某些问题	0	1	2	3
26	入睡困难、易醒、早醒	0	1	2	3
心理因子（P）：__分；躯体因子（S）：__分；总分：__分					

第 2 节　心身疾病的诊断

一、心身疾病的诊断原则

准确的诊断与评估是临床干预的基础。心身疾病的诊断原则涉及整体性评估、多维度诊断和心理社会因素的考量。

1. 整体性评估　心身疾病的诊断需要考虑患者的生物因素、心理因素和社会文化因素，而不是仅关注最初的症状。这种整体性评估有助于理解患者的心理和生理状态，以及它们之间的相互作用。

2. 多维度诊断　心身疾病的诊断应基于多轴系统，包括对患者的心理社会因素、生物因素和行为因素的综合评估。这种多维度的诊断框架有助于揭示心身疾病的复杂性，并为治疗提供指导。

3. 心理社会因素的考量 在诊断心身疾病时，必须考虑心理社会因素，如压力、个性特征和应对机制，因为这些因素可能对疾病的发生和发展有重要影响。

作为精神病学的分支学科和扩展应用领域，心身医学的诊断和鉴别诊断也遵从精神病学的症状学诊断原则［症状-综合征-诊断（symptom syndrome diagnosis，SSD）］，即先确定精神症状，再根据症状组合确定综合征，然后掌握精神症状或综合征的动态发展趋势，结合发病过程、病程、病前性格、社会功能等相关资料进行综合分析，提出可能的诊断假设，再进行鉴别诊断，最后做出结论性诊断。与精神疾病不同，心身疾病的诊断更多受到社会、文化、心理等因素的影响，更加强调运用生物-心理-社会医学模式，涉及更多的躯体疾病。

二、心身疾病的诊断思维

诊断思维是指临床医生运用自身的知识和经验，全面收集患者的相关信息，包括病史和个人史（自述、知情人报告及其他可获得的信息来源），体格检查与精神状况检查，实验室检查和辅助检查等，进行分析、归纳、类比、判断、推理，推断疾病本质，以确立诊断。心身疾病的诊断思维和精神障碍并无本质区别。但是，由于心身疾病通常与非精神科的临床问题交融在一起，很多诊断过程发生在综合医院的不同临床科室，因此针对不同躯体疾病诊断的患者，其诊断思维仍具有一定的特殊性。

三、心身疾病的临床诊断标准

（1）有明显的躯体症状和体征，症状的产生受多种因素的影响，除了应激强度、心理-社会条件、个性特征外，个体的遗传特质、大脑的生物学条件（包括对内外环境变化的敏感性）、器官易感性（如与自主神经功能关系密切的器官）等也发挥重要作用。

（2）病情的发展和转归明显受心理社会因素的影响，且因患者情绪与人格特征的不同而有明显的病征差别。

（3）躯体疾病与心理/精神障碍发生的时间密切相关，且二者的严重程度密切相关。

（4）采用单纯生物学治疗的效果不理想。

四、心身疾病的脆弱性

心身医学特别关注个体的“脆弱性”，即个体对某种疾病的患病易感性。这种脆弱性与传染病学中的易感性相似，意味着一些人比另一些人更容易患某种内科疾病。下列因素可能会改变个体的脆弱性。

1. 健康态度与行为 与健康相关的行为主要涉及身体活动、饮食、睡眠、吸烟、饮酒和药物使用。这些行为因素相互关联，可对发病率和死亡率发挥协同效应[3]。

2. 社会支持 社会关系的维度主要包括社会网络构成、社会支持、社会互动频率，以及孤独或与社会分离的经历。人口前瞻性研究证实了社会支持在死亡率、精神疾病和躯体疾病发病率、疾病康复和慢性病调节中的作用。

3. 心理健康 积极的情感在应对压力时起缓冲作用，对心身疾病的进程有积极的影响。正性情感是一种以心理灵活性为特征的状态，使患者具备应对压力的心理弹性。心理健康者面对逆境时保守转录反应基因表达减少，表明心理健康对许多疾病具有潜在的保护作用。

4. 灵性与信仰 宗教信仰可能对生存有积极影响，其影响独立于行为因素、负性情感和社会支持程度。

五、心身疾病的临床评估

心身研究诊断标准（diagnostic criteria for psychosomatic research，DCPR）弥补了国际疾病分类（International Classification of Disease，ICD）、精神障碍诊断与统计手册（Diagnostic and Statistical Manual，DSM）、中国精神障碍分类与诊断标准（Chinese Classification and Diagnostic Criteria of Mental Disease，CCMD）在临床应用中的不足，包含了压力（非稳态负荷），人格特征（A 型人格、述情障碍），变态疾病行为（疑病症、疾病恐惧症、死亡恐惧症、健康焦虑症、持续的躯体化症状、转换性障碍、周年反应、疾病否认），心理学表现（精神消沉、易激惹心境、继发于精神障碍的功能性躯体症状）共 14 种心身综合征[2]。DCPR 的优点在于脱离了器质性和功能性的二分法（即如果无法确定器质性因素，则必须用心理因素来完全解释躯体症状）。

1. 非稳态负荷 非稳态负荷反映了日常生活中压力感受的累积影响，当长期暴露于不稳定或过度的神经或神经内分泌反应并超过个体的应对能力时，则会引起非稳态负荷（表 5-3）。

表 5-3 修订版 DCPR 中非稳态负荷的诊断标准

标准	指标
标准 A	存在目前可识别的近期不良生活事件和（或）慢性应激源：经全面评估，应激源被认定为负荷过重或超过个体的应对能力
标准 B	应激源与以下 3 个表象中的 1 个或多个相关，且这些表象发生在应激后的 6 个月内： （1）至少有以下 2 种症状：入睡困难、睡眠不安、晨间早醒、缺乏活力、眩晕、广泛性焦虑、易激惹、悲伤、精神消沉 （2）社会功能或职业功能显著受损 （3）环境掌控能力显著受损，如感到日常生活不堪重负

注：必须符合标准 A 和 B。

2. 人格特征 人格变量可能显著影响患者如何看待疾病、疾病对患者的意义以及患者与他人（包括医务人员）之间的互动。人格特征的神经生物学特征（如奖励依赖和寻求新奇疗法，述情障碍和 A 型行为）为患者出现症状和变态患病行为的倾向提供了病理生理学见解。

在修订版 DCPR 的 A 型人格标准中，标准 A 是应存在以下 9 个特征中的至少 5 个：①过度工作，明显受工作完成截止日期的影响；②长期和普遍的紧迫感；③显示"发动机"表现特征（快速和爆炸式发言、突然的身体运动、面部肌肉紧绷、手势），表现出时间压力；④敌意和愤世嫉俗；⑤易激惹；⑥加快体力活动的倾向；⑦加快精神活动的倾向；⑧对高度的成就感和被认可的渴望；⑨高竞争性。

标准 B 通常是对标准 A 的补充或进一步细化，用于确保诊断的全面性和准确性，通常包括以下功能损害或显著痛苦：A 型人格的特征必须导致个体在社交、职业或其他重要功能领域出现显著损害，或引起明显的心理痛苦。例如，因过度工作或紧迫感导致人际关系紧张或职业倦怠；因敌意或竞争性行为引发冲突或孤立；因加快体力活动或精神活动导致身体或心理健康问题（如高血压、焦虑等）。

在修订版 DCPR 的述情障碍标准中，标准 A 是应存在以下 6 个特征中的至少 3 个：①无法使用适当的词语来形容情绪；②描述细节，而不是感受的倾向（如围绕事件的环境，而不是感受）；③缺乏丰富的生活；④思考的内容更多与外部事件相关联，而不是与幻想或情绪关联；⑤未意识到常见躯体反应与伴随的各种情感体验的关联；⑥个体偶发暴力行为，且频繁出现情绪调节失控，表现为不恰当的情感爆发。标准 B 通常包括以下功能损害或显著痛苦：述情障碍的特征必须导致个体在情感表达、人际关系或心理健康方面出现显著问题，如因无法适当表达情绪而导致人际沟通困难或误解；因情感爆发或不适当的情感反应引发社交冲突或孤立；因缺乏情感体验或对躯体反应的忽视导致心理健康问题（如抑郁、焦虑）。

3. 变态疾病行为 变态疾病行为包括多种综合征，包括在 DSM-5 分类中被略去的疑病症（表 5-4）。疾病恐惧症和死亡恐惧症可能是疑病性症状的组成部分，但也可独立发生（表 5-5 和表 5-6）。健康焦虑症的特点是对疾病和疼痛的担忧和态度，比疑病症和疾病恐惧症的特异性更低，医疗安慰有效（表 5-7）。持续的躯体化症状是指躯体同时出现多种不适表现，如疼痛、酸胀、麻木等。这可能是因为患者对疼痛和不适的感知更为敏感，即使是很轻微的刺激，也会让他们产生明显的感觉。持续的躯体化症状通常与多种内科疾病存在关联（表 5-8）。转换性障碍的诊断标准

表 5-4 修订版 DCPR 中疑病症的诊断标准

标准	指标
标准 A	基于对身体症状的误解，存在对患有严重疾病的恐惧或想法
标准 B	尽管有充分的医学评估和保证，且有机会进行讨论和澄清，但偏见仍然存在
标准 C	障碍持续时间至少 6 个月
标准 D	偏见在社会和职业功能方面造成严重的痛苦和（或）损伤

注：必须符合标准 A～D。

表 5-5　修订版 DCPR 中疾病恐惧症的诊断标准

标准	指标
标准 A	持续的、毫无根据的对患有某些疾病（如艾滋病、癌症）的恐惧，即使已经做了全面的身体检查，医生也反复向患者保证身体无异常，患者仍有疑虑
标准 B	恐惧倾向于以发作的形式出现，而不是疑病症中的持续的担忧；惊恐发作可能是相关特征
标准 C	恐惧的对象不随时间而变化，症状持续时间超过 6 个月

注：必须符合标准 A～C。

表 5-6　修订版 DCPR 中死亡恐惧症的诊断标准

标准	指标
标准 A	在近 6 个月中，出现至少 2 次濒死感和（或）坚信即将死亡的情况，没有真正的生命威胁情况或危险；医生已经对相关情况进行了全面的评估，也给出了相应的处理建议（如果有），并与患者进行了讨论和澄清
标准 B	突出和持续的恐惧，回避提醒死亡的消息（如葬礼、死亡通知）；暴露于这些刺激后几乎总是立即引起焦虑反应
标准 C	回避行为、焦虑心理和痛苦感受，明显会受到个人能力状态的影响

注：必须符合标准 A～C。

表 5-7　修订版 DCPR 中健康焦虑症的诊断标准

标准	指标
标准 A	对疾病的一般担忧，关注疼痛和身体偏见（倾向于放大躯体感觉），持续时间少于 6 个月
标准 B	担心和恐惧很容易对充分的医疗保证有反应，但在一段时间后可能会出现新的担忧

注：必须符合标准 A 和 B。

表 5-8　修订版 DCPR 中持续的躯体化症状的诊断标准

标准	指标
标准 A	持续时间超过 6 个月的功能性医学综合征（纤维肌痛综合征、慢性疲劳、食管运动障碍、无溃疡性消化不良、肠易激综合征、不典型胸痛、膀胱过度活动症）导致痛苦和（或）寻求医疗护理和（或）生活质量下降
标准 B	涉及其他器官系统的症状（如心悸、震颤、潮红、出汗）和（或）夸大药物副作用中的自主神经感觉症状，表明疼痛感觉的低阈值和（或）高度易暗示性

注：必须符合标准 A 和 B。

见表 5-9；周年反应是一种特殊形式的躯体化或转换障碍（表 5-10）；疾病否认是指不承认其疾病或病情的严重程度（表 5-11）。

4. 精神消沉和易激惹心境　未达到精神障碍诊断标准的心理症状也可能影响生活质量，引起病理生理改变，并对疾病治疗产生影响。修订版 DCPR 中关于“精神消沉”有两种不同

表 5-9　修订版 DCPR 中转换性障碍的诊断标准

标准	指标
标准 A	一种或多种影响自主运动或感觉功能的症状或缺陷，其特征为缺乏解剖学或生理学上的合理性和（或）缺乏预期的体征或实验室结果和（或）临床表现不一致；如果出现自主性神经唤醒或持续的躯体症状，可能会表现出更明显的身心转换症状。导致痛苦和（或）寻求医疗护理和（或）生活质量下降
标准 B	适当的医学评估没有发现器质性病变能解释躯体症状
标准 C	存在以下 4 个特征中的至少 2 个： （1）报告症状时的矛盾表现（如当患者描述痛苦的症状时，其看起来很轻松或不重视） （2）癔症样人格（情感表达丰富且具有戏剧性，语言和行为夸张，存在高度的暗示性，情绪反应迅速且多变，并伴有明显的依赖倾向） （3）症状通过心理应激而形成（患者不知道这种关联） （4）患者既往存在类似躯体症状的发作史，或曾观察到他人出现类似症状，或表现出对他人出现类似症状的期待

注：必须符合标准 A～C。

表 5-10　修订版 DCPR 中周年反应的诊断标准

标准	指标
标准 A	自主神经唤醒症状（如心悸、震颤、潮红、出汗）或功能综合征（如肠易激综合征、纤维肌痛综合征、不典型胸痛）或导致痛苦和（或）寻求治疗和（或）使生活质量下降的转换障碍相关症状
标准 B	适当的医学评估没有发现能解释躯体症状的器质性疾病
标准 C	症状始于患者达到特定年龄或周年纪念［父母或非常亲密的家庭成员发生危及生命的疾病和（或）死亡的纪念日］时；患者不知道这种关联

注：必须符合标准 A～C。

表 5-11 修订版 DCPR 中疾病否认的诊断标准

标准	指标
标准 A	对躯体疾病的症状、体征、诊断或治疗的反应是持续否认身体障碍和需要治疗（如缺乏依从性，对于严重和持续的症状推迟寻求治疗，反恐惧行为）
标准 B	医生对患者进行了适当的评估，对病情及其管理（如果有的话）进行随访，并有机会进行讨论和澄清，患者拒绝接受医生的诊断结果或治疗建议，表现出对疾病的“视而不见”或“选择性忽视”

注：必须符合标准 A 和 B。

诊断标准，即无奈（患者能维持反应能力，但缺乏足够的支持）、绝望（患者认为自己独自对当前状况负责，且认为自己或他人均无法解决问题，表现出对治疗或预后的极度悲观和无助）。绝望/放弃更有可能与抑郁症有关，可能为重性抑郁症的诊断提供线索（表 5-12）。易激惹心境可能是精神综合征的一部分，通常会造成显著的主观不适，其特征为个体缺乏内心的平静与满足感（表 5-13）。

表 5-12 修订版 DCPR 中精神消沉的诊断标准

标准	指标
标准 A	具有一种感觉状态，特点是无法应对紧迫的问题和（或）缺乏足够的支持（无奈）；个体能保持反应能力
标准 B	标准 A 提及的感觉状态延长并泛化（持续时间至少 1 个月）
标准 C	具有一种感觉状态，特点是无法达到与信念相关的期望，表现为对当前问题和困难感到无能为力，且认为自己或他人均无法找到解决方法（绝望）

注：必须符合标准 A 和 B，标准 C 用来区分无奈和绝望。

表 5-13 修订版 DCPR 中易激惹心境的诊断标准

标准	指标
标准 A	一种以易激惹为特征的感觉状态，可能为短暂发作（在特殊情况下）或状态延长和泛化；需要更努力地控制脾气或行为爆发
标准 B	易激惹心境常伴随显著的情绪不适，其特征为对外界刺激的过度反应，但缺乏因极端愤怒发作所带来的短暂缓解效应

注：必须符合标准 A 和 B。

5. 继发于精神障碍的功能性躯体症状 精神障碍与躯体疾病共病会使疾病的诊断和治疗复杂化。在内科疾病背景下，精神障碍的临床特征、治疗反应和预后与单纯精神障碍有很大差异，情绪和焦虑障碍有时先于躯体症状出现。在修订版 DCPR 中，继发于精神障碍的功能性躯体症状被认为与精神疾病相关，尤其是与情感障碍和焦虑障碍有关。自主神经唤醒症状常作为焦虑的后果（表 5-14）。

表 5-14 修订版 DCPR 中继发于精神障碍的功能性躯体症状的诊断标准

标准	指标
标准 A	躯体化症状导致痛苦和（或）寻求医疗帮助和（或）生活质量下降
标准 B	适当的医学评估没有发现能解释躯体症状的器质性疾病
标准 C	精神障碍先于躯体症状发作（如惊恐障碍先于心脏病症状出现）

注：必须符合标准 A～C。

虽然 DCPR 提供了多轴诊断思路[4]，有助于临床医生识别存在高度心理困扰、不良疾病行为和生活质量受损的患者。但值得注意的是，DCPR 仅为诊断和概念框架，并没有转化为实际操作工具，因此具体的心身疾病尚缺乏科学可行的诊断标准。

与精神疾病的诊断类似，心身疾病的诊断应先进行完整的病史采集（现病史、既往史、个人史、家族史、发育史等），然后进行体格检查和精神状况检查，并结合实验室检查结果等进行评估和诊断。

即使是已住院或已由其他医生完成病史采集的患者，心身医学科医生仍必须从自身的专业角度出发，进行补充性信息收集。完整而全面的精神状况检查是诊断心身疾病最重要的基础。医生应主要关注患者在情绪、思维、自知力等方面的异常表现还应特别注意患者的意识状况、注意力、记忆力、执行功能、语言功能等。应详细记录检查结果，便于复诊（或随访）时与前次情况进行比较，从而及时发现患者的病情变化。有条件时可以采用定量评估工具，如简易精神状态检查（Mini-mental State Examination，MMSE）。体格检查与神经系统检查非常重要，神经系统阳性体征对于心身疾病的鉴别诊断有重要价值。实验室检查和其他辅助检查也是诊断与鉴别诊断的重要依据，检查项目主要包括生化检查、肝肾功能、性传播疾病筛查、甲状腺功能、性激素水平、其他内分泌系统检查、心电图、头颅CT或MRI、EEG、腰椎穿刺等。在条件允许时，也可以考虑采用有针对性的心理量表。

在心身疾病的诊断过程中，需要特别注意几个问题。第一，在综合医院对其他科室患者进行心身疾病诊断时，应与主管医生建立良好的沟通。在联络会诊的过程中，应充分了解主管医生邀请会诊的原因、顾虑和目的，仔细询问患者的原发病诊断、诊疗经历以及在这个过程中出现的情绪或行为问题。第二，应重视患者家属提供的所有信息，详细询问既往史和治疗记录，包括躯体疾病和精神障碍的诊疗史等。第三，应注意精神状况检查的时长。在进行全面的精神状况检查时，应注意患者的躯体情况。相当一部分心身疾病患者处于疼痛、疲劳、不适或功能受限的状态中，或存在认知功能损害。因此，精神状况检查的时长不宜超过患者能承受的限度，且在检查开始前应向患者说明，如果需要休息，可以随时暂停访谈。

六、心身疾病的鉴别诊断

（一）心身疾病鉴别诊断的临床意义

1. 明确病因与发病机制 心身疾病的发生与心理社会因素密切相关，通过鉴别诊断可以明确心理因素在疾病中的作用，从而为针对性治疗提供依据。

2. 优化治疗方案 准确的鉴别诊断有助于区分心身疾病与其他躯体疾病或精神疾病，使治疗方案更加精准，避免过度依赖药物治疗或忽视心理干预。

3. 改善预后与康复 心身疾病的治疗需要兼顾躯体和心理两个方面，鉴别诊断有助于识别潜在的心理社会问题，从而在治疗中同时解决心理因素，促进患者的整体康复。

4. 减少误诊与漏诊 心身疾病常表现为躯体症状，容易与器质性疾病或精神疾病混淆。准确的鉴别诊断可以避免误诊和漏诊，减少患者的医疗负担。

（二）心身疾病的鉴别范围

心身疾病的鉴别诊断需要涵盖以下几类疾病。

1. 表现为躯体症状的精神疾病

（1）躯体化障碍：以多种躯体不适为主要表现，但无明确的器质性病变，如疑病症等。

（2）精神疾病伴发的躯体症状：某些精神疾病（如抑郁症、焦虑症）可能伴有躯体症状，需与心身疾病进行区分。

2. 其他功能性疾病

（1）功能性胃肠病：如肠易激综合征、功能性消化不良，症状类似器质性疾病，但无明确病理改变。

（2）功能性疼痛综合征：如纤维肌痛综合征、慢性头痛，症状显著但无器质性基础。

3. 器质性疾病

（1）心血管疾病：如冠心病、高血压，心理因素可能加重病情，但需排除单纯由心理因素引起的症状。

（2）内分泌疾病：如甲状腺功能亢进症、糖尿病，心理应激可能影响疾病进展。

4. 其他需鉴别的疾病

（1）躯体疾病伴发的精神症状：如甲状腺功能亢进症引起的焦虑、抑郁，或慢性疾病导致的心理障碍。

（2）精神疾病与躯体疾病并存：两者可能独立存在，但相互影响，如抑郁症患者合并高血压。

（三）心身疾病的鉴别方法

1. 全面病史采集

（1）详细了解患者的发病前心理状态，包括心理应激源、个性特点、生活背景、家庭环境及人际关系。

（2）调查患者的心理社会因素，如使用生活事件量表（Life Event Scale，LES）或Holmes社会再适应量表。

2. 体格检查与实验室检查 进行详细的体格检查，排除其他器质性疾病。必要时进行实验室检查，如甲状腺功能检测、血糖水平等。

3. 心理测验 使用标准化的心理测量工具，如90项症状自评量表（Symptom Checklist-90，SCL-90）、MMPI、焦虑量表、抑郁量表等，评估患者的心理状态。

4. 心理生理检查 可给予情景性心理刺激，结合生理学检测（如血压、心率、肌电图等），以探究心理与躯体之间的联系。

5. 综合评估 结合患者的躯体症状、心理状态及心理社会背景，进行全面评估，明确心理因素与躯体症状的因果关系。

（杨斌 张盛 撰写 邓方仪 审校）

参考文献

[1] 袁勇贵．中国心身相关障碍分类和评估［J］．中华医学信息导报，2019，34（12）：12-13.

[2] Fava G A，Cosci F，Sonino N. Current psychosomatic practice［J］. Psychother Psychosom, 2017. 86（1）：p. 13-30.

[3] Agirbasli M，Tanrikulu A M，Berenson G S. Metabolic syndrome：bridging the gap from childhood to adulthood［J］. Cardiovasc Ther，2016，34（1）：30-36.

[4] Guidi J，Piolanti A，Berrocal C，et al. Incremental validity of the Diagnostic Criteria for Psychosomatic Research-Revised（DCPR-R）to clinical assessment in primary care［J］. Psychiatry Res，2020，291：113233.

第六章 心身疾病的干预原则

心身疾病不同于单纯的躯体疾病、精神疾病或神经症，此类疾病的发生发展与心理社会因素密切相关。在心理社会刺激作用于机体后，心理（精神）变化与生理变化共同导致疾病的发生。综合运用现代医学检测技术和精神心理评估手段，理解心身疾病潜在的心理行为因素，以及其与体内生理、生物化学活动的互动模式，是开展有效干预的基础。这不仅有助于提高患者对疾病的认知，促进治疗依从性，加速康复进程，还能指导医生选择有针对性的预防措施，避免疾病再次发作。正如George L. Engel所言："为了理解疾病的决定因素，以及达到合理的治疗和卫生保健模式，医学模式必须考虑到患者本身、患者生活在其中的环境，以及由社会设计来应对疾病破坏作用的补充系统，即医生的作用和卫生保健制度。"

一、病因导向，明确心身相互关系

（一）了解心理因素在疾病中的角色

心身相关障碍的发生是多种因素综合作用的结果，包括心理社会因素、生物学因素、环境因素和行为因素等。在确诊患者所患的心身疾病后，医务人员应从以下5个方面对疾病进行分析，明确心理因素在心身相关障碍中所发挥的作用，从而为后续的有序干预打下基础。

1. 心理因素作为发病因素 心理因素通常是心身疾病的发病基础之一，在疾病发生过程中可作为关联因素或主要致病因素。有研究表明，A型人格与心血管疾病的发病率升高相关；C型人格与肿瘤发病率升高相关；哮喘患者常表现为顺从、随和且被动、敏感的性格特征。这类心理因素与疾病发生相关，但尚未完全明确其因果关系，因此仅作为关联因素。

在部分心身疾病中，躯体症状和精神心理症状主要由心理应激所致。此时，心理因素作为主要发病因素。例如，述情障碍中的躯体症状常作为缓解内心冲突、负性情感表达的手段；应激障碍是由患者主观感受到的应激事件所引起的一系列异常生理、心理和行为反应；进食障碍起病于患者对体重和食物的先占观念等。

2. 心理因素催化病情 在已有心身疾病的基础上，持续的心理压力可能通过干扰自主神经系统平衡，引发内分泌系统失调，特别是导致下丘脑-垂体-肾上腺轴功能亢进；影响神经-内分泌-免疫网络（neural-endocrine-immune network，NEI）的平衡，削弱免疫功能；促使不良行为习惯形成，加剧疾病症状。例如，冠心病患者在情绪紧张时可能出现心律失常，如阵发性房性心动过速、房性期前收缩或室性期前收缩，这是因为紧张情绪导致交感神经末梢释放大量去甲肾上腺素，引发一系列生理反应，加重心脏负担。

3. 心理因素作为症状 在心身疾病中，心理症状与躯体症状常交织在一起，共同构成疾病表现。绝大多数心身疾病涉及精神心理症状，常见症状包括焦虑、抑郁、强迫、躁狂、幻听、幻视、思维障碍等。

当患者存在精神心理症状时，医务人员应注意区分精神心理症状是患者的原发症状（如消化系统相关心身疾病患者本身就存在焦虑等症状，神经系统相关心身疾病患者伴有认知功能下降）还是继发症状（幻觉、妄想、行为紊乱等精神心理症状由感染、烧伤等躯体疾病所致）。

4. 心理因素影响治疗效果 心理干预并非对所有心身疾病都有明显疗效。临床实践表明，部分心身疾病对心理干预的反应显著优于其他心身疾病，医务人员应注意分辨。例如，对于冠心病、高血压等心血管相关心身疾病患者，心理治疗可以改善抑郁状态，但对躯体症状本身没有明显影响；对于胃食管反流、功能性消化不良等消化系统相关心身疾病患者，心理干预可以明显改善躯体症状。

5. 心理因素用于预后预测　心理症状还可作为心身疾病预后的预测指标。患者的心理状态和应对方式直接影响其疾病的发展和转归。具有积极心态和良好应对能力的患者通常预后较好；而消极心态和不良应对方式则可能导致病情恶化或复发。

（二）明确患者发病的主要诱因

心身疾病的致病因素复杂多样，涉及生理、心理及社会因素。在进行干预之前，明确心身疾病的核心致病因素和非核心致病因素，对于制订有效的干预方案至关重要。

核心致病因素是指心身疾病发病机制中的关键因素，其在疾病发作和症状表现中发挥决定性作用。这些因素包括遗传易感性、重要的生理紊乱或显著的心理情感创伤等。在治疗过程中，通常需要先解决这些因素。非核心致病因素是指对疾病进展或症状表现发挥辅助作用，但并非主要的驱动因素。这些因素包括环境压力、轻微的心理应激和生活方式因素等。尽管对患者的整体健康有影响，但非核心致病因素通常不能单独引发疾病。

在临床实践中，核心致病因素和非核心致病因素的区分要点见表 6-1。以下两个临床病例有助于理解心身疾病的核心致病原因和非核心致病因素的区别。

表 6-1　核心致病因素和非核心致病因素的区分要点

特征	核心致病因素	非核心致病因素
因果链长度	病理过程中最接近疾病发生的因素	位于因果链的上游，影响间接
症状相关性	与主要症状直接相关	通常对症状的加重或缓解发挥辅助作用
病史相关性	病史中有明确证据，作用显著，具有长时间积累或突发性作用	在核心原因存在的背景下逐渐显现影响
治疗优先级	优先治疗，可显著改善临床症状	辅助治疗，可改善整体健康状况

案例

患者 A，男，45 岁，有高血压病史，工作压力极大。患者在公司担任管理职务，长期处于高压环境中，近年来开始出现头痛、心悸和血压波动加剧的情况。详细病史显示，患者在压力峰值期间血压明显升高。患者的生活方式较为健康，没有明显的其他致病因素（如肥胖、家族遗传史）。心理评估显示，工作压力是患者最主要的心理应激源。

患者 B，男，55 岁，有高血压病史，家族中多人患有高血压和冠心病。患者吸烟，饮食习惯较差，缺乏锻炼，且体重超标。近半年因工作压力大，患者自觉血压波动加剧，偶尔伴有头痛和心悸。心理评估显示，患者因工作压力导致焦虑情绪，但与生理因素相比，这些心理因素的影响相对次要。

（三）把握患者的主要症状

心身疾病的症状表现多样，理解症状的特征及其相互关系有助于正确制订干预方案。肠易激综合征（irritable bowel syndrome，IBS）是一种常见的消化系统相关心身疾病[1]，下文将以 IBS 为例，介绍如何区分常见心身疾病的急性症状与慢性症状、躯体症状与精神心理症状、原发性症状与继发性症状，以及如何把握症状的发展规律。

1. 急性症状与慢性症状　急性症状通常是指突然发生、来势汹汹，并且需要立即医疗干预的症状；慢性症状则是指通常持续超过 3 个月的症状，可能随着时间的推移而逐渐恶化或改善。

以 IBS 为例，IBS 可表现为急性和慢性两种形式：急性症状常为突然发作的剧烈腹痛、腹泻或便秘。患者可能在短时间内经历多次肠蠕动异常，严重影响日常生活。慢性症状长期存在，表现为持续腹部不适、反复腹痛或肠道功能紊乱。慢性症状虽然较急性症状轻微，但通常具有反复发作的特点。例如，一名 IBS 患者在经历工作上的重大变故后突然出现剧烈的腹痛和腹泻，即属于急性症状。但是，如果经过短期治疗后急性症状有所缓解，而患者随后仍然长期遭受腹部隐痛和间歇性腹泻的困扰，即为慢性症状。

2. 躯体症状与精神心理症状　躯体症状是可以直接观察到或通过患者报告的与身体相应系统相关的症状；精神心理症状是指与个体的心理状态、情感、认知和行为相关的症状。

仍以IBS为例，除肠道功能紊乱外，IBS患者常伴随显著的精神心理症状。腹痛、腹胀、腹泻或便秘等最常见的躯体症状多与肠道的过度敏感性和脑-肠轴失调有关。IBS患者最常见的精神心理症状为焦虑、抑郁、情绪波动等。研究表明，IBS患者的精神心理状态与其肠道症状密切相关，焦虑和抑郁情绪常会加重肠道症状。例如，一名IBS患者经常在精神压力增大时出现腹部痉挛和腹泻症状，尽管肠道检查未发现明显的器质性病变，但该患者同时表现出显著的焦虑情绪，最终被确诊为IBS伴发焦虑症。

3. 原发症状与继发症状 原发症状是指直接由疾病引起且对该疾病的诊断至关重要的症状。它们通常出现在疾病的初期阶段。继发症状通常是由原发症状引起的，或是在疾病发展过程中出现的其他症状。

以IBS为例，原发症状通常包括腹痛、腹胀及排便习惯改变，这是IBS的核心症状。这些原发症状会直接影响患者的日常生活，是患者就诊的主要原因。继发症状由原发症状引发，表现为睡眠障碍、社交回避、工作效率下降等。由于反复的肠道不适，患者可能会逐渐减少社交活动，甚至有回避外出或工作的倾向，导致生活质量进一步下降。例如，一名长期受IBS困扰的患者主要表现为持续的腹痛和腹泻，此为原发症状。由于症状反复发作，该患者开始避免参加社交活动，并逐渐感到情绪低落和睡眠障碍，这属于继发症状。

4. 把握疾病症状及病程的发展模式 心身疾病的症状发展通常并非呈线性，而是受到多种因素的影响，理解心身疾病症状及病程的发展模式有助于优化患者的长期管理策略。

例如，IBS的症状及病程发展模式具有以下特点：① IBS的症状具有显著的波动性，表现为周期性加重与缓解，这种波动性通常受饮食、情绪和生活习惯的影响；② IBS的病程具有累积效应，反复发作的症状可能导致患者的心理负担增加，形成焦虑或抑郁情绪，从而进一步加重肠道症状；③ IBS患者存在远期诱发因素，包括肠道微生物群失衡、慢性低度炎症、慢性压力、不健康的饮食习惯、久坐不动的生活方式及长期药物使用等。

二、心身同治，多项措施综合协同

面对心身疾病的复杂疾病谱，单一的治疗路径难以满足患者全面康复的需求。心身同治作为现代医学模式转变的重要标志，强调在治疗疾病的同时，关注并处理患者的心理状态和生理症状，即心身统一的整体医学模式。通过实施多维度、多层次的干预策略，整合心理学、精神病学、内科学、康复医学等多个学科资源，运用药物治疗、手术治疗、物理治疗、放射治疗、心理治疗等多种手段，实现对心身疾病的有效干预。

（一）重视疾病的早期干预

早期干预是指在疾病初期即采取措施，防止病情恶化，减少患者痛苦，降低后续治疗的难度。早期干预不仅针对生理症状，更需要临床医生能够敏锐洞察心理状态的变化。

1. 心身疾病的早期特点 心身疾病的早期表现通常较为隐匿且多样化，涵盖了生理和心理等多个层面。这些早期症状可能表现为轻度的生理不适（如胃肠功能紊乱、头痛、失眠、疲劳或心悸），也可能表现为心理和情感方面的困扰（如焦虑、抑郁、易怒或情绪波动）。这些症状通常没有明确的器质性病变依据，因此容易被忽视或误诊为单纯躯体疾病或心理障碍。然而，早期症状是心身疾病发展的预警信号，及时识别和干预对于阻止疾病的进一步发展非常重要。

在临床实践中，患者可能因轻微的不适感而反复就医，常见的主诉包括“胃痛，但检查结果没有问题”或“总是睡不着，心情不好”。这些症状无特异性，容易被当作单纯的心理问题或一般性不适。此时，如果未能识别潜在的心身疾病，患者可能会因为反复求医无果而加重心理压力，导致症状恶化和疾病慢性化。

2. 早期干预的必要性 对于心身疾病，早期干预的必要性主要体现在以下几个方面。

第一，心身疾病具有病程隐匿和渐进发展的特点，早期症状虽轻微，但可能会逐步加重，发展为慢性疾病，甚至出现严重并发症。研究表明，未经及时干预的心身疾病患者通常会经历更长的病程，且治疗效果较差。

第二，早期干预可以有效减轻患者的症状，改善生活质量。通过早期识别和处理患者的心理困扰和躯体症状，可以避免疾病的发展和恶化。

第三，早期干预能够减少医疗资源的浪费。大多数心身疾病患者会在早期频繁就医，进行各种检查和治疗，这不仅增加了医疗费用，也给患者带来了额外的心理负担。早期干预能够减少患者的就医次数，提高医疗资源的利用效率。

3. 早期干预的相关措施 心身疾病的早期干预措施涵盖了预防、早期检查、心理治疗、药物治疗、生活方式调整和社会支持等多方面措施。通过健康教育和科普宣教，公众可以通过增加运动、改善饮食和确保充足睡眠等积极的生活方式调整，降低疾病发生的风险。定期体检和心理评估有助于及时发现潜在的心理健康问题，避免症状恶化。心理治疗能够帮助患者管理负性情绪，减少其对身体健康的负面影响。药物治疗在控制情绪障碍和躯体症状方面发挥着重要作用。通过团体支持或家庭参与，社会支持网络可以提供情感支持，缓解患者的孤独感和压力。这些综合干预措施不仅有助于预防心身疾病的进展，还能显著提高患者的生活质量和整体健康水平。

（二）多学科、多疗法综合干预

心身疾病的治疗需要综合考虑患者的生理因素、心理因素和社会因素。多学科联合治疗、多疗法综合干预和个性化治疗是提高疗效、减少复发的重要策略。

1. 多学科联合治疗 多学科联合治疗是心身疾病管理的核心策略之一，强调不同专业领域的协作。典型的多学科团队包括心理学家、精神科医生、内科医生、营养师、物理治疗师和社会工作者等。通过整合各学科的专业知识，可以提供全面的治疗方案，从而更好地控制症状和提高患者的生活质量。

以抑郁症合并心血管疾病的患者为例，单纯的药物治疗难以同时控制抑郁症和心血管疾病的症状[2]。多学科团队的联合干预方案可能包括：由心内科医生负责管理心血管疾病，精神科医生调整抗抑郁药剂量，心理学家提供认知行为疗法（cognitive behavioral therapy，CBT），营养师设计心脏友好型饮食方案，物理治疗师制订适度的运动计划。该综合治疗能显著改善患者的情绪状态和心血管健康，避免病情的进一步恶化。

2. 多疗法综合干预 多疗法综合干预是指通过联合使用多种治疗手段，包括药物治疗、心理治疗、物理治疗等，以获得更好的治疗效果。心身疾病常涉及多种病因及复杂的病理机制，因此，结合不同疗法可以针对多种病理过程，增强治疗的广泛性和有效性。

例如，在慢性阻塞性肺疾病（chronic obstructive pulmonary disease，COPD）患者中，尤其是伴有焦虑和抑郁症状的患者，多疗法综合干预可以显著改善病情。治疗方案可能包括支气管扩张剂和吸入性皮质类固醇控制呼吸道症状，同时进行心理治疗以减轻焦虑和抑郁症状。此外，物理治疗师可提供呼吸肌训练和定期的有氧运动，以改善肺功能和整体体能。

3. 个性化治疗 个性化治疗强调根据患者的具体情况（病史、基因背景、心理状态、社会支持系统等因素）量身定制治疗方案，最大限度地提高疗效。个性化治疗不仅要关注疾病的生物学机制，也应重视患者的个体需求和生活质量，力求在治疗效果和副作用之间取得最佳平衡。

例如，在多囊卵巢综合征（polycystic ovary syndrome，PCOS）的治疗中，由于 PCOS 的症状复杂且个体差异较大，治疗方案需根据患者的具体情况进行调整。如果患者的主要症状是月经失调和胰岛素抵抗，则个性化治疗可能包括使用二甲双胍改善胰岛素敏感性，并辅以饮食调控和减重计划调节体重和激素水平。此外，若患者有妊娠计划，可能需要加入促排卵药物治疗。

（三）优先处理急性症状

心身疾病的急性症状是指患者在短时间内出现的显著不适或功能障碍。若不立即采取措施，急性症状可能导致不可逆的损害，甚至危及生命。这些症状的紧迫性要求医务人员快速识别和干预，以避免严重后果。

1. 急性症状的处理原则

（1）稳定患者的生命体征。确保患者的基本生命体征稳定，包括监测呼吸、心率和血压，维持电解质平衡等。

（2）快速评估和鉴别诊断。仪器检测（心电图、血气分析、影像学检查）与临床评估相结合，尽快确定急性症状的性质和严重程度，排除器质性急症，如心肌梗死、脑卒中、急性呼吸衰竭。

（3）紧急治疗。根据评估结果，迅速开始针对性治疗。例如，给予镇痛药物控制疼痛、使用抗焦虑药物管理恐慌、给予支气管扩张剂缓解呼吸困难等。药物选择应基于症状类型和患者的个体情况，避免过度治疗或药物相互作用。

（4）监测和持续评估。在初步治疗后，持续监测患者的症状变化和治疗反应。动态调整治疗方案，确保病情得到有效控制，并防止症状复发或恶化。

（5）多学科协作。对于复杂病例，特别是症状涉及多个系统时，心身医学、精神科、急诊科等多个学科的团队合作至关重要。

2. 心身疾病的常见急性症状及治疗措施（表 6-2）

表 6-2　心身疾病的常见急性症状及治疗措施

症状类型	急性症状表现	常见心身疾病	常用治疗措施
疼痛	胸痛、腹痛、头痛	焦虑症、抑郁症、心身耗竭综合征	镇痛药、心理治疗、物理治疗
精神症状	焦虑 / 恐慌	惊恐障碍 急性应激障碍	抗焦虑药 心理治疗
	失眠	睡眠障碍 抑郁症	短期使用镇静催眠药 认知行为治疗
	情绪波动、躁狂	双相障碍、甲状腺功能亢进症	心境稳定剂 抗甲状腺药物
	心境低落、自杀意念	焦虑症 急性应激障碍	镇静剂 抗焦虑药
心血管症状	心悸	冠心病 甲状腺功能亢进症	抗焦虑药 镇静剂
	高血压危象	高血压	降压药、急救药物
	晕厥	高血压、糖尿病	卧床休息、急救药物
呼吸系统症状	呼吸困难	支气管哮喘、COPD 急性加重	支气管扩张剂、吸氧
	呼吸急促	哮喘、COPD	支气管扩张剂、吸氧
消化系统症状	恶心 / 呕吐	胃食管反流病 胃溃疡	抗酸药 胃黏膜保护剂
内分泌系统及代谢症状	低血糖反应	糖尿病	葡萄糖注射、急救药物
	体重骤降	糖尿病 甲状腺功能亢进症 进食障碍	胰岛素剂量调整 急性内分泌治疗
神经系统症状	意识模糊	癫痫、谵妄	抗癫痫药
	肌肉震颤	癫痫、帕金森病	抗癫痫药 抗震颤药
	阵发性意识丧失	癫痫、癔症	镇静剂、抗癫痫药
	眩晕	偏头痛、癫痫	抗癫痫药、镇痛药
皮肤症状	皮疹	药疹、接触性皮炎	激素类药物、抗过敏药
	皮肤瘙痒	特应性皮炎 接触性皮炎	抗组胺药、局部治疗
口腔、耳鼻喉及眼科症状	疼痛（牙痛、耳痛、眼痛）	牙周炎、急性中耳炎、急性结膜炎	局部麻醉、抗生素、抗感染药物

COPD，慢性阻塞性肺疾病。

（四）合理使用精神类药物

心身疾病的常见精神症状一般包括焦虑、抑郁、情绪不稳、失眠、强迫，以及难以被客观检查结果所解释的躯体疼痛或不适等，有时需要辅助精神类药物来控制过度的心理生理反应，快速改善心境，稳定情绪。

在合理运用抗抑郁药、抗焦虑药、镇静催眠药、心境稳定剂、抗精神病药时，应注意遵循以下原则。

1. 消除误解，遵从医嘱 在心身疾病的治疗中，患者常误认为使用精神类药物会产生成瘾性或意味着精神异常。例如，患者因焦虑拒服地西泮，担心服药后变成“疯子”。此时，耐心向患者解释精神类药物的作用机制、用药目的、用法用量和可能的不良反应，促进患者了解用药的必要性，消除患者顾虑，规范治疗。

2. 注意安全，控制剂量 心身疾病的患者常存在基础疾病或器质性改变。因此，在使用精神类药物时，医务人员应充分了解其药代动力学，注意药物的不良反应和相互作用，从小剂量开始，逐渐加量，定期复查必要的实验室检查。对于药物使用中出现的张力增高、动作迟缓、静坐不能等副作用，应及时采取相应措施。

3. 坚持使用，逐渐撤药 精神类药物通常需要使用一段时间才能充分发挥疗效。在临床工作中，患者常因症状好转就自行停药，从而导致病情反复或引发戒断反应。医务人员应密切观察患者的病情发展和药物反应，制订恰当的撤药方案，逐渐减少药物剂量，直至停药。

总之，心身疾病患者的精神类药物使用并非套用一成不变的模板，而是需要基于患者的个体差异精准施药。每位患者的病因、病程、身体状况、心理状态及心理反应各不相同，要求医生在开具精神类药物时细致评估患者情况。在对患者进行全面评估时，除了关注其生理状况，还应深入了解患者的心理状态。例如，有些患者可能因长期患病而产生焦虑、抑郁情绪，这会影响他们对药物治疗的接受度和依从性。伴有抑郁症状的患者可能因药物副作用或疗效不佳而产生抵触情绪；伴有焦虑症状的患者可能因担心药物成瘾而拒绝服药。因此，在治疗过程中，需不断调整药物种类、剂量及用药时长，同时给予患者充分的心理支持和疏导。通过医患双方的紧密合作，确保精神类药物的干预效果。

（五）缓解患者的心理诱因

心理诱因在心身疾病的发展和恶化中起着关键作用。对心理诱因进行有效干预，不仅能够缓解患者的心理压力，还能显著改善病情，避免药物依赖，促进患者心理功能的恢复。

1. 心理诱因的干预原则 心理诱因的干预需要基于科学、个性化和以患者为中心的原则，以确保治疗的有效性和持续性。

（1）个性化原则。患者在心理状态、应对机制、社会背景和文化环境方面均存在差异，因此干预策略应根据患者的具体情况进行个性化调整。

（2）综合性原则。心理干预应综合考虑生理、心理和社会因素，通过多学科团队合作，整合药物治疗、心理治疗和社会支持等多种手段，形成系统的干预方案。

（3）持续性原则。心身疾病的治疗具有持续性和渐进性。由于心理问题的形成和发展通常具有长期性，因此干预也应注重长期的跟踪和评估，确保治疗效果的持久性。

（4）参与性原则。患者在干预过程中应主动参与，医生与患者之间达成有效沟通。通过建立信任关系，医生能够更好地了解患者的需求和心理状态，患者的参与不仅有助于提高治疗的依从性，还能增强患者的自我效能感，从而进一步促进心理康复。

2. 明确心身疾病的心理诱因 明确患者的心理诱因是制订有效干预措施的前提。这一过程通常需要经过以下几个关键步骤。

首先，详细的病史采集是识别心理诱因的基础。医生应通过与患者的深入交谈，了解其生活背景、近期经历的应激事件以及应对方式，识别可能导致心身疾病的心理诱因。在这个过程中，应注意倾听患者的主诉，尊重其情感表达，并关注患者的非语言沟通，如面部表情、语气和身体语言等。其次，心理评估是进一步明确心理诱因的重要手段。通过使用标准化的心理评估工具，如贝克抑郁问卷（Beck Depression Inventory，BDI）或广泛性焦虑量表（Generalized Anxiety Disorder Scale，GAD-7），医生可以量化患者的情绪状态，评估其焦虑、抑郁或其他心理问题的严重程度。此外，社会支持系统的评估同样关键，医生应了解患者的家庭结构、社会关系及其对患者心理状态的影响，尤其是患者在面对应激事件时所依赖的社会支持系统。必要时，可与心理科医生、精神科医生或社会工作者共同评估患者的心理状态及社会背景，确保对心理诱因的全面了解。

3. 心理诱因的类别及干预措施 根据性质和来源，心理诱因可分为以下几类，每一类心理诱因需采取不同的干预措施。

（1）情绪性诱因。情绪性诱因是最常见的心理诱因之一，通常包括焦虑、抑郁、愤怒或其他负性情绪，这些情绪可能通过影响神经内分泌系统而加重心身疾病。针对情绪性诱因的干预主要包括 CBT 和情绪调节训练。CBT 有助于患者识别并调整不合理的思维模式，减少负性情绪的影响；情绪调节训练是通过放松技巧（如深呼吸或渐进性肌肉放松）来缓解焦虑和紧张。此外，对于症状严重的患者，适当的药物干预（如抗抑郁药或抗焦虑药）可以有效减轻症状。

（2）社会性诱因。通常与患者的社会角色、工作压力、家庭冲突等社会因素相关。面对社会性诱因，压力管理和家庭治疗是常用的干预手段。患者可以通过学习时间管理和问题解决技巧，缓解工作压力，并通过家庭治疗改善家庭关系，增强社会支持系统。对于职业相关的压力，职场干预可能是必要的，如通过与雇主沟通，调整工作内容或安排适当的休假。

（3）创伤性诱因。通常源自患者既往的创伤经历，如失去亲人、遭遇重大意外等，可能导致创伤后应激障碍（post traumatic stress disorder，PTSD）或长期心理创伤反应。创伤性诱因的干预策略包括创伤治疗和支持性心理治疗。眼动脱敏与再加工（eye movement desensitization and reprocessing，EMDR）等创伤治疗能够帮助患者处理创伤记忆，减轻 PTSD 症状；支持性心理治疗可通过建立信任关系，帮助患者逐步表达和处理其情感创伤，减轻心理负担。

（4）认知性诱因。涉及患者对疾病或生活事件的误解或不合理认知，这些认知可能引发或加重焦虑和其他不良情绪。认知性诱因的干预措施包括认知重构和教育干预。认知重构通过挑战患者的不合理认知，帮助其建立更加积极和合理的思维模式；教育干预则通过提供疾病相关的科学知识，消除患者的误解和恐惧。此外，反思日记也可以作为一种辅助工具，帮助患者记录和反思其日常思维和情感反应，从而逐步调整不良认知。

三、预后管理，着眼于长期功能恢复

在心身疾病的干预过程中，关注预后和长期慢性疾病管理尤为重要。当患者的急性症状得到缓解，心理状态趋于平稳，结束住院或逐步减少门诊就诊频次时，应着眼于患者的长期功能恢复与生活质量提升。预后管理不仅是治疗过程的延续，更是确保患者能够逐步回归正常生活、减少疾病复发的关键步骤。通过多维度的措施，促进患者在生理、心理及社会功能上的全面康复，加强社会支持与环境改善，培养患者的自我管理能力，关注远期诱发因素，实施定期随访与评估，为患者构建一个全方位、可持续的康复体系。

（一）生理、心理与社会功能恢复

生理、心理与社会功能的全面恢复是心身疾病预后管理的核心目标。通过整合医疗干预、心理支持与社会资源，帮助患者恢复受损的生理功能、改善心理状态、重返正常的社会角色，是确保长期健康和生活质量的关键。

1. 生理功能恢复 生理功能恢复是指患者在疾病治疗后，通过医学干预、康复训练和生活方式调整，逐步恢复受损的生理功能，使其接近正常水平。这一恢复过程通常包括多方面的生理功能。例如，在冠心病患者中，恢复心脏的泵血功能、调节血脂水平、改善血管健康等都是生理功能恢复的重要组成部分。具体措施可能包括药物治疗（如使用他汀类药物调节血脂）、物理治疗（如心肺康复训练）以及生活方式改变（如饮食控制和戒烟）。

2. 心理功能恢复 心理功能恢复涉及患者的情绪调节、应对压力的能力及认知调整。心理功能恢复的目标是帮助患者从精神和情感上适应其疾病状态，减少由疾病引发的焦虑、抑郁等负性情绪。例如，IBS 患者常因症状反复而产生焦虑，这种心理状态会进一步加重病情。通过心理治疗（如 CBT 和正念疗法），患者可以学会如何管理情绪，降低对症状的敏感度，从而实现心理功能的恢复。

3. 社会功能恢复 社会功能恢复是指患者在病情稳定后重新融入社会，恢复正常的社交活动和职业角色。这一过程包括恢复与家人、朋友、同事的社交联系，以及重返工作岗位的能力。例如，对于偏头痛患者，频繁的头痛发作可能导致其社交隔离和工作效率下降。在经过治疗和症状控制后，患者可以通过职业康复计划和社交技能训练，逐步恢复与外界的正常互动，重拾职业功能。

案例

患者男，55岁，因冠心病接受冠状动脉旁路移植术后，医务团队为其制订了综合康复计划。通过药物治疗和有氧运动，患者的心功能逐步恢复、血脂水平得到控制。在心理辅导和压力管理培训的帮助下，患者的焦虑情绪显著减轻，重新树立了对生活的信心。此外，患者通过参与职业康复计划，逐步恢复了工作能力，重新融入社会，生活质量显著提高。

（二）社会支持与环境改善

在心身疾病的康复中，加强家庭成员、朋友、同事及其他社交网络的社会支持，优化职场、家庭和社区环境能够为患者提供一个更加有利的康复环境，有助于病情的长期管理和预防复发。

1. 社会支持 在心身疾病的康复过程中，强有力的社会支持能显著改善患者的预后。朋友和同事的理解和支持有助于患者减轻心理压力，增强战胜疾病的信心。例如，在糖尿病患者血糖控制方面，加强社会支持可对患者的病情管理和心理康复起到积极作用。社会支持不仅能在情感上给予患者安慰，还能通过提供实际帮助（如照顾、陪伴、物质支持）来提高患者的治疗依从性。

2. 环境改善 职场环境改善（如为患有慢性疾病的员工提供灵活的工作时间或适当的工作强度）有助于患者更好地管理疾病。家庭环境的改善（如创造支持性的家庭氛围，减少家庭矛盾）也能帮助患者更快恢复。此外，社区环境的优化（如提供便捷的医疗资源和康复设施）能进一步促进患者的长期康复。例如，COPD患者如果能在职场上获得合理的工作安排，在家庭中得到良好的照顾，并在社区中接受高质量的康复服务，其生活质量和病情控制水平将大大提高。

3. 医疗系统与社会资源的利用 医疗系统与社会资源的整合利用是确保患者获得持续性支持的重要环节。通过有效利用社区医疗服务、康复中心及心理咨询等资源，患者可以在疾病康复的不同阶段获得必要的医疗支持和社会帮助。医疗团队应帮助患者和家属了解并利用这些资源，以确保患者在康复过程中获得全面的支持。

案例

患者女，45岁，确诊2型糖尿病。患者通过充分利用社会支持系统（包括家人的照顾、朋友的鼓励及同事的理解）更好地控制了血糖水平。患者的职场环境也为其提供了弹性的工作安排，使其能够平衡工作与治疗。社区提供的糖尿病教育课程帮助患者进一步管理病情，改善了生活质量。

（三）培养患者的自我管理能力

提高疾病认知、强化自我监测技能及增强自我效能感，不仅能够帮助患者提高治疗依从性，在日常生活中更好地控制病情，减少复发风险，还能减少患者对医疗资源的长期依赖，促进个人健康素养的提升。

1. 提高疾病认知 医务人员应通过健康教育提高患者对疾病的认知，使患者了解其病情、治疗方案和潜在风险。具体措施包括提供简明易懂的宣教材料，定期组织健康讲座和一对一咨询。例如，对于高血压患者，医务人员应向其讲解血压监测的重要性，介绍如何正确使用血压计，并解释药物的作用机制和可能的副作用，以提高患者的依从性。

2. 指导自我监测与管理 自我监测是指患者在日常生活中独立监测病情相关指标，并根据医生的建议进行调整。医务人员应教授患者如何进行有效的自我监测，如哮喘患者的呼气流量峰值（peak expiratory flow，PEF）监测及糖尿病患者的血糖监测。通过详细的操作指导和定期复查，确保患者掌握必要技能，能够及时发现异常并采取适当的应对措施。

3. 强化患者的自我效能感 自我效能感是指患者对自身疾病管理能力的信心。医务人员应通过逐步实现患者设定的康复目标，增强患者的自我效能感。例如，对于帕金森病，康复训练的逐步推进可以帮助患者在运动功能上取得进展，增强其对疾病的控制感。医务人员应定期跟踪患者的进展，给予积极反馈，鼓励患者持续自我管理。

案例

患者男，60 岁，确诊高血压。在医务人员的指导下，患者学会了如何定期监测血压，并根据数据调整生活方式和药物使用。通过健康教育，患者深入了解了高血压的危害和自我管理的重要性。在 6 个月的自我管理过程中，患者的血压稳定在正常范围内，降低了并发症的风险。

（四）关注远期诱发因素

心身疾病患者长期存在的生活方式、环境和应激因素可能导致疾病复发。通过早期识别这些潜在威胁并及时干预，患者可以更有效地控制病情，避免疾病的恶化和复发。

1. 识别远期诱发因素 识别远期诱发因素是指通过分析患者的生活方式、环境和心理状态，找出可能导致疾病复发或加重的长期存在的因素。例如，心血管疾病患者可能因长期不健康的饮食习惯或慢性应激状态而面临疾病复发的风险。医务人员应与患者共同探讨其日常生活中的潜在诱发因素，并通过详细的病史调查和健康评估加以确认。

2. 管理生活方式相关因素 生活方式因素是心身疾病复发的重要诱因。医务人员应指导患者进行生活方式调整，如合理饮食、适度运动和戒烟限酒。对于心血管疾病患者，饮食中减少盐和饱和脂肪酸的摄入，坚持有氧运动，有助于降低复发风险。医务人员可以制订个性化的生活方式调整计划，定期跟进并进行必要的调整。

3. 应对环境和应激因素 环境和应激因素对心身疾病的复发具有重要影响。患者应学会识别和应对工作压力、家庭冲突等外界应激源。可以通过心理咨询、压力管理培训等手段，提高患者的应对能力。此外，建议患者优化居住环境，减少噪声、污染等负面因素的影响，以保持长期的身心健康。

案例

患者女，40 岁，确诊紧张性头痛。多次发作后，医生帮助她识别出长期工作压力、不良姿势和睡眠不足是主要的诱发因素。在医生的建议下，患者改善了工作环境，通过调整电脑屏幕的高度、使用人体工学座椅，以及规律作息，显著减少了头痛发作的频率。此外，患者还通过学习放松技巧和压力管理，进一步减少了头痛的复发，使病情长期得到良好控制。

（五）定期随访与评估

系统性随访能够持续监测患者的健康状态，及时调整治疗方案，预防复发。随访过程中的综合评估有助于全面了解患者的康复进展，根据具体情况灵活调整随访策略，实现最佳的康复效果。

1. 建立长期随访机制 长期随访机制是指在患者接受初次治疗后，定期进行后续检查和评估，以持续监控患者的健康状况，并及时调整治疗方案。随访的频率和内容取决于患者的具体情况和疾病特点。例如，心肌梗死患者出院后应每月随访 1 次，并监测心功能、生活方式和用药依从性，从而预防疾病复发。

2. 综合评估 综合评估是指对患者的生理、心理和社会功能进行全面评估。通过定期的综合评估，医务人员可以全面了解患者的康复进展，并据此调整康复计划。例如，对于糖尿病患者，随访应包括对血糖水平、体重、心理状态和生活质量的综合评估，确保患者的全方位健康管理。

3. 调整随访策略 个体化的随访策略是指根据患者的具体情况和病情进展制订个性化的随访计划。例如，对于卒中后的神经系统疾病患者，应根据其功能恢复情况，制订不同频率和内容的随访计划。随访策略应灵活调整，以适应患者在不同康复阶段的需求，确保最佳的康复效果。

案例

患者男，58 岁，确诊心肌梗死。患者在接受急性期治疗后进入长期随访阶段。医生为其制订了详细的随访计划，包括每月 1 次的心电图检查、血脂监测和心理评估。通过 1 年的定期随访，由于患者的心功能得到改善，医生及时根据患者的康复情况调整了药物剂量和康复计划。患者在随访过程中还接受了生活方式指导，改善了饮食习惯和运动习惯。

四、伦理并重，注重人文关怀

严格遵守伦理规范是医学干预过程中不可或缺的一环。作为心理与生理因素相互作用的产物，心身疾病不仅挑战着患者的身体健康，更深刻触及他们的心理和情感。在心身疾病的干预中，必须超越传统的生物医学模式，将伦理原则与人文关怀融入治疗的每一个环节。通过提高伦理意识和文化敏感性，培养对患者的同理心，构建良好的医患关系，提升心身疾病的干预效果。

（一）保密性及伦理

在心身医学中，患者的心理和情感经历贯穿于整个治疗过程，其具有高度的隐私性。医务人员必须严格遵循保密原则和伦理规范，保护患者的隐私和尊严，以建立信任并促进治疗效果。

1. 心身医学中的隐私性挑战 心身疾病，如溃疡性结肠炎、慢性疼痛综合征或糖尿病合并抑郁症，常伴随着深层的个人隐私问题[3]。这些信息如果泄露，不仅可能加重患者的心理负担，还可能引发家庭或社会问题。例如，一名糖尿病合并抑郁症的患者在治疗过程中透露了其对病情的极度焦虑和婚姻问题。医生需要确保这些信息的绝对保密性，若无意中向患者家属透露了患者在心理咨询中的私密信息，则可能导致患者对家属和医生产生误解与不信任，进一步恶化其心理状态。

2. 心身医学中的伦理原则 在心身医学中，伦理原则包括尊重患者的自主权、无伤害原则、有益原则和公正原则。尊重患者的自主权意味着即使在患者心理状况不佳的情况下，医务人员也应在解释和建议的基础上，尊重患者的选择。例如，一名患有重度高血压的患者因担心药物副作用而拒绝使用某些药物，医生在尊重患者决定的同时，提供了更多的教育和支持，使患者最终选择了最合适的治疗方案。此外，患者有时在心理状况不佳时无法完全理解复杂的治疗方案，而无伤害原则要求医务人员在治疗过程中避免对患者造成进一步的心理或身体伤害。

3. 保密性及伦理在心身医学中的实践 在临床实践中，心身疾病的特殊性要求医务人员对患者的隐私及伦理问题给予更高的关注。医务人员应在多学科协作时，严格遵循信息共享的最低限度原则，仅在必要时与团队成员分享患者信息。此外，在电子病历的管理中，应采用多层加密措施，防止未经授权的访问，确保仅有直接参与治疗的人员能够接触敏感信息，从而保障患者的隐私安全。

（二）同理心与医患关系

在心身医学中，同理心不仅是医务人员理解患者情感和心理状态的关键，还直接影响着患者的治疗依从性和康复进度。建立良好的医患关系对于治疗成功至关重要。

同理心是指医务人员能够站在患者的角度上，理解其情感和心理困境的能力。在心身疾病中，许多患者处于情感和心理的双重压力下，医务人员通过展现同理心，可以有效缓解患者的心理负担。例如，在诊治一名乳腺癌术后合并抑郁症的患者时，医生发现患者的情绪波动与其对未来生活的担忧密切相关，因此在治疗过程中不仅关注药物调整，还通过心理疏导和情感支持，帮助患者找到重新适应生活的方法。然而，在另一位因焦虑导致高血压恶化的案例中，医生仅关注药物的剂量调整，忽略了患者的情感需求，导致患者的治疗效果较差。

1. 体现同理心的具体行为 在临床实践中，体现同理心的具体行为包括积极倾听患者的描述，避免打断；在患者表达痛苦时，给予言语上的鼓励和情感支持；在解释病情和治疗方案时，使用患者易于理解的语言，避免使用晦涩难懂的医学术语。例如，一名患有消化系统疾病合并焦虑症的患者对手术感到非常担忧，医生通过耐心倾听和解释，详细讲解了手术的风险和益处，使患者对手术的恐惧感逐渐减轻，并顺利接受了治疗。相反，另一位患有糖尿病合并抑郁症的患者在与医生沟通时，因医生专注于病理分析，未能注意到患者的情感需求，导致患者对治疗产生了抵触情绪，拒绝继续治疗。

2. 良好医患关系的特征 良好的医患关系建立在信任、尊重和有效沟通的基础上。尤其在心身医学中，患者常因情感困扰和心理压力表现出对医务人员的高度依赖。医务人员应通过持续的沟通、尊重患者的自主权和决策权，以及在治疗过程中展示同理心，来巩固医患关系。例如，一名患有哮喘并发焦虑症的患者，通过医生的定期随访和情感支持，逐步建立起对治疗的信心，最终有效控制了病情。

（三）文化敏感性

文化敏感性在心身医学中具有特殊的重要性。患者的心理和情感状态通常深受其文化背景、社会习俗和宗教信仰的影响。理解并尊重这些文化因素，有助于医务人员提供更加个性化和有效的治疗方案。

1. 心身疾病的文化敏感性 文化敏感性不仅包括对患者宗教信仰的尊重，还涉及理解和适应患者的社会文化规范和习俗。心身疾病的形成、表现和应对方式与患者所处的社会文化背景有着密切的联系。例如，男性通常被期望表现出坚强和自控，任何情感上的脆弱，尤其是心理疾病的表现，都会被视为弱点。这种文化背景可能导致男性患者隐瞒焦虑或抑郁症状。如果直接建议心理治疗，会让患者感到医生不理解其处境，或感到被冒犯，进而拒绝配合治疗。部分社会文化对女性情感表达有着较为严格的限制。由于社会期待她们表现出坚韧和无私，女性在面临心身疾病（如产后抑郁症或慢性疲劳综合征）时往往会选择隐忍，不愿表达自己的困境。医生可以在了解患者的文化背景后，通过间接的方式与患者探讨情感与身体健康的联系，帮助患者逐渐接受心理治疗，从而有效缓解病情。医生应通过与患者建立信任关系，鼓励患者表达内心的感受，并制订适当的治疗方案。

2. 在临床工作中体现文化敏感性 在心身医学的临床实践中，文化敏感性体现在对患者文化背景的理解、尊重和在治疗方案中的灵活应月。例如，在治疗一名患有高血压合并焦虑症的信奉伊斯兰教的患者时，医生充分考虑患者在斋月期间的饮食禁忌，调整药物服用时间和剂量，在尊重患者宗教信仰的基础上，确保治疗的连续性和效果。这种尊重和理解不仅能增强患者的治疗依从性，还能提升患者对医务人员的信任感和满意度。

（周洋　王颢　金涛　撰写　李鹏　审校）

参考文献

［1］Ford A C，Sperber A D，Corsetti M，et al. Irritable bowel syndrome［J］. Lancet，2020，396（10263）：1675-1688.
［2］Hare D L，Toukhsati S R，Johansson P，et al. Depression and cardiovascular disease：a clinical review［J］. Eur Heart J，2014，35（21）：1365-1372.
［3］Campayo A，Gómez-Biel C H，Lobo A. Diabetes and depression［J］. Curr Psychiatry Rep，2011，13（1）：26-30.

第七章 心身疾病的心理治疗技术

第1节 心身疾病中的心理治疗模式

一、心理治疗的基本理论

心身疾病的心理治疗基于多种心理学理论，这些理论为理解和干预患者的心理问题提供了科学依据。主要的心理治疗理论包括精神分析理论、行为主义理论、认知理论和人本主义理论。

1. 精神分析理论 精神分析理论强调潜意识对个体行为和情绪的影响。根据这一理论，个体的早期经历，特别是儿童时期的心理创伤，会以潜意识的方式影响成年后的行为和情绪反应。在心身疾病的治疗中，精神分析通过帮助患者识别和处理潜意识中的情感冲突，改善其心理状态，进而减轻躯体症状[1]。

2. 行为主义理论 行为主义理论认为，心理问题源于错误的行为习惯，这些行为是通过环境中的刺激-反应模式而习得的。基于行为主义理论的治疗的目标是通过改变患者的行为来减轻其心理和生理症状。例如，在焦虑症患者的治疗中，行为治疗通过暴露疗法使患者逐步适应引发焦虑的情境，从而减少应激反应。行为主义理论的成功在于它关注可观察的行为改变，而非潜意识的冲突。

3. 认知理论 认知理论认为，情绪和行为问题源自个体的认知扭曲。患者在面对生活事件时，常会产生不合理或负面的思维，这些思维模式加剧了焦虑、抑郁等情绪问题。认知行为疗法（cognitive behavioral therapy，CBT）通过帮助患者识别并修正这些不合理的思维模式，从而缓解情绪困扰，并改善其心理与躯体健康。认知理论在心身疾病的治疗中具有广泛应用，特别是在焦虑症、抑郁症和慢性疼痛的干预中。

4. 人本主义理论 人本主义理论强调个体自我实现的潜力和主观体验的独特性。在人本主义治疗中，治疗师通过提供无条件的积极关注、共情和真诚的支持，帮助患者探索自我，促进其自我成长。这种疗法特别适用于处理心身疾病中的情绪困扰和自我认同问题。患者通过自我探索和内心成长，逐渐改善对自身的认知和生活中的适应能力，进而减轻躯体症状。

二、心理治疗模式

在心身疾病的心理治疗中，生物-心理-社会模式、整合治疗模式和系统治疗模式是常见的干预方法。这些模式将多学科的视角融合到心理治疗中，为患者提供全面的支持。

1. 生物-心理-社会模式 生物-心理-社会模式是心身疾病治疗的核心模式之一。它强调疾病的发生不仅受生物学因素影响，还涉及心理和社会因素的共同作用。治疗时，医生需要同时考虑患者的生理症状、心理状态和社会背景。该模式在心身疾病的治疗中尤为重要，因为患者的生理症状通常与其心理压力和生活环境密切相关。通过这种综合治疗方式，医生能够制订更加全面、个性化的治疗方案，从而提高治疗效果。

2. 整合治疗模式 整合治疗模式主张将不同的心理治疗技术结合起来，针对患者的具体需求，选择最有效的干预方法。这种模式在心身疾病的治疗中十分常见，因为患者的症状通常比较复杂，单一的治疗方式难以全面解决问题。通过整合CBT、精神分析、人本主义治疗等，医生可以根据患者的具体情况灵活调整治疗方案，增强治疗的效果。

3. 系统治疗模式 系统治疗模式关注个体在

其社会和家庭网络中的位置，认为心理和躯体健康问题与患者的家庭系统有关。在心身疾病的治疗中，系统治疗通过分析患者的家庭关系、社会角色和互动模式，帮助患者理解和改变不良社会环境对其健康的影响。这种模式特别适合处理因社会和家庭压力引发的心身疾病。

三、心理治疗的作用机制

在心身疾病的治疗中，心理治疗可通过多种机制发挥作用，涉及神经内分泌系统和免疫系统的调节。

1. 心理治疗对大脑的影响 心理治疗能够通过改变大脑的神经网络结构，影响患者的情绪调节和认知功能。研究表明，CBT 等心理干预能够调节前额叶皮质和边缘系统的活动，帮助患者更好地管理情绪，减少焦虑和抑郁症状。这种大脑功能的改善也有助于缓解心身疾病中的身体症状。

2. 心理治疗对神经内分泌系统的影响 长期压力会导致神经内分泌系统失调，增加皮质醇等应激激素的分泌。心理治疗可缓解患者的压力和焦虑，帮助恢复神经内分泌系统的平衡，降低应激激素水平，从而改善患者的生理健康。例如，心理治疗可减小高血压患者的压力，降低血压和心血管疾病发病率。

3. 心理治疗对免疫系统的影响 心理压力可通过神经-内分泌-免疫调节网络影响患者的免疫功能，降低其对感染和疾病的抵抗力。心理治疗能够缓解患者的情绪困扰，改善其免疫系统功能。例如，CBT 和正念疗法可增强免疫系统活性，提高患者对疾病的抵抗力，减少心身疾病的症状复发。

第 2 节 认知行为疗法在心身疾病中的应用

认知行为疗法（CBT）旨在通过改变患者的不良思维模式和行为来缓解心理及生理症状。CBT 的理论基础是认知心理学和行为主义理论，强调个体的认知扭曲（即错误的思维方式）会导致情绪和行为问题。通过识别并纠正这些错误的认知，患者能够调整情绪反应，改善行为表现。

CBT 通常分为几个步骤，先帮助患者识别出负面思维，然后引导患者进行认知重构，即通过质疑不合理信念，形成更加现实和积极的思维方式。同时，可利用行为激活和暴露疗法等行为技术，逐步改变患者的不良行为习惯，从而减少焦虑、抑郁等负性情绪。

在心身疾病的治疗中，CBT 特别适用于心理因素在病情发展中起主导作用的患者。CBT 不仅能改善患者的心理健康，还可通过减小压力来对生理健康产生积极影响。目前，CBT 已被用于治疗慢性疼痛、肠易激综合征、高血压等心身疾病，并取得了良好的疗效。

一、CBT 在焦虑症中的应用

焦虑症是心身疾病中常见的情绪障碍之一，其症状包括过度担忧、紧张、恐惧，以及一系列生理反应，如心跳加速、出汗、呼吸急促。CBT 已被广泛应用于治疗焦虑症，旨在帮助患者识别并改变导致焦虑的认知扭曲和不良行为[2]。

CBT 的焦虑症认知模型认为，患者的焦虑源于对未来事件的灾难化预期，即过度夸大潜在危险，低估自己应对挑战的能力。例如，社交焦虑症患者认为自己在社交场合中会出丑，或被他人评价为愚蠢或无能，这种认知扭曲加剧了焦虑情绪。

CBT 通过引导患者识别并质疑这些不合理的认知，帮助患者形成更加现实的思维模式。例如，患者可以通过记录并分析自己的焦虑情境，发现自己对于失败的担忧通常是过度夸大的，进而逐渐减少焦虑感。

在治疗焦虑症时，CBT 通常包括以下步骤：①识别焦虑触发点：帮助患者识别出导致焦虑的特定情境或事件。②认知重构：通过质疑不合理的灾难化思维，帮助患者逐渐建立更加现实的认知。③行为暴露：引导患者逐步面对引发焦虑的情境，减少回避行为，增强对焦虑情境的耐受。④行为激活：鼓励患者参与更多正向活动，减少对焦虑情境的过度关注。通过这些步骤，CBT 能够有效减少患者的焦虑症状，并改善其日常生活中的应对能力。

二、CBT 在抑郁症中的应用

抑郁症是心身疾病中常见的情绪障碍，患者常表现为情绪低落、兴趣丧失、精力下降及负面自我评价。CBT 可改变患者的认知模式和行为，帮助他们重建对生活的积极态度。

1. 抑郁症的认知扭曲与治疗策略 抑郁症患者常表现为“认知三联征”：对自我、未来和外界环境的消极看法。例如，患者可能认为自己无能，未来没有希望，且外界环境充满了不可控的威胁。这种负面的认知模式进一步加重了抑郁情绪。

CBT 治疗师可通过帮助患者识别这些消极认知，鼓励他们用更客观、更现实的方式看待自我和外界环境。患者可以通过记录自己的消极想法，然后对其进行逐一分析和质疑，逐渐改变对生活的负面看法，进而缓解抑郁症状。

2. 针对抑郁症患者的行为激活技术 行为激活是 CBT 治疗抑郁症的重要技术。抑郁症患者通常因情绪低落而减少社交和活动，形成“情绪低落–活动减少–情绪恶化”的恶性循环。行为激活通过鼓励患者重新参与日常活动（如社交、运动、兴趣爱好），帮助他们从行为层面打破这一循环。

行为激活的具体步骤包括：①设定小目标：帮助患者从简单的任务开始，逐步增加活动量。②增加正向体验：引导患者参与能带来积极情绪的活动，如运动、艺术创作。③重建自我效能感：通过完成任务，帮助患者恢复自信心，减轻抑郁症状。

三、CBT 在躯体化障碍中的应用

躯体化障碍是指患者在长期心理压力下，表现出多种躯体症状，但这些症状无法用生理疾病完全解释。情绪问题通常是这类患者躯体症状的主要诱因。CBT 可通过调整患者的认知和行为，有效地缓解躯体化症状。

1. 躯体化障碍的认知行为特征 躯体化障碍患者常对身体不适产生灾难化的认知。例如，轻微的疼痛或不适会被患者解释为严重疾病，导致频繁寻求医疗帮助，并过度关注身体的每一个细微变化。这不仅不能帮助患者缓解症状，还会加重其身体不适。

进行 CBT 时，应先帮助患者识别和质疑这些不合理的认知。例如，患者可以通过记录躯体症状的发生频率和强度，逐渐认识到症状可能并不像他们想象得那样严重。通过认知重构，患者会减少对躯体症状的过度关注，减轻焦虑。

2. CBT 在躯体化障碍中的疗效评估 疗效评估通常包括躯体化障碍患者症状的频率和强度变化，以及他们对症状的反应方式的转变。CBT 可帮助患者减少对症状的过度关注，进而有效缓解躯体化症状。通过 CBT 干预，患者的躯体化症状可明显减少，生活质量得到显著改善。在治疗过程中，患者不仅能学会如何应对和管理躯体症状，还能提升对心理健康的理解，增强对生活压力的耐受能力。

第 3 节　心理动力学治疗在心身疾病中的应用

心理动力学治疗是由精神分析理论发展而来的心理治疗方法，注重探讨患者的潜意识动机、情感冲突及早期经历对其当前心理和身体健康的影响。与 CBT 不同，心理动力学治疗更注重长期情感模式、无意识冲突和防御机制对个体的影响。

在心身疾病中，心理动力学治疗强调患者的情绪和心理困扰可能通过躯体症状表现出来。该治疗试图帮助患者意识到潜在的情感冲突，特别是那些由于无法在意识层面处理而转化为躯体症状的心理压力。通过深度的情感探索，患者能够更好地理解自己的心理状态，并使身体不适逐渐减轻。

心理动力学治疗主要包括以下技术：①自由联想：鼓励患者不加限制地表达自己的想法，以挖掘潜意识中的情感冲突。②梦的解析：通过分析梦境，帮助患者理解潜意识中的愿望和恐惧。③移情与反移情：治疗师利用患者对治疗师的情感投射，帮助患者处理潜在的情感问题。

一、心理动力学治疗在心身疾病中的应用

心理动力学治疗在心身疾病中的适用性较广。

例如，慢性疼痛、胃肠疾病或心血管疾病的患者常伴有难以处理的情绪压力，这些情绪可能与早期的情感冲突或未解决的心理问题有关。通过深入的心理探讨，心理动力学治疗能够帮助这些患者识别潜在的心理困扰，进而缓解躯体症状。

1. 心身疾病患者的潜意识冲突 许多心身疾病患者的躯体症状源于长期未解决的潜意识冲突。例如，慢性疼痛可能是由于童年时期未处理的情感伤害或长期积压的焦虑和愤怒。通过自由联想、移情分析和梦的解析等心理动力学治疗，患者可以逐渐意识到他们内心深处的情感压力，找到处理这些情感的方式，进而减少躯体症状。

2. 心身疾病的防御机制分析 防御机制是个体在面对心理压力时常用的无意识应对方式。常见的防御机制包括压抑、否认、投射等。在心身疾病患者中，这些防御机制可能使他们无法有效应对心理压力，导致情绪压力通过躯体症状表现出来。

心理动力学治疗通过识别和分析患者的防御机制，帮助他们学会更加成熟和健康的应对方式。例如，某些患者由于压抑愤怒和焦虑而发展为胃溃疡或心血管疾病。通过治疗，患者可以学习以更健康的方式表达这些情感，而不是通过躯体症状。

二、心理动力学治疗的治疗过程与技术

心理动力学治疗的治疗过程通常较长，其强调治疗师与患者之间的情感互动，从而帮助患者逐渐意识到潜在的心理问题，并引导他们处理这些问题。

1. 自由联想 自由联想是心理动力学治疗中常用的一种技术，即鼓励患者随意表达大脑中浮现的任何想法和情感。这种无意识流露的过程有助于挖掘潜在的情感冲突，尤其是那些被压抑的情感。通过自由联想，患者能够逐渐理解他们的潜意识如何影响其身体健康。

2. 梦的解析 根据弗洛伊德的理论，梦是潜意识的窗口，反映了个体内心的愿望、冲突和焦虑。通过分析梦境，治疗师可以帮助患者理解他们潜意识中的情感压力，并引导他们以更健康的方式处理这些情感。

3. 移情与反移情的处理 移情是指患者将对其他重要人物的情感转移到治疗师身上。例如，患者可能将未处理的愤怒、爱或恐惧投射到治疗师身上。治疗师通过分析移情，帮助患者意识到这些情感的来源，并指导他们以更健康的方式处理这些情感。

反移情是指治疗师对患者产生的情感反应。治疗师需要通过专业训练，识别和管理自己的反应，以保持治疗的客观性，并避免影响患者的治疗进程。

4. 心理动力学治疗的疗效与评估 心理动力学治疗的疗效通常表现在患者能够逐渐意识到潜在的情感冲突，并学会以健康的方式表达和处理情感。对于长期受心身疾病困扰的患者，心理动力学治疗能够显著改善其情绪状态，减轻躯体症状。

疗效评估包括患者的症状变化、情感表达能力及整体生活质量的改善情况。尽管心理动力学治疗需要较长的治疗周期，但其在解决深层次情感问题和长期症状方面的疗效显著，特别适用于长期躯体症状未得到有效药物治疗的患者。

第 4 节 人本主义治疗在心身疾病中的应用

人本主义治疗由卡尔·罗杰斯（Carl Rogers）和亚伯拉罕·马斯洛（Abraham Maslow）等学者提出，强调个体的自我实现潜力和主观体验的独特性。人本主义治疗的核心理念是，每个人都具备内在的自我成长能力，并且在适当的环境下可以通过自我探索来实现更高的心理健康水平。

在心身疾病的治疗中，人本主义治疗关注患者的整体体验，包括情感、思想和身体感受，而不局限于治疗症状。治疗师在治疗过程中提供无条件积极关注、共情和真诚的支持，这种治疗氛围有助于患者表达真实的自我，增强其应对疾病的能力。

人本主义治疗的目标是帮助患者发现自我、接纳自我，从而在面对心身疾病时能以更积极的态度应对。通过改善患者的情感状态，人本主义治疗能够减轻心身疾病的症状，提高患者的生活质量。

一、人本主义治疗的技术与方法

人本主义治疗旨在创造一个安全、支持的治疗环境，帮助患者自由表达情感和体验。其关键技术包括共情、无条件积极关注和促进自我实现等。

1. 共情与无条件积极关注　共情是人本主义治疗中的核心技术，是指治疗师设身处地地理解患者的感受，并通过语言和非语言的方式表达这种理解。在心身疾病的治疗中，共情可以帮助患者感受到被理解和支持，从而更愿意表达自己的情感和担忧。通过这种方式，患者能够逐渐减少对疾病的焦虑和恐惧，增强对自身健康的信心。

无条件积极关注是指无论患者的情感、行为或想法如何，治疗师都给予他们完全的接纳和理解。这种无条件的支持能够让患者感到安全，愿意分享内心的真实想法，而不必担心被批评或评判。这对心身疾病患者尤其重要，因为他们通常因疾病的复杂性而感到孤立或不被理解。

2. 自我实现与存在主义焦虑　人本主义治疗的一个重要目标是帮助患者实现自我。自我实现是指个体在不断发展和完善自己的过程中，达到最高的潜力和满足感。在心身疾病的治疗中，治疗师需帮助患者探索他们的价值观、目标和人生意义，鼓励他们寻找积极应对疾病的方式。通过这一过程，患者能够重新定义疾病带来的限制，找到生活中的积极意义。

存在主义焦虑是指个体面对人生的无常、死亡和孤独时产生的焦虑。心身疾病患者常会经历对身体失控、生命有限的恐惧。人本主义治疗可帮助患者正视这些焦虑，鼓励他们面对人生的终极问题，从而在面对疾病挑战时找到新的生活动力和意义。

二、人本主义治疗在心身疾病中的疗效评估

人本主义治疗在心身疾病中的应用广泛，尤其是在慢性疾病或情绪障碍的患者中。通过这种治疗方式，患者能够改善心理状态，更好地应对躯体症状。

1. 对焦虑、抑郁等情绪问题的影响　人本主义治疗在缓解焦虑、抑郁等情绪问题方面有显著疗效。通过该治疗，心身疾病患者可以在治疗师的帮助下深入探索引发情绪问题的根源，并逐步学会如何接纳和管理这些情绪。例如，慢性疼痛患者在接受人本主义治疗后，通常能够更好地理解自己对疼痛的情感反应，从而减少对疼痛的焦虑和恐惧。尽管疼痛的生理性病因可能无法完全消除，但患者对疼痛的心理反应得到了显著改善，生活质量得以提升。

2. 人本主义治疗的优势与局限性　人本主义治疗的优势在于能够从整体上改善患者的心理健康水平，帮助他们应对复杂的情感问题和生活压力。这种方法特别适用于长期处于情感压抑或生活失控状态的心身疾病患者，可通过改善他们的心理状态，间接缓解躯体症状。

但是，人本主义治疗在心身疾病的治疗中也具有一定的局限性。首先，人本主义治疗不直接关注具体的躯体症状，因此重度生理疾病可能需要结合其他生物医学治疗手段来达到更好的效果。其次，人本主义治疗的疗效通常需要较长的时间才能显现，患者和治疗师之间的信任关系对于治疗的成功至关重要。

第5节　正念疗法在心身疾病中的应用

正念疗法是一种基于东方佛教禅修传统的心理治疗方法，旨在通过培养个体对当下的意识和觉察，帮助患者处理情绪和心理压力。正念强调不评判地接纳当下的体验，无论是身体的感觉、情绪的波动，还是心理的念头。通过这种练习，患者能够提高自我觉察，减少对负性情绪和压力的反应，从而达到改善心理和身体健康的目的。

正念疗法由乔恩·卡巴金（Jon Kabat-Zinn）于20世纪70年代提出，并发展出正念减压疗法（mindfulness based stress reduction，MBSR）。正念疗法的核心技术包括呼吸觉察、身体扫描和静坐冥想等，这些练习有助于缓解压力、焦虑和疼痛等症状。

在心身疾病的治疗中，正念疗法能够帮助患

者更好地管理与疾病相关的压力和情绪，减少对身体不适的焦虑和过度关注。通过不断练习正念，患者能逐渐学会与自己的身体建立一种更和谐的关系，从而改善整体健康状况。

一、正念疗法在心身疾病中的实践

1. 正念在焦虑症中的应用 正念疗法可通过帮助焦虑症患者将注意力集中在当下，减少对未来可能发生的负面事件的过度担忧，从而有效缓解焦虑情绪。在治疗过程中，患者可通过呼吸觉察和身体扫描练习，逐渐学会接受自己的情绪和身体感受，而不对它们做出自动化的、过度的反应。通过正念练习，患者能够逐步打破焦虑情绪与生理反应之间的恶性循环，减轻焦虑对心血管系统、消化系统等的负面影响。

研究表明，正念疗法能够显著降低焦虑症患者的症状，并提高他们对压力的耐受能力。在长期的正念练习中，患者不仅能够改善焦虑情绪，还能增强对身体不适的适应能力，减少疾病的发作频率和强度。

2. 正念在慢性疼痛管理中的应用 慢性疼痛是心身疾病患者的常见问题，疼痛患者常因对疼痛的过度关注和情绪反应（如焦虑、愤怒和无助）导致疼痛感进一步加剧。正念疗法通过帮助患者改变对疼痛的认知和情感反应，减少对疼痛的敏感度，进而缓解整体的疼痛体验。MBSR 是最常用的正念疗法之一，尤其是对于慢性疼痛患者。在 MBSR 中，患者学习利用静坐冥想和身体扫描练习将注意力从疼痛转移到身体的其他感受上，减少对疼痛的抗拒和负性情绪反应。

通过正念练习患者能逐渐学会接受疼痛的存在，而不再对疼痛做出过度反应。这种接受疼痛的态度有助于减少疼痛带来的情绪困扰，进而改善生活质量。研究显示，正念疗法不仅能够减小患者的疼痛强度，还能减轻疼痛对日常生活的干扰，提高患者的心理健康和情感稳定性。

3. 正念疗法与躯体化症状 躯体化症状是指患者在没有明显生理病因的情况下，频繁表现出身体不适和疼痛感。躯体化症状常伴随情绪问题，如焦虑和抑郁。正念疗法通过培养患者对身体感觉和情绪的觉察，帮助他们打破情绪和躯体症状之间的恶性循环。

二、正念疗法的疗效与评估

正念疗法不仅能缓解患者的心理压力，还能帮助他们重新建立对身体的正向认知。正念疗法的疗效评估通常采用生活质量评估工具、焦虑和抑郁量表、疼痛强度量表等标准化的测评工具。

1. 正念疗法的短期与长期疗效 正念疗法的短期疗效体现在快速减轻焦虑和抑郁等情绪问题，以及改善患者对躯体症状的耐受性。在 MBSR 课程的早期阶段，患者通常报告情绪状态显著改善，尤其是对焦虑和压力的反应减小。此外，患者的睡眠质量和整体生活满意度也有所提升。

长期疗效体现在患者通过持续的正念练习，能够将正念技巧应用到日常生活中，帮助他们应对各类情绪和应激源。研究显示，正念疗法的长期效果包括情绪稳定性更高、自我调节能力增强和身体健康状况更好。

2. 正念疗法的副作用与适用性 尽管正念疗法被认为是一种相对安全的治疗方法，但少数患者在治疗初期可能会经历负性情绪或情绪波动加剧的情况。这通常与患者在正念练习中重新体验到压抑的情感和未处理的心理创伤有关。因此，在一些有严重创伤史或情绪障碍的患者中，正念疗法应与其他心理治疗技术结合使用。

第 6 节　系统家庭治疗在心身疾病中的应用

系统家庭治疗是一种以家庭为基础的心理治疗方法，强调个体的心理健康与其家庭系统、社会环境密切相关。与其他治疗方法不同，系统家庭治疗不仅关注患者自身的心理和躯体症状，还探讨其家庭成员之间的互动模式如何影响个体的健康。该治疗的理论基于系统论，认为家庭是一个有机整体，家庭成员之间相互影响、相互作用，任何一个成员的问题都与整个家庭系统密切相关。

在心身疾病的治疗中，系统家庭治疗发挥着

独特的作用。许多心身疾病不仅源自个体内部的心理和生理压力，还与患者的家庭环境、沟通模式、情感支持和冲突有密切关系。例如，家庭中的压力、冲突或情感疏离可能加重患者的心身疾病症状，而积极的家庭互动和支持则有助于疾病的缓解。因此，系统家庭治疗不仅关注患者个体的治疗，还涉及如何改善整个家庭的互动模式，帮助患者及其家属更好地应对疾病。

一、系统家庭治疗在心身疾病中的应用

1. 家庭结构与心身疾病的关系 心身疾病患者的家庭结构和家庭功能常对其病情产生重要影响。研究发现，家庭关系紧张、沟通不畅及家庭成员间的情感隔阂可能导致或加剧心身疾病的发生和发展。例如，儿童或青少年患者的焦虑症或哮喘可能与父母冲突、缺乏情感支持等因素密切相关。成年患者的心身疾病症状（如心血管疾病、胃肠疾病）也常与家庭中的紧张关系和压力源有关。

系统家庭治疗通过评估家庭结构，识别家庭成员之间的互动模式和问题，调整家庭结构和改善沟通方式，从而帮助家庭成员共同面对患者的心身疾病，缓解疾病带来的压力和负担，从而促进患者的康复。

2. 家庭动力学对疾病康复的影响 家庭动力学是一门研究家庭内部成员之间相互作用、心理过程、行为模式，以及家庭与外部环境之间交互作用的科学。家庭动力学因素对心身疾病患者的康复非常重要。积极的家庭动力（如良好的沟通、情感支持和合作关系）有助于患者维持情绪稳定和生理健康。相反，家庭成员之间存在冲突、情感疏离或角色混乱可能会加重患者的病情。

系统家庭治疗通过分析家庭动力学，帮助家庭成员识别并解决互动中的问题。例如，治疗师帮助家庭成员重新分配角色和责任，减少家庭中的压力源，促进家庭成员间的互相理解和支持。通过改善家庭动力学，系统家庭治疗可以加快患者的康复速度，增强家庭整体的应对能力。

二、系统家庭治疗的治疗过程

家庭会议是系统家庭治疗的重要组成部分。在治疗过程中，治疗师会邀请所有重要家庭成员参与讨论，并通过观察他们的互动方式，分析家庭中存在的问题。治疗师会引导家庭成员就彼此的感受、需求和困扰进行开放的交流，从而揭示潜在的家庭冲突和情感障碍。通过这种方式，治疗师能够帮助家庭成员意识到彼此之间的互动模式可能对患者的病情产生负面影响（如家庭成员可能因过度照顾或干涉患者而使其感到压力或无助）。通过调整这些互动模式，系统家庭治疗可以减轻患者的情感负担，帮助他们更好地应对疾病。

案例

一位慢性哮喘青少年患者，在治疗过程中，治疗师发现患者病情在其父母争吵时会加重，而当其父母关系缓和时，患者的哮喘症状会减轻。通过家庭会议，治疗师帮助患者父母认识到他们的冲突如何影响孩子的健康，并指导他们改善沟通方式，减少情绪对立。在随后的治疗中，治疗师与整个家庭合作，制订了改善家庭互动的策略。患者父母学会了在情绪激动时采取冷静沟通的方式，家庭整体氛围得到了显著改善。最终，患者的哮喘发作次数减少，情绪状态也得到了提升。

第 7 节 生物反馈与放松训练在心身疾病中的应用

一、生物反馈

生物反馈是一种通过电子设备监测并反馈个体生理信息的心理治疗方法。它旨在帮助患者通过对自身生理过程的觉察和控制，达到改善健康状况的目的。在生物反馈过程中，设备会记录生理参数（如心率、肌肉紧张、皮肤电活动、呼吸频率），并实时反馈给患者。患者通过这种反馈，逐步学习如何自主调节这些生理过程，以降低生理应激反应。

生物反馈技术最早在20世纪50年代被应用于神经科学研究，现已广泛应用于心身疾病的治疗。通过训练，患者可以掌握如何放松身体、减轻压力，并在出现焦虑或疼痛时自我调节生理反应。对于心身疾病患者，长期的生理应激反应（如持续肌肉紧张或心率加快）是症状加重的原因之一，而生物反馈能够帮助他们通过调节这些生理过程来缓解疾病症状。

在焦虑症、高血压、偏头痛等心身疾病中，生物反馈治疗已被证明能够有效改善患者的生理指标，提升心理健康水平，减少药物使用，增强对自身身体状况的掌控感，这对于缓解焦虑和改善生活质量具有重要意义。

二、放松训练

放松训练是一种通过有意识地放松身体和精神状态来减少压力和焦虑的方法。它的目标是通过有意识地降低神经系统的兴奋水平，改善身体反应，从而减少心身疾病引起的紧张感和不适感。放松训练的常用方法包括渐进性肌肉放松法（progressive muscle relaxation，PMR）、深呼吸训练和引导性想象等。

1. PMR PMR是放松训练中最常用的一种技术。它通过逐步紧张和放松身体的各个主要肌群，帮助患者意识到身体中存在哪些紧张部位，并学会如何放松这些肌肉。在心身疾病患者中，长期的肌肉紧张会加重症状，尤其是焦虑症和慢性疼痛患者。PMR能够帮助患者缓解这种紧张感，从而减轻症状。

在训练过程中，患者被引导从上到下逐一紧张和放松肌肉群，这种有意识的肌肉控制能够帮助他们重新掌控身体的紧张状态。研究表明，PMR对慢性疼痛、高血压、焦虑症等患者有显著疗效，能够有效减少生理和心理应激反应。

2. 深呼吸训练 深呼吸训练是一种简单但非常有效的放松技术，通过控制呼吸节奏，降低交感神经系统的兴奋性，帮助身体恢复平静状态。心身疾病患者常因情绪紧张或焦虑导致呼吸浅快，加重躯体症状。通过深呼吸训练，患者可以学会缓慢而深长地呼吸，进而减缓心率、降低血压，减轻焦虑症状。

3. 引导性想象 引导性想象是通过引导患者想象舒适、平和的场景，帮助他们进入放松状态的技术。这种方法通过调动患者的视觉和情感体验，缓解压力和负性情绪。患者在治疗过程中可以想象自己身处宁静的自然环境，从而使身心进入放松状态。引导性想象已被用于治疗焦虑症、失眠及慢性疼痛等心身疾病。

三、生物反馈与放松训练结合应用

生物反馈与放松训练的结合在心身疾病的治疗中尤为有效。通过生物反馈，患者可以实时观察到自身生理指标的变化，而通过放松训练，他们能够学会调节这些指标，从而达到更好的治疗效果。两者的结合能够帮助患者在短时间内掌握放松技巧，并通过生物反馈设备的监测，明确放松对身体的积极影响。

1. 生物反馈与放松训练的协同效果 生物反馈与放松训练的结合可以产生协同效果。例如，在治疗高血压时，患者可以通过深呼吸训练或PMR来减少血压波动，而生物反馈设备则可以显示这些练习如何降低血压。这种实时反馈可增强患者的治疗信心，鼓励他们更持续地进行放松训练。

生物反馈与放松训练的结合常被用于治疗慢性疼痛、焦虑症等心身疾病。通过结合两种技术，患者能够更好地掌控自己身体的应激反应，减少药物使用，并逐步提高整体健康水平。

2. 治疗过程 生物反馈与放松训练结合治疗通常包括几个步骤。首先，患者通过生物反馈设备了解机体的生理状态，如肌肉紧张或心率。其次，治疗师指导患者进行PMR或深呼吸训练，帮助他们逐步放松身体。例如，焦虑症患者在每次呼吸训练后可以观察到心率逐渐下降，紧张感明显缓解。

通过多次治疗，患者能够学会如何通过放松训练改善自身的生理反应，并通过生物反馈设备进一步优化放松技巧。这种结合治疗方法能够帮助患者从生理和心理两方面入手，改善心身疾病的症状，提升生活质量。

第 8 节 跨文化心理治疗在心身疾病中的应用

跨文化心理治疗专注于文化背景在心理健康中的影响。它强调个体的心理问题不仅与其生理和心理因素相关，还与其所属的文化、宗教信仰、社会价值观等外部环境紧密联系。由于不同文化对情绪表达、压力应对及疾病解释的方式不同，心理治疗方法也需要根据患者的文化背景进行适当调整。

在心身疾病的治疗中，跨文化因素扮演着重要的角色。不同文化背景的患者可能会以不同的方式感知和表达心理压力和躯体症状。例如，在一些文化中，心理健康问题可能被视为禁忌，导致患者倾向于通过躯体症状表达情感压力。这使得心身疾病在不同文化背景下的表现和应对方式具有显著差异。

跨文化心理治疗的目标是帮助患者在其文化框架内理解和应对疾病。治疗师不仅要具备跨文化的敏感性，还需要了解患者所属文化中常见的价值观、信仰体系和沟通方式，从而为患者提供个性化的治疗方案。这种方法能够更有效地帮助患者调节情绪，减少文化冲突对疾病康复的负面影响。

一、跨文化心理治疗的技术与策略

跨文化心理治疗的技术与策略侧重于识别并尊重患者的文化背景，以实现文化敏感的干预。

1. 文化敏感性的培养 文化敏感性是跨文化心理治疗中的关键要素。治疗师需要具备对不同文化背景的理解和尊重，尤其是在与患者讨论心理问题时，应避免以单一文化框架进行解释。例如，在一些文化中，心理问题被看作是精神疾病，而不是情绪障碍，这使得患者不愿意接受心理治疗。

为了提升文化敏感性，治疗师应了解患者的文化背景，包括他们的宗教信仰、家庭结构、性别角色和社会规范。治疗师可以通过与患者进行开放性对话，探讨他们对疾病的理解和解释，从而避免文化误解，建立更深的治疗信任。文化敏感性有助于提升治疗效果，并让患者感受到治疗师对他们生活方式的尊重，增加治疗的积极性。

2. 跨文化心理治疗中的沟通技巧 不同文化背景下的患者对沟通方式的偏好可能存在巨大差异。例如，一些患者倾向于间接表达情感，而另一些患者则倾向于开放和直接的情感表达。治疗师必须根据患者的文化背景，调整沟通策略，以确保治疗的有效性。

治疗师可以通过使用非语言沟通、开放性问题和情感支持等方式，使患者感到舒适和被理解。此外，语言障碍也是跨文化治疗中的一个重要挑战。对于无法流利使用主流语言的患者，治疗师可以引入专业的翻译服务或学习基本的患者语言，以确保治疗沟通的顺畅。

二、跨文化心理治疗在心身疾病中的应用

在心身疾病中，跨文化心理治疗有助于减少文化冲突对治疗效果的影响。例如，一位来自亚洲传统家庭的女性患者因长期的情感压抑和家庭责任而出现严重的胃肠问题。患者的家庭文化认为，情绪问题应通过自我控制来处理，而不应公开表达，这导致她长期无法释放情绪压力，最终以躯体症状的形式表现出来。在跨文化心理治疗中，治疗师帮助她理解情绪和躯体症状之间的联系，并在保持文化敏感性的前提下，逐步引导她认识到情绪表达对健康的重要性。通过尊重患者的文化信仰，治疗师避免了直接挑战她的家庭文化规范，而是帮助她在所属文化框架内寻找释放情感的健康方式。患者最终通过逐步的情感释放和家庭沟通，缓解了胃肠症状。

跨文化心理治疗的核心是治疗师对文化差异的理解和灵活应对，尊重患者的文化差异，并通过沟通与信任建立有效的治疗关系。在一些成功的案例中，治疗师通过尊重患者的宗教信仰，结合患者文化中的传统治疗方法（如冥想、祷告），有效帮助患者缓解心身疾病症状。这种结合不同文化元素的治疗方法可使患者更愿意参与，并能够在治疗中产生共鸣。失败的案例通常源于治疗师忽视了患者的文化背景，或试图将单一的心理治疗方法强加于患者。例如，若治疗师过于依赖 CBT 的直接干预方式，而没有考虑到患者文化中对间接表达的偏好，则会导致患者在治疗过程中感到不适或排斥。

第9节 心身疾病的综合治疗策略

一、多学科团队合作

在心身疾病的治疗中，单一学科的治疗方法通常无法充分解决患者的复杂问题。心身疾病需要多学科团队合作，以确保治疗的全面性和有效性。多学科团队通常由内科医生、心理治疗师、精神科医生、营养师、物理治疗师等专业人员组成，协同为患者提供个性化的综合治疗方案。

1. 心理治疗与药物治疗的结合 药物治疗在缓解心身疾病的急性症状和控制生理病变方面发挥重要作用。然而，单纯的药物治疗通常不能有效解决患者的心理压力和情绪问题，因此需要与心理治疗相结合，以达到更全面的疗效。通过CBT、心理动力学治疗等方法，心理治疗师可以帮助患者识别并处理影响疾病的心理因素，如压力、焦虑、抑郁等。

在综合治疗中，药物治疗用于控制患者的生理症状（如使用抗焦虑药或抗抑郁药来调节神经系统功能），心理治疗用于帮助患者改善对病情的认知和应对方式，从而避免生理症状的恶化。例如，高血压患者通过药物治疗调整血压水平，同时接受心理治疗缓解焦虑情绪，防止心理压力引发的血压波动。

2. 心理治疗与物理治疗的结合 在心身疾病的康复过程中，物理治疗与心理治疗的结合也十分重要。对于因长期疾病导致生理功能受限的患者，运动、按摩等物理治疗有助于患者恢复身体功能，而心理治疗在此过程中提供情感支持，增强患者的治疗信心。例如，在慢性疼痛的管理中，物理治疗帮助患者缓解肌肉紧张和改善身体功能，直接减少疼痛感，心理治疗则帮助患者处理与疼痛相关的负性情绪，鼓励他们积极参与康复过程。通过这种多学科的综合治疗，患者能够从生理和心理两个层面改善整体健康。

二、制订个性化治疗方案

每位患者的心身疾病表现各异，因此制订个性化的治疗方案至关重要。治疗团队应根据患者的具体需求，灵活调整药物治疗、心理治疗和其他干预手段的组合，以实现最佳治疗效果。

1. 根据患者特点制订心理治疗方案 心理治疗在心身疾病的综合治疗中占重要地位，但每位患者的心理需求不同，因此治疗方案需要根据个体特点进行定制。例如，部分焦虑症患者更适用CBT，因其可以帮助患者识别和纠正错误的认知模式。但对于因童年创伤导致的心身疾病，心理动力学治疗可能更有效，因为它能够深入探索潜意识中的情感冲突。

个性化的心理治疗方案还需要考虑患者的文化背景、性格特质和应对策略。例如，部分患者可能更倾向于非语言的治疗形式（如艺术治疗或正念疗法），而部分患者则更愿意进行语言表达和情感分析。治疗师应根据患者的具体情况选择合适的治疗方法，并在治疗过程中不断调整方案。

2. 治疗方案的动态调整与评估 心身疾病的治疗是一个动态过程，患者的病情和心理状态可能在治疗过程中发生变化，因此治疗方案也需要灵活调整。治疗团队应定期对患者的治疗效果进行评估，确保当前的方案能够持续满足患者的需求。

评估方法包括生理指标监测、心理状态量化评估及患者的治疗反馈。例如，对于患有抑郁症的心血管疾病患者，治疗团队可以通过监测血压和心率的变化来评估药物治疗的效果，同时使用抑郁量表（如抑郁自评量表）来评估患者的心理改善程度，并根据评估结果决定是否需要增加药物剂量或调整心理治疗的侧重点。

三、预防与健康促进

心身疾病的综合治疗并不局限于病情的控制和缓解，还包括疾病的预防与健康促进。这一过程涉及早期干预、健康教育和长期生活方式管理等方面。通过对患者进行教育和引导，帮助他们建立健康的生活习惯，从而有效预防心身疾病的复发或进一步恶化。

1. 心身疾病的早期干预策略 早期干预是预防心身疾病恶化的重要策略之一。治疗团队应帮助患者识别早期的心理和生理症状，如压力过大、睡眠障碍、情绪波动等，并在问题初现时采取积极的干预措施。例如，对于高风险的焦虑症患者，可以通过定期心理咨询和放松训练，降低患者的焦虑水平，防止病情加重。

此外，医生应鼓励患者定期体检，尤其是患有慢性疾病或心理障碍的患者，以便在早期发现并解决潜在的健康问题。通过早期干预，患者可以避免病情进一步恶化，并获得更好的治疗效果。

2. 心身疾病的预防教育与社会支持 健康教育在心身疾病的综合治疗中同样具有重要作用。治疗团队应向患者及其家属普及心身疾病的相关知识，帮助他们理解心理健康与身体健康之间的联系。同时，家庭和社会支持对于患者的康复至关重要。治疗师应鼓励患者与家属及朋友建立健康的沟通方式，增强情感支持，从而更好地应对疾病。此外，社会支持能够显著降低心身疾病患者的情绪压力，促进康复。患者可以通过参加支持小组、社区活动等方式获取社会支持，增强自我效能感，提高生活满意度，建立积极的生活态度。

第 10 节　心身疾病的护理

心身疾病患者的护理不仅需要关注其躯体症状的缓解，还要重视心理因素对疾病的影响。护理人员需具备综合护理能力，将心理支持与生理护理相结合，帮助患者建立积极的生活态度和应对机制。护理目标是通过整体护理改善患者的身心健康，提高其生活质量，促进康复。

一、护理措施

1. 生活方式管理 健康饮食构成了心身疾病患者生活方式管理的关键环节，而针对不同心身疾病的特点定制个性化的饮食方案非常重要且必要。例如，对于高血压患者，需要遵循低盐饮食，每天盐摄入量应控制在 5 g 以下[3]。对于糖尿病患者，需遵循低糖、低脂、高膳食纤维的饮食原则，控制碳水化合物的摄入量，避免暴饮暴食，增加蔬菜、水果、全谷物等富含膳食纤维的食物摄入有助于稳定血糖[4]。

适量运动对于心身疾病患者也有着积极的意义[5]。适当运动可以改善心肺功能、降低体重、控制血糖和血压。但是，运动方式和强度需因人而异，避免过度运动。例如，对于心脏病患者，可以选择散步、打太极拳等低强度的运动方式，每周运动 3～5 次，每次约 30 min。对于肥胖患者，可以逐渐增加运动强度和时间，如慢跑、游泳等有氧运动结合力量训练。

戒烟限酒是降低心身疾病风险的重要措施[6]。吸烟会增加心血管疾病、癌症等疾病的风险，而过量饮酒则会对肝脏、神经系统等造成损害。研究发现，戒烟可以使心血管疾病的风险降低约 36%，限制酒精摄入可以降低肝脏疾病和某些癌症的发病风险。

控制体重对于预防多种心身疾病也具有重要作用。维持正常体重能够显著降低罹患高血压、糖尿病等疾病的风险。合理饮食和运动是控制体重的有效途径。

2. 药物治疗 护理人员在药物治疗过程中扮演着至关重要的角色。首先，护理人员需要全面掌握各类药物的使用方法，其涵盖了用药剂量、用药时间和用药途径等要素。例如，特定抗抑郁药的服用需遵循严格的时间安排，以确保其药效得以充分发挥。其次，护理人员还需要掌握药物副作用及药物相互作用，从而能够快速识别并妥善处理患者可能出现的不良反应。例如，对于某些降压药物可能引起的头晕、乏力等副作用，护理人员需及时提醒患者用药期间注意安全，谨防跌倒等意外发生。

协助患者规律服药也是护理人员职责的重要组成部分。护理人员可通过设置提醒机制、建立服药记录等方式，帮助患者养成按时服药的习惯。同时，护理人员还需要密切监测患者的身体状况及药物反应，包括血压、血糖、心率等生理指标的波动，以及皮疹、恶心、呕吐等不良反应。一旦发现异常，护理人员应立即与医生沟通，共同调整和优化治疗方案。

二、护理方法

1. 个性化护理方案 根据患者的具体病情、心理状态和生活背景，制订个性化的护理计划。例如，对于因工作压力导致高血压的患者，护理方案可包括压力管理训练和生活方式调整；对于因家庭矛盾引发胃肠疾病的患者，可重点提供家庭沟通技巧指导。护理方案应动态调整，根据患者病情变化和心理状态的改善，及时优化护理措施。

2. 环境管理与心理舒适 营造温馨、舒适的护理环境，减少患者的焦虑感。例如，病房内可适当布置绿色植物或播放舒缓的音乐，帮助患者放松心情。关注患者的隐私和尊严，避免因护理操作引发的心理不适。例如，在进行身体检查或治疗时，注意保护患者的隐私，尊重其个人空间。

3. 健康教育与心理干预 向患者及其家属普及心身疾病的相关知识，帮助他们理解心理因素对疾病的影响，增强患者的自我管理能力。教授患者实用的心理调节技巧，如深呼吸、冥想、放松训练等，帮助其在日常生活中应对心理压力。

4. 家庭支持与社会资源利用 鼓励患者家属参与护理过程，提供必要的心理支持和生活照料。例如，组织家属参加护理培训，教授他们如何在家庭环境中为患者提供情感支持。帮助患者建立社会支持网络，如推荐参加支持小组或社区活动，增强其社会归属感和心理韧性。

三、护理注意事项

1. 建立信任关系 护理人员需通过真诚、耐心的沟通，与患者建立信任关系。避免使用过于专业的术语或采取冷漠的态度，应让患者感受到温暖和关怀。在与患者交流时，保持眼神接触和微笑，通过肢体语言传递关心和支持。

2. 观察与记录 除了记录患者的生理指标，护理人员还需关注患者的情绪变化和心理状态。例如，记录患者的情绪波动、睡眠质量、食欲变化等，为心理干预提供依据。对于因心理压力导致躯体症状加重的患者，应详细记录其心理压力来源和应对方式，以便在护理中有针对性地提供支持。

3. 安全与风险管理 心身疾病患者可能因情绪波动或心理压力而出现自我伤害或冲动行为。护理人员需提前识别风险，采取必要的安全措施，如提供安全的环境、避免使用危险物品等。对于有自杀风险的患者，需密切监测其情绪变化，及时与医生沟通，采取紧急干预措施。

4. 多部门合作 护理人员需与医生、心理治疗师、营养师等紧密合作，共同为患者提供全面的护理。例如，在心理治疗师的指导下，协助患者进行心理训练；与营养师合作，为患者制订合理的饮食计划。

四、护理人员的自我心理调适与心理支持

1. 护理人员的自我调适 针对心身疾病患者的护理工作压力较大，护理人员需学会自我调适，避免职业倦怠。例如，定期参加心理培训，学习压力管理技巧。护理人员可通过团队支持、同行交流等方式缓解工作压力，保持良好的心理状态。

2. 患者的心理调适指导 护理人员需根据患者的具体情况，指导其进行自我心理调适。例如，对于冠心病患者，可教授其深呼吸和放松训练，帮助其缓解紧张情绪；对于抑郁症患者，可鼓励其进行正向思维训练，增强自信心。

（姜振东　金粉淑　高楠　马路遥
张鹏　撰写　高玉军　审校）

参考文献

[1] Yerushalmi H. New perspectives on psychoanalytic clinical processes [J]. Am J Psychoanal, 2021, 81 (3): 273-280.
[2] Trent E S, Storch E A. Cognitive behavioral therapy for anxiety disorders [J]. Psychiatr Clin North Am, 2024, 47 (4): 673-688.
[3] 杨情 . 怎样防治和管理高血压 [J]. 人人健康，2024，(20)：28.
[4] 吴娜，蒙连新 . 中青年 2 型糖尿病病人健康饮食行为阶段的影响因素 [J]. 护理研究，2024，38 (18)：3218-3226.
[5] 易强 . 体育行为疗法干预大学生心理疾病的实验性研究 [J]. 西安文理学院学报（自然科学版），2022，25 (1)：112-116.
[6] 王瑞红 . 心身健康需做好“三减三健” [J]. 心理与健康，2022，(7)：40-41.

第八章 心血管系统心身疾病

第 1 节　心理因素与心血管疾病的关系

心血管疾病是全球健康领域的重要挑战。传统上，对心血管疾病的研究主要集中于生理和生物学因素，包括环境因素、遗传因素、生活习惯等。随着研究的深入，心理因素在心血管疾病发病过程中的作用逐渐受到关注。越来越多的证据表明，精神心理因素在心血管疾病的发生、发展和预后中发挥重要作用。心理压力、焦虑、抑郁等情绪因素不仅影响心血管疾病患者的行为和生活方式，还会通过神经内分泌途径直接影响心脏和血管的功能。

Rozanski 等[1]指出，心血管疾病的发生发展与 5 种心理因素密切相关：焦虑、抑郁、特定人格特质、社会孤立和慢性生活应激。心理社会因素可通过不良的生活方式和行为习惯（如吸烟、酗酒、持续高负荷工作和 A 型行为），激活神经内分泌机制，增加交感神经兴奋性和血小板活性，引起冠状动脉内皮功能损伤，形成粥样斑块，导致冠状动脉狭窄、心肌缺血[2]，引发冠状动脉痉挛和严重的心血管事件，其促发作用不亚于高血压、高血脂等传统危险因素。急性情绪应激试验结果证实，情绪应激可使受试者和猴的颈动脉粥样斑块数量及体积显著增加，给予行为干预措施（如改变饮食结构、适当运动、放松、戒烟限酒）可使颈动脉粥样斑块的数量明显减少，体积明显减小。因此，通过心理行为治疗和药物治疗可有效阻止心血管疾病的发生和发展。

揭示心理因素在心血管疾病中的作用机制，了解心理干预和综合管理策略在心身疾病治疗中的应用，有助于改善心血管疾病的诊断和治疗，为临床实践提供新的思路和方法，为公共卫生政策的制定提供科学依据。因此，运用心身医学的原理和方法防治心血管疾病，对于提升全民健康水平具有重要意义[3]。

一、心理社会因素对心血管系统的影响

1. 心理压力对心血管系统的影响　心理压力是现代社会不可避免的一部分，其对心血管健康的影响日益受到重视。心理压力可引发肾上腺素等应激激素的分泌，进而导致血压升高、心率加快等心血管反应[4]。这种反应在短时间内可能有助于应对紧急情况，但长期存在则可能对心血管系统造成损害。

心理压力与心血管疾病之间存在密切联系[5]。不同类型的心理压力对心血管疾病的影响不尽相同。例如，工作压力、家庭压力等可增加心血管疾病的风险，而积极的心理压力（如运动压力、社交压力）则有助于保护心血管健康。Goldmann 等发现，在卒中幸存的患者中，相比于存在焦虑情绪的患者，对预后持有积极信念的患者 1 年后的血压控制效果更好[6]。相反，Miller 等的研究发现，财务状况改善与青年患者的心理健康改善有关，但与更差的心脏代谢健康有关[7]。这项研究显示，心理健康和心血管健康并不总是一致的。

2. 焦虑、抑郁等情绪对心血管系统的影响　焦虑情绪在人群中普遍存在，其对心血管系统具有显著影响。焦虑可能引发心血管系统的过度反应，导致血压升高和心率加快，长期焦虑可能对心脏结构和功能造成损害[8]。研究发现，焦虑情绪与冠心病和急性心肌梗死患病风险增加相关，这可能与交感神经系统过度激活等生理变化有关[9]。

抑郁情绪对心血管健康的影响表现在多个方面。抑郁可能导致炎症反应增强和凝血功能异常，增加心血管疾病的风险。研究表明，抑郁情绪与

冠心病、心力衰竭等心血管疾病的发生和发展密切相关。抑郁症患者的行为异常和生理异常（如高皮质醇血症）也可能是心血管疾病风险增加的原因之一。Carazo 等发现，成人先天性心脏病患者的抑郁症患病率接近 20%，且抑郁症与其全因死亡率、住院率升高及全身炎症增加有关[10]。

情绪因素可能通过不同的病理生理机制增加心血管疾病的风险。因此，应重视情绪管理在维护心血管健康中的重要作用，积极探索有效的情绪调节方法，从而降低心血管疾病的风险。

3. 心理因素对心血管疾病预后的影响 心理因素可影响心血管疾病的预后过程。若心血管疾病患者长期承受心理压力或情绪困扰，则复发的风险增加[11]。临床证据显示，急性冠脉综合征发作后因心理压力出现睡眠障碍的患者继发性心血管事件的易感性增加，表明心理因素与心血管疾病的复发和恶化相关。此外，不良心理因素可能影响心血管疾病的治疗效果。若患者在治疗过程中处于焦虑、抑郁等负性情绪中，会导致治疗依从性降低，进而影响治疗效果和预后。

二、心血管疾病患者的心理特点

1. 心血管疾病患者的心理反应

（1）焦虑与恐惧。心血管疾病患者经常需要面对疾病的不确定性和治疗过程中的痛苦，这些因素极易引发焦虑和恐惧心理。患者可能担心病情突然恶化、治疗无效、出现并发症或死亡，这种持续的担忧和恐惧会严重影响其情绪和生活质量。此外，频繁接受医疗检查和治疗也会加重心血管疾病患者的焦虑和恐惧感。

（2）抑郁与失落。心血管疾病可能导致患者工作能力下降、社交活动减少，甚至需要长期卧床。这些变化可能使患者感觉自己失去了独立性和社会价值，从而产生抑郁和失落情绪。心血管疾病还可能导致患者出现身体功能衰退和丧失（如丧失行走能力和自理能力），这些变化会进一步加重其抑郁和失落感。

（3）应激与适应困难。心血管疾病患者需要适应新的生活方式和医疗管理，如饮食调整、药物治疗、运动限制等[12]。这些改变可能对日常生活产生巨大影响，导致患者产生应激反应。同时，心血管疾病患者还需要面对疾病的长期治疗和管理，这种持续的压力和负担也可能使他们感到难以适应。

2. 心血管疾病患者的心理需求 信息需求、情感需求和支持需求是心血管疾病患者的三大核心需求。在信息需求方面，患者对于心血管疾病的相关知识、治疗方案和预后等信息有着强烈的需求。患者对于信息的需求程度和接受程度不同，有些患者希望尽可能详细地了解自身病情，而有些则更注重治疗方法和预后。这种信息需求的多样性要求医疗团队在提供信息时能够考虑患者的个体差异，提供个性化的信息服务。在情感需求方面，心血管疾病患者通常会产生焦虑、恐惧、孤独等负性情绪，需要得到更多的关心和支持。情感需求的满足不仅能够帮助患者更好地应对疾病，还能提高治疗效果和满意度。此外，支持需求也是患者心理需求的重要方面。在治疗过程中，患者需要医疗团队的专业支持（包括诊断、治疗、康复等方面的指导）、亲友的鼓励和安慰，以及社会层面的支持和帮助。这种支持对于患者的治疗和康复具有重要的作用。

3. 心理干预在心血管疾病治疗中的重要性

认知行为疗法可帮助心血管疾病患者调整不合理的认知模式，减轻焦虑和抑郁症状，建立积极的生活态度，促进患者配合治疗，提高治疗效果。放松训练可以降低心血管疾病患者的心率和血压，改善心血管功能。正念冥想可提高心血管疾病患者的专注力，减轻焦虑和抑郁，从而更好地管理情绪，保持平静的心态[13]。

心理教育、家庭支持和社会支持也是心理干预的重要组成部分。心理教育有助于患者了解心血管疾病的相关知识，提高应对疾病的能力，增强康复信心。家庭和社会支持可以减轻患者的孤独感，提高康复效果。

三、心理因素对心血管系统的影响

心理因素（如压力、焦虑和抑郁）对心血管系统的影响不容忽视。这些心理因素可通过多种机制影响心血管健康，包括神经内分泌机制、交感神经系统激活及行为变化等[14]。

1. 神经内分泌途径 心理压力可激活下丘脑-垂体-肾上腺轴（HPA 轴），导致糖皮质激素（如皮质醇）分泌增加。糖皮质激素长期处于高水平状态会对心血管系统产生不利影响，如升高血压和促进动脉硬化。此外，应激状态下释放的其他激素（如肾上腺素和去甲肾上腺素）也会加快心率和增加心肌耗氧量，从而加重心脏负荷。

2. 交感神经系统激活 急性应激和慢性压力均可激活交感神经系统，导致儿茶酚胺（如肾上腺素和去甲肾上腺素）大量分泌。这些激素会引起一系列的心血管反应，包括心动过速、心肌收缩力增强和血管收缩，进而升高血压。长期处于应激状态会持续对心血管系统造成损害。

3. 行为变化 心理因素可通过影响行为来影响心血管健康。例如，高压状态下的个体更可能选择不健康的生活方式以缓解情绪，如吸烟、酗酒、暴饮暴食和缺乏运动等。这些行为都是心血管疾病的危险因素。此外，抑郁症患者常伴有食欲变化和体重波动，这也会进一步影响心血管健康。

4. 影响心血管疾病相关生物标志物水平 心理因素与心血管疾病相关生物标志物之间存在显著关联。例如，炎症反应在心身疾病的病理过程中扮演着关键角色。应激引发的炎症反应主要由促炎性细胞因子［如C反应蛋白（C-reactive protein，CRP）、白介素-6（interleukin-6，IL-6）和肿瘤坏死因子-α（tumor necrosis factor-α，TNF-α）］介导。这些因子不仅能直接损伤血管内皮细胞，还能促进黏附分子和化学趋化因子的表达，吸引单核细胞和淋巴细胞进入血管壁，形成动脉粥样硬化斑块。研究发现，抑郁症患者血清中的炎症标志物水平显著升高，表明慢性炎症可能是连接心理因素与心血管疾病的重要路径。氧化应激产物（如超氧化物歧化酶、丙二醛）水平也会受到心理因素的影响，进而加剧病程。此外，心理压力可通过激活HPA轴来影响免疫细胞的功能，促使炎症因子水平升高，导致这些生物标志物的异常表达，加速动脉粥样硬化过程，从而增加心血管疾病的风险。

5. 影响心血管疾病相关生理指标 心理因素可直接影响心血管疾病相关生理指标的变化。例如，心率、血压等指标是心血管疾病的重要预测因子，而负性情绪可显著增加心率和血压的变异性，使心血管系统处于应激状态，增加心血管疾病的发生风险。心理因素还可影响血脂代谢、胰岛素抵抗等生理过程，进一步加快心血管疾病的进展。

四、应激与心血管系统相关心身疾病

慢性应激被认为是心血管疾病的重要危险因素。长期心理压力可引起持续的炎症反应和血管内皮功能障碍，两者均为动脉粥样硬化的主要原因。研究表明，慢性应激可升高冠心病、高血压和心力衰竭的发生率。此外，工作相关应激（如职业压力、工作不稳定感）也与心血管疾病风险增加有关。一项荟萃分析显示，工作中的高需求和低控制力与心血管疾病风险增加50%以上相关。

五、自主神经功能失调与心血管系统相关心身疾病

自主神经系统在调节心血管功能方面发挥重要作用。交感神经系统过度激活和副交感神经系统相对抑制被认为是高血压等心血管疾病的关键机制。心理因素可通过影响交感神经和副交感神经的平衡而导致心血管系统功能紊乱，进而引发心血管疾病。应激状态下，反复的自主神经功能失调会导致血压持续升高，心脏负荷增加，最终导致心肌肥厚和心力衰竭。此外，自主神经功能失调还与心律失常的发生密切相关。研究表明，抑郁症患者的心率变异性（heart rate variability，HRV）显著降低，提示副交感神经活性减弱与心理因素导致的自主神经功能失调有关。

第2节 心血管系统相关心身疾病

心血管系统相关心身疾病是心身疾病中最常见的一类，可分为功能性心血管系统相关心身疾病和器质性心血管系统相关心身疾病。

一、功能性心血管系统相关心身疾病

功能性心血管系统相关心身疾病是一类有心

血管症状及体征、发生和发展与情绪应激、遗传素质和行为特征有密切联系的功能性心血管疾病，社会心理因素在其发病中起重要作用[15]。

（一）冠状动脉痉挛（coronary artery spasm，CAS）

【概述】 CAS 是指冠状动脉发生短暂的、局部的收缩，导致血流减少或中断，引起心肌缺血。心身医学研究表明，情绪应激、行为特征和心理冲突是 CAS 的重要诱因。

【心身因素的作用】

1. 情绪波动 焦虑、抑郁、愤怒、紧张等负性情绪可通过神经内分泌途径激活交感神经系统，促使儿茶酚胺（如肾上腺素、去甲肾上腺素）分泌增加，导致冠状动脉强烈收缩。长期心理压力可能引发自主神经功能紊乱，打破交感神经与副交感神经的平衡，使血管舒缩功能失调。

2. 心理应激 急性应激（如突发事件、过度劳累）或慢性应激（如长期工作压力）会诱发血管内皮功能障碍，减少一氧化氮等舒血管物质的释放，同时增加内皮素等缩血管物质的分泌，从而促进痉挛发生。

3. 心身交互作用 心理因素与生理机制常相互影响，形成恶性循环。例如，焦虑情绪可通过神经内分泌途径加剧血管内皮损伤和自主神经紊乱，而血管痉挛导致的胸痛、心悸等症状又会进一步加重患者的心理负担，形成“心理-生理-心理”的循环。

【临床表现】 患者多在安静时或夜间发作，疼痛剧烈（压榨性、紧缩感），可放射至左肩、左臂或下颌，持续数分钟至 30 分钟，含服硝酸甘油可缓解。伴随症状包括呼吸困难、心悸、出汗、恶心等，严重时可出现晕厥、心律失常（如心室颤动）、心肌梗死，甚至猝死。除胸痛、心悸等症状外，CAS 患者还会出现情绪波动、睡眠障碍、焦虑和抑郁等心身症状，并可能掩盖或加重原有的心脏症状。

【诊断】 应综合评估患者的病史，判断有无心理应激。体格检查和辅助检查结果（如心电图、超声心动图、冠状动脉造影、核素心肌显像、运动负荷试验）一般无明显器质性异常。在鉴别诊断中，需排除其他可能引起类似症状的疾病（如心绞痛、冠心病、心肌桥、肺动脉栓塞），并考虑心理因素的影响。

【治疗】

1. 药物治疗 急性发作的治疗药物主要为硝酸酯类药物。长期预防发作的药物包括抗抑郁药、抗焦虑药、β 受体阻滞剂和钙通道阻滞剂等。

2. 心理干预

（1）认知行为疗法（cognitive behavioral therapy，CBT）：针对 CAS 患者，CBT 可通过调节交感神经活性，降低儿茶酚胺分泌，从而减少触发血管痉挛。CBT 能改善患者对应激的认知评估，降低血管内皮素 -1 等缩血管物质的水平，同时提升一氧化氮的生物利用度，改善血管舒缩功能。

（2）放松训练：包括深呼吸、冥想等，可激活副交感神经系统，纠正自主神经失衡。临床数据显示，规律进行放松训练的血管痉挛患者，其 HRV 显著改善，ST 段抬高性胸痛发作频率减少 50% 以上，提示副交感神经系统激活可有效抑制血管平滑肌钙超载，预防痉挛性狭窄。

3. 生活方式调整

（1）采用低盐、低脂、高膳食纤维饮食模式。

（2）选择低强度有氧运动（如快走、瑜伽）。

（3）保证 7～8 h 高质量睡眠，避免熬夜。

（4）戒烟并远离二手烟（尼古丁可直接收缩血管），注意保暖（寒冷可诱发痉挛），控制高血压、糖尿病等基础疾病。研究表明，规律的生活方式可使痉挛发作频率降低 30%～50%，显著改善预后。

4. 手术治疗 对于严重 CAS 病例，可能需要介入手术，如冠状动脉支架置入术。

（二）心脏神经官能症

【概述】 心脏神经官能症是一种以心血管症状为主要表现的功能性心脏病，常见于中青年女性，大多数患者表现为由情绪应激引起的心前区闷痛，常可持续数小时，伴有心悸、乏力、头晕、注意力不集中、失眠、多汗等自主神经功能失调症状。心身医学认为，心理压力和情绪波动是该病的重要诱因。

【心身因素的作用】 心理应激会导致自主神经系统失衡，从而引起心悸、呼吸困难和心前区闷痛等心脏症状。负性情绪会通过神经内分泌途径影响心血管功能，增加心脏神经官能症的风险。

心脏神经官能症患者通常具有神经质倾向，情感不稳定。除内在因素外，社会环境也对该病的发生发展起着重要的作用，如持续紧张的工作、人际关系矛盾、患者对心脏病的疑病心理，均可能使患者产生恐惧和焦虑等情绪，导致疾病的发生或加重[16]。

【临床表现】 症状时轻时重，持续时间长（通常≥6个月），情绪波动或压力可诱发或加重该病。

1. 心血管症状 ①心悸：患者自觉心跳加快、心前区搏动或心悸，于劳累或紧张时加重。②心前区疼痛：多为针刺样痛或隐痛，部位不固定（如心尖区、胸骨下），与活动无关，硝酸甘油无效。③呼吸困难：患者常感胸闷、呼吸不畅，需深呼吸或叹息样呼吸，可能伴随过度换气导致的头晕、手足麻木。

2. 神经系统症状 患者可出现焦虑、抑郁、失眠、多梦、注意力不集中，以及自主神经功能紊乱（如多汗、手颤、尿频、乏力等）。

【诊断】 症状持续时间≥6个月，且符合躯体形式自主神经功能紊乱的诊断标准（ICD-10）。应综合评估患者的病史、体格检查结果和辅助检查（如心电图、心肌酶、超声心动图、甲状腺功能）结果。除可能发现心电图呈非特异性ST-T改变外，心血管系统无结构异常或功能异常。通过问卷调查和临床访谈评估患者的心理症状，如是否存在焦虑、抑郁等心理障碍，或对心脏疾病的过度担忧；症状与情绪变化密切相关，医生解释后仍难以缓解疑虑。常用工具包括汉密尔顿抑郁量表（Hamilton Depression Scale，HAMD）、贝克抑郁问卷（Beck Depression Inventory，BDI）等用于评估抑郁症状；汉密尔顿焦虑量表（Hamilton anxiety scale，HAMA）用于评估焦虑症状。

在鉴别诊断中，需排除其他可能引起类似症状的疾病（如心绞痛、心律失常、甲状腺功能亢进症），并考虑心理因素的影响。

【治疗】

1. 药物治疗 主要包括：①选择性5-羟色胺再摄取抑制剂（serotonin-selective reuptake inhibitor，SSRI）：如氟西汀、舍曲林，主要用于治疗抑郁症和焦虑症。SSRI具有较好的耐受性和安全性，但需要数周时间才能见效。②苯二氮䓬类药物：如阿普唑仑、氯硝西泮，主要用于短期缓解焦虑症状。由于其成瘾性和耐受性问题，通常仅作为过渡治疗手段。

2. 心理干预 主要包括：① CBT：患者常因心悸、胸痛等症状产生“患有心脏病”的灾难性思维，进而加剧焦虑，形成“症状-恐惧-症状加重”的循环。CBT可通过引导患者识别并挑战这些负面思维（如“胸痛＝心肌梗死”），帮助其建立更理性的认知框架，如“症状是功能性的，与器质性病变无关”。通过系统脱敏、呼吸训练等技术，患者能逐渐学会在应激状态下控制自主神经反应。②心理咨询：心理咨询师通过分析患者的成长经历、人际关系及当前压力源，揭示症状与心理创伤的关联。部分患者的心悸可能源于对“失控”的恐惧，或早年经历的分离焦虑。针对患者的具体问题（如过度担忧、回避行为），心理咨询师会教授情绪调节技巧、问题解决能力及沟通策略，增强患者的心理韧性。通过反复解释与验证，帮助患者修正“患有心脏病”的错误认知，减少疑病倾向。

3. 监测生理指标 定期测量血压、心率及HRV等生理指标，评估治疗效果和疾病进展。例如，HRV增加通常表明自主神经系统功能的改善和心脏健康状态的提升。

（三）原发性高动力循环

【概述】 原发性高动力循环是一种以心输出量增加为主要特征的心血管疾病。心身医学认为，心理压力和情绪波动是原发性高动力循环的重要诱因。该病多见于15～40岁人群，女性多于男性[比例为（3～6）：1]。

【心身因素的作用】 焦虑、抑郁、敌意等负性情绪可通过中枢神经系统（如杏仁核、下丘脑）激活交感-肾上腺髓质系统，导致儿茶酚胺（肾上腺素、去甲肾上腺素）分泌增加，引发心率加快、心肌收缩力增强（每搏量增加）和外周血管扩张（阻力降低），形成高排低阻的血流动力学特征。早期症状多由情绪波动诱发，呈阵发性，休息或心理放松后可缓解。若长期未干预，可能发展为持续性高动力循环，甚至导致心肌肥厚、心律失常等结构性改变。

【临床表现】 患者多伴有交感神经功能亢进的征象，包括烦躁、心悸、胸闷、胸痛、多汗、低热、易激动，但无器质性病变。患者也可能伴有焦虑、抑郁等情绪障碍，进而加重或诱发心脏症状。

【诊断】 应综合评估患者的病史、体格检查结果和辅助检查（如心电图、超声心动图）结果。使用心理健康量表［如医院焦虑抑郁量表（Hospital Anxiety and Depression Scale，HADS）、9项患者健康问卷（Patient Health Questionnaire-9，PHQ-9）］评估患者心理状态的变化情况。这些工具简便易行且具有较高的信度和效度，适合在临床实践中广泛应用。在鉴别诊断中，需排除其他可能引起类似症状的疾病（如甲状腺功能亢进症、嗜铬细胞瘤），并考虑心理因素的影响。

【治疗】

1. 药物治疗 主要包括抗抑郁药、抗焦虑药和β受体阻滞剂。β受体阻滞剂（如普萘洛尔）主要用于控制高血压和心绞痛等心血管疾病症状。此外，β受体阻滞剂还能缓解由焦虑引起的心悸和震颤等症状。

2. 心理干预 原发性高动力循环以心输出量增加、交感神经过度激活为核心特征，其病理机制与心理应激、情绪障碍及自主神经功能紊乱密切相关。针对这一特点，CBT与生物反馈疗法可通过重塑认知、调节生理功能，成为改善症状的重要手段。生物反馈疗法是利用仪器监测生理指标（如心率、血压），并通过视觉或听觉信号将结果反馈给患者，使其学会自我调节的方法。患者根据反馈信息调整自己的生理状态，从而达到放松和控制病情的目的。

3. 生活方式调整 包括规律作息、适量运动和健康饮食。

4. 手术治疗 对于严重病例可能需要介入手术，如射频消融。

（四）β受体高敏症

【概述】 β受体高敏症是一种以心脏对儿茶酚胺过度反应为特征的心血管疾病。约80%患者的发病年龄为20～40岁，女性多于男性［（3～5）：1］，情绪应激与该病的发生和发展有关。

【心身因素的作用】 β受体高敏症以交感神经过度激活、β受体敏感性增强为核心病理机制。心理应激会导致交感神经系统过度活跃，使心率加快，出现胸痛，从而诱发β受体高敏症。此外，负性情绪也会通过神经内分泌途径影响心血管功能，增加患病风险。

【临床表现】 患者可能出现心悸、胸闷、胸痛等症状，但无器质性病变。同时，患者具有焦虑或紧张心理，情绪波动大，经常主诉心悸、胸闷、气促、心前区隐痛、吸气后症状缓解。

【诊断】 应综合评估患者的病史、体格检查结果和辅助检查（如心电图、超声心动图）结果。常合并窦性心动过速，心电图表现为Ⅱ、Ⅲ、aVF导联及胸前导联（V_3～V_6）ST段多呈水平型或下斜型压低，T波低平或倒置。服用β受体阻滞剂后1～2 h可见ST-T的异常改变恢复正常。在鉴别诊断中，需排除其他可能引起类似症状的疾病（如甲状腺功能亢进症、心绞痛、心肌炎），并考虑心理因素的影响。

【治疗】

1. 药物治疗 主要包括抗抑郁药、抗焦虑药和β受体阻滞剂。

2. 心理干预 β受体高敏症的心理干预需结合认知重构、生理调节及情绪疏导，形成“心理-生理-行为”的三维治疗体系。其中，CBT与生物反馈疗法的协同应用可显著降低交感神经活性，改善症状；心理咨询可帮助患者理解症状的心理根源，预防复发。未来可探索AI辅助的个性化生物反馈系统（如智能手环实时监测与干预），进一步提升治疗精准度与患者依从性。

3. 依从性评估 记录患者的用药情况、参加治疗的积极性以及对健康建议的执行情况等依从性行为数据，作为评估治疗效果的重要参考依据之一。良好的依从性通常预示着更好的治疗效果和预后情况。

4. 手术治疗 严重病例可能需要介入手术，如射频消融。

二、器质性心血管系统相关心身疾病

器质性心血管系统相关心身疾病的发生和发展与情绪应激、遗传素质和行为特征有密切联系，社会心理因素在其发病中发挥了重要的作用。

（一）冠心病

【概述】 冠心病（coronary artery disease，CAD）是由冠状动脉硬化导致心肌供血不足的心血管疾病。心理压力和情绪波动等社会心理因素在CAD的发生和发展中起着重要作用。

【心身因素的作用】 心理应激会导致交感神经系统过度活跃，导致心率加快和血压升高，从而加重冠状动脉的负担。1959年，美国心脏病学家Meyer Friedman和Ray Rosenman提出A型行为者（以雄心勃勃，易于激动，好争执，敏感但缺乏耐心，具有时间紧迫感、竞争和敌意为特征）易患CAD。历经多年论证，1978年美国宣布承认A型行为是CAD的独立危险因素。A型行为者在情绪应激时易通过神经内分泌机制，加剧传统危险因素的作用，促发或加重CAD。因此，社会心理应激对CAD的发生和发展发挥介导作用。

【临床表现】

1. 胸痛（心绞痛） 疼痛部位位于胸骨后或心前区，可放射至左肩、左臂内侧、下颌、颈部或背部，呈压榨感、闷胀感或烧灼感，非尖锐性疼痛，常伴随呼吸困难。

2. 焦虑与恐惧 心肌缺血引发的不适（如胸痛）强化了患者对“死亡威胁”的认知，导致交感神经持续激活。

3. 抑郁 抑郁会降低患者的治疗依从性，抑制免疫功能，增加心血管事件风险。

4. 烦躁与易怒 长期服药的副作用（如β受体阻滞剂可能引发情绪波动）、活动受限等可导致烦躁和易怒。

5. 社交障碍与孤独感 患者可出现自卑、回避社交，甚至产生被抛弃感。

【诊断】 应综合评估患者的病史、体格检查结果及辅助检查（如心电图、超声心动图、冠状动脉造影）结果。在鉴别诊断中，需排除其他可能引起类似症状的疾病（如心绞痛、心肌炎），并考虑心理因素的影响。

【治疗】

1. 药物治疗 主要包括抗血小板药物、降脂药、抗焦虑药和抗抑郁药。

2. 心理干预 包括CBT、放松训练等，以减轻患者的心理压力和情绪波动。放松技术（如深呼吸、冥想、渐进性肌肉放松和引导性想象）有助于降低患者的应激水平，并通过激活副交感神经系统，降低心率和血压，促进心血管健康。研究表明，规律的放松训练可显著降低CAD患者心绞痛的发作频率和严重程度。

3. 介入手术 主要包括冠状动脉支架置入术。

（二）原发性高血压

【概述】 原发性高血压是一种以体循环动脉压升高为主要特征的慢性疾病，其病因复杂且由多因素参与。原发性高血压的发生和发展与情绪应激相关。

【心身因素的作用】 心理应激会导致交感神经系统过度活跃，使血压上升，诱发原发性高血压。研究发现，抑制焦虑或愤怒可使血浆肾上腺素浓度增高；而显露焦虑或愤怒情绪时，血浆去甲肾上腺素浓度增高；当个体压抑敌意情绪时，血浆去甲肾上腺素和肾上腺素浓度均明显增高。因此，被抑制的敌意情绪可能是导致原发性高血压的重要心理因素。

【临床表现】

1. 头痛、头晕、心悸等症状 严重时可发生心脑血管并发症。

2. 焦虑与恐惧 表现为对血压波动、并发症（如脑卒中）的过度担忧，常伴随心悸、失眠、坐立不安等躯体化反应。

3. 抑郁 由疾病长期困扰导致的心理挫败感，或因身体不适引发的社会隔离感。

4. 疑病与过度警觉 将轻微症状（如头痛、头晕）过度解读为病情恶化，频繁测量血压或就医，甚至出现“白大衣高血压”现象（看见医生或进入医院即出现血压升高）。

【诊断】 应综合评估患者的病史、体格检查结果和辅助检查（如血压测量、心电图、超声心动图）结果。在鉴别诊断中，需排除其他可能引起类似症状的疾病（如继发性高血压），并考虑心理因素的影响。

【治疗】

1. 药物治疗 包括降压药、抗焦虑药和抗抑郁药。

2. 心理干预 CBT、放松训练和正念减压疗法（mindfulness based stress reduction，MBSR）。MBSR结合了冥想、瑜伽和身心觉察技术，可帮助患者增强对当下时刻的关注和接受态度。该方法已被证明对减少心理压力、改善情绪状态及降低血压有积极作用。

3. 长期随访 通过长期随访，观察患者的病情变化及复发情况，评估远期疗效和预后情况。

长期随访不仅能提供宝贵的临床数据，从而支持科学研究工作，还能帮助医生优化治疗方案，提高服务水平。

4. 手术治疗 严重病例可能需要介入手术，如肾动脉成形术。

（三）二尖瓣脱垂（mitral valve prolapse，MVP）

【概述】 MVP是一种以二尖瓣叶在心室收缩时向左心房方向脱垂为特征的心血管疾病。心身医学认为，心理压力和情绪波动在MVP的发生和发展中发挥重要作用。

【心身因素的作用】 长期心理应激会导致自主神经系统失衡，从而引起心脏症状。焦虑、抑郁等负性情绪会通过神经内分泌途径影响心血管功能，增加MVP的发生风险。MVP的发生率为2%～4%，多见于青年女性。

【临床表现】 患者可表现为明显胸痛，常伴有焦虑、惊恐发作、易激动、盗汗、失眠等症状，还可能出现心悸、胸闷等症状。此外，患者也可能伴有抑郁等情绪障碍，加重或诱发心脏症状。部分患者可能出现不典型胸痛、疲劳、头晕等症状。

【诊断】 应综合评估患者的病史、体格检查结果和辅助检查（如心电图、超声心动图）结果。在鉴别诊断中，需排除其他可能引起类似症状的疾病（如先天性心脏病、风湿性心脏病），并考虑心理因素的影响。

【治疗】

1. 药物治疗 包括抗焦虑药、抗抑郁药和β受体阻滞剂。

2. 心理干预 MVP的心理干预需结合个体化评估，通过CBT、放松训练和社会支持，打破“心理-生理”的恶性循环。未来可探索结合可穿戴设备（如监测HRV与情绪波动）的智能干预模式，为患者提供更精准的心理支持。

3. 健康教育 向患者提供关于心身疾病的相关知识，帮助他们理解自身病情及其管理方法。通过健康教育可以提高患者的依从性和自我管理能力。

4. 手术治疗 严重病例可能需要手术治疗，如二尖瓣修复术。

（四）雷诺病

【概述】 雷诺病是一种以手指和（或）脚趾在寒冷或应激情况下出现间歇性苍白、发绀和潮红为特征的疾病。该病的发生多与情绪应激或寒冷刺激有关，属于心身疾病的范畴。

【心身因素的作用】 长期心理应激会导致交感神经系统过度活跃，引起血管收缩，从而加重雷诺病的症状。此外，负性情绪会通过神经内分泌途径影响血管功能，增加患雷诺病的风险。

【临床表现】 患者可出现手指和（或）脚趾间歇性苍白、发绀和潮红等症状，部分患者可出现手指溃疡、指甲改变等症状。患者可能伴有焦虑、抑郁等情绪障碍，加重或诱发雷诺病症状。

【诊断】 应综合评估患者的病史、体格检查结果和辅助检查（如甲襞毛细血管显微镜检查）结果。通过血液检测观察CRP、IL-6和TNF-α等炎症标志物的变化情况，以评估体内炎症反应的改善程度。这些指标的变化可反映治疗对全身性炎症的影响。在鉴别诊断中，需排除其他可能引起类似症状的疾病（如贫血、营养不良），并考虑心理因素的影响。

【治疗】

1. 药物治疗 包括钙通道阻滞剂、血管扩张剂、抗焦虑药和抗抑郁药。

2. 心理干预 主要包括CBT、放松训练、艺术治疗和音乐治疗。艺术治疗和音乐治疗可利用创意表达和审美体验来改善患者的情绪状态和心理功能，其在缓解压力、焦虑和抑郁方面有独特效果。

3. 手术治疗 对于严重病例，可能需要手术治疗，如交感神经切除术。

（五）应激性心肌病（Takotsubo心肌病）

【概述】 应激性心肌病是一种由强烈情绪应激引起的心脏疾病，表现为短暂的左心室功能障碍。

【心身因素的作用】 强烈的情绪应激（如悲伤、愤怒）会导致交感神经系统过度活跃，释放大量儿茶酚胺，从而引起心肌功能障碍。

【临床表现】 除胸痛、呼吸困难等症状外，患者还可能出现剧烈的情绪反应（如哭泣、愤怒）。

【诊断】 主要依据临床表现和辅助检查（如

超声心动图、心电图)。采用健康调查量表36(short form 36, SF-36)、世界卫生组织生活质量简表(WHO Quality of Life, WHOQOL-BREF)等标准化量表评估患者的生活质量改善情况。这些量表涵盖身体功能、心理健康和社会功能等多个维度,能够全面反映治疗效果对患者生活的影响。在鉴别诊断中,需排除其他可能引起类似症状的疾病(如心力衰竭、哮喘),并考虑心理因素的影响。

【治疗】

1. 药物治疗 主要包括抗焦虑药、抗抑郁药和β受体阻滞剂。

2. 心理干预 主要包括CBT、支持性心理治疗、放松训练与团体心理治疗。团体心理治疗能使患者通过团体互动,分享相似经历(如突发情绪应激后的身体反应),减少孤独感,形成"我们在共同面对"的群体认同感。团体心理治疗可帮助患者重建社交信心,减少因疾病导致的社会隔离。

3. 社会支持 家庭支持、朋友关怀及社区资源的有效利用可以显著改善患者的心理状态和生活质量。社会支持网络可提供情感安慰和实际帮助,使患者感受到关爱和支持。

案例分析

案例1

患者男,45岁,是一名公司经理,平时工作压力大,经常加班。患者近期感到胸闷、心悸,伴有出汗和疲劳感。由于症状持续加重,遂就诊。患者就诊后接受了全面检查。结果显示心功能正常,心电图显示有轻微心律不齐。超声心动图检查显示心脏结构正常,但心脏负荷增加。血液检查结果显示胆固醇水平偏高,血糖升高。患者被诊断为轻度冠心病和压力性心脏病。

☞ 专家解答

压力性心脏病是由长期精神压力导致的心脏病。长期的工作压力和不健康的生活习惯(如高脂饮食、缺乏运动)也是冠心病的主要诱因。在本案例中,患者工作压力大可能是导致其压力性心脏病的主要原因。长期心理压力会导致自主神经系统失衡,进而影响心脏功能。应建议患者改善生活习惯,包括增加运动、改善饮食、减轻工作压力等。同时,需通过药物治疗控制胆固醇水平和血糖水平,以防止病情进一步恶化。

保持良好的生活习惯和心理状态对于预防心血管疾病非常重要。心血管科医生应加强对双心医学的认识,对心血管疾病合并精神心理疾病的患者做到早期识别、早期治疗,提高疾病治愈率,减少患者的经济负担。

案例2

患者男,60岁,是一位退休教师。退休后,患者自觉变得焦虑和抑郁,经常感到胸闷和心悸。最初他认为这是因为退休后生活节奏改变和缺乏社交活动。然而,随着时间的推移,这些症状越来越严重,影响日常生活,遂就诊。患者就诊后进行了一系列检查,结果显示心脏功能正常,心电图显示轻微心律不齐。进一步的心理评估显示中度焦虑和轻度抑郁。心脏负荷测试显示心脏在负荷增加时表现出明显的缺血反应。因此,诊断为原发性高血压和心身疾病。

☞ 专家解答

在本案例中,患者的焦虑和抑郁可能是导致高血压加重的重要因素。此外,焦虑和抑郁可能导致患者忽视自己的身体状况,不按时服药或不遵循医生的建议,从而加重病情。因此,建议患者接受心理咨询和心理治疗,以缓解焦虑和抑郁症状。同时,通过药物来控制高血压,并建议他改善生活习惯,包括增加运动、改善饮食等。

案例3

患者女,66岁,近2年间断出现活动后胸痛,持续20 min后可逐渐缓解,后出现心悸、憋气,以"冠心病、不稳定型心绞痛"入院。住院后行冠状动脉造影显示三支病变,左前降支(left anterior descending branch, LAD)近段80%狭窄,左回旋支(left circumflex branch, LCX)近段90%狭窄。建议行经皮冠状动脉介入治疗(percutaneous coronary intervention，PCI），患者拒绝，冠状动脉造影术后 1 天带药出院。出院后患者规律服药，症状间断发作。本次入院前 3 个月患者症状再次发作，持续时间延长且不缓解，以急性冠脉综合征收住院。住院后行 PCI，于 LAD 和 LCX 各置入 1 枚支架，手术顺利，术后 3 天带药出院。

患者出院后规律服药，但频繁发作心悸、胸闷、憋气，发作时间长短不等，夜间多发，睡眠差，曾 3 次于急诊就诊。对患者进行心理量表测评显示，抑郁自评量表（PHQ-9）评分 13 分，焦虑自评量表（GAD-7）评分 16 分，诊断为中度焦虑抑郁状态。在治疗上，除常规 PCI 术后药物治疗外，加用氟哌噻吨美利曲辛片，以改善焦虑和抑郁症状，同时结合心理疏导和认知行为干预，治疗 1 个月后患者门诊随访诉心悸、胸闷、憋气等症状未发作，睡眠改善，进食正常。

☞ 专家解答

本例患者 PCI 术后频繁发作心悸、胸闷、憋气症状，经检查排除冠状动脉血管狭窄、心功能减低等原因，且具有以下特点：①睡眠质量差，梦多，近半年常做噩梦等；②对支架存在明显抵触情绪，顾虑较多；③ PCI 是重大负性生活事件，患者在心理上无法接受，对情绪有一定影响；④患者存在明显疲乏感、失眠、食欲减低、兴趣感下降、烦躁易激惹等情况。因此，考虑心血管疾病合并精神心理问题。

心血管系统相关心身疾病患者可分为三大类，第一类患者表现为心悸、胸闷等心血管系统症状，但无阳性检查结果，属于单纯心理障碍；第二类患者表现为情感淡漠、快感缺失等精神症状，但检查结果显示有明显的心脏病变（如心肌梗死），属于躯体疾病；第三类患者既存在心脏疾病，又存在明显的精神障碍（如心力衰竭合并惊恐障碍）。医生需要快速识别这三类患者，做到精准诊治，对于病情严重者要及时会诊、转诊。

（张盛　王熙　黄春艳　撰写　李鹏　审校）

参考文献

[1] Rozanski A, Blumenthal J A, Hinderliter A L, et al. Cardiology and lifestyle medicine [J]. Prog Cardiovasc Dis, 2023, 77: 4-13.

[2] 赵丽军，张丽萍，鲍彦平，等. 心理应激性心肌缺血的发病机制、流行病学以及治疗 [J]. 中国心血管杂志，2022，27（6）：541-548.

[3] 杨菊贤. 心理行为因素与心血管疾病的发生发展 [J]. 中华行为医学与脑科学杂志，2003，12（z1）：493-496.

[4] Greaney J L, Surachman A, Saunders E F H, et al. Greater daily psychosocial stress exposure is associated with increased norepinephrine-induced vasoconstriction in young adults [J]. J Am Heart Assoc, 2020, 9 (9): e015697.

[5] 中国康复学会心血管病专业委员会，中国老年学学会心脑血管病专业委员会. 在心血管科就诊患者的心理处方中国专家共识 [J]. 中华心血管病杂志，2014，42（1）：6-13.

[6] Goldmann E, Jacoby R, Finfer E, et al. Positive health beliefs and blood pressure reduction in the DESERVE study [J]. J Am Heart Assoc, 2020, 9 (9): e014782.

[7] Miller G E, Chen E, Yu T, et al. Youth who achieve upward socioeconomic mobility display lower psychological distress but higher metabolic syndrome rates as adults: prospective evidence from Add Health and MIDUS [J]. J Am Heart Assoc, 2020, 9 (9): e015698.

[8] Celano C M, Daunis D J, Lokko H N, et al. Anxiety disorders and cardiovascular disease [J]. Curr Psychiatry Rep, 2016, 18 (11): 101.

[9] Hanssen T A, Nordrehaug J E, Eide G E, et al. Anxiety and depression after acute myocardial infarction: an 18-month follow-up study with repeated measures and comparison with a reference population [J]. Eur J Cardiovasc Prev Rehabil, 2009, 16 (6): 651-659.

[10] Carazo M R, Kolodziej M S, DeWitt E, et al. Prevalence and prognostic association of a clinical diagnosis of depression in adult congenital heart disease: results of the Boston Adult Congenital Heart Disease Biobank [J]. J Am Heart Assoc, 2020, 9 (9): e014820.

[11] Steptoe A, Kivimäki M. Stress and cardiovascular disease [J]. Nat Rev Cardiol, 2012, 9 (6): 360-370.

[12] Doughty K N, Del Pilar N X, Audette A, et al. Lifestyle medicine and the management of cardiovascular disease [J]. Curr Cardiol Rep, 2017, 19 (11): 116.

[13] Loucks E B, Schuman-Olivier Z, Britton W B, et al. Mindfulness and cardiovascular disease risk:

state of the evidence, plausible mechanisms, and theoretical framework [J]. Curr Cardiol Rep, 2015, 17 (12): 112.

[14] Tatayeva R, Ossadchaya E, Sarculova S, et al. Psychosomatic aspects of the development of comorbid pathology: a review [J]. Med J Islam Repub Iran, 2022, 36: 152.

[15] Peterson P N. JAHA spotlight on psychosocial factors and cardiovascular disease [J]. J Am Heart Assoc, 2020, 9 (9): e017112.

[16] Pedersen S S, von Känel R, Tully P J, et al. Psychosocial perspectives in cardiovascular disease [J]. Eur J Prev Cardiol, 2017, 24 (3suppl): 108-115.

第九章 消化系统心身疾病

第1节 心理因素与消化系统疾病的关系

消化系统的生理功能主要包括摄取、转运、消化食物和吸收营养、排泄废物。越来越多的研究表明，消化系统与情绪紧密相关，约70%的胃肠疾病与心理因素有关。当机体处于负性情绪中时，大脑会向胃肠道发送信号，导致胃肠道蠕动、分泌等功能异常，从而引发胃肠疾病。例如，生气时可能会感到胃痛，紧张时可能会频繁腹泻，这些都是心理因素对胃肠道产生影响的直观表现。

一、心理社会因素对消化系统的影响

心理因素对胃肠道健康的影响可能与饮食不当、睡眠不足、自主神经功能紊乱等因素有关。不同情绪可能导致不同的胃肠道功能异常。当生活压力增加时，除焦虑外，患者还会伴随食欲减退、胃肠功能紊乱，甚至便秘或干呕。压抑性情绪（如闷闷不乐、无精打采、哭泣、恐惧）常伴有腹胀、早饱、食欲减退、嗳气、便秘、打嗝、口气重等。激惹性情绪（如愤怒、生气、紧张、易怒、心神不定、亢奋）易引起胃酸分泌增加、胃肠蠕动增加，常伴有腹痛、腹鸣、反酸、烧心、腹泻等症状。除了导致短暂的胃肠功能异常外，心理因素也可能导致慢性消化系统病变。

二、心理社会因素对消化系统的影响

消化系统包含数亿个神经细胞和大量内分泌细胞，它们通过多种激素、递质等传递信号，共同调节肠道内环境。其庞大的神经网络被称为胃肠神经系统，主要分布于食管、胃壁、小肠、大肠、胰腺、胆囊和胆道等的神经节，包括肌间神经丛和黏膜下神经丛，调节肠壁肌肉、黏膜上皮、小动脉等部位的神经纤维。大部分的胃肠活动并不是由大脑直接控制，而是通过胃肠神经系统的指挥来完成，因此胃肠道也被视为“第二个大脑”[1]。胃肠神经系统能调控胃肠道的运动、体液分泌、血流量等，并与大脑构成功能整合的双向应答系统——脑-肠轴，其在情绪的产生和调节中发挥重要作用。肠道和大脑之间的双向交流可通过以下4种主要途径来实现。

1. 胃肠道与神经系统的连接 迷走神经是连接胃肠和大脑的主要神经之一，胃肠道通过迷走神经将信息传递到大脑，尤其是大脑的情绪调节中心（如边缘系统和前额叶皮质）。胃肠道的神经细胞可以感知肠道内的环境变化（如食物、菌群变化等），并通过迷走神经向大脑发送信号，进而影响情绪。同时，胃肠道能够灵敏感知个体轻微的情绪变化，当接收到情绪刺激信号时，胃肠蠕动速度、消化液分泌会有相应改变。例如，发生重大创伤性事件后，剧烈的情绪波动会使迷走神经兴奋，导致胃肠道平滑肌剧烈收缩，消化液分泌增加，胃容受性受损，进食时可使胃壁紧张性增加，产生胃肠道不适，进而加重负性情绪。

2. 炎症 在抑郁症等情绪障碍中，炎症已被证实发挥一定作用。有研究显示，部分抗炎药可改善重度抑郁症患者的症状。当出现情绪异常或心理障碍时，炎症因子水平升高，胃肠道对生理性或非生理性刺激的敏感性增加，表现为疼痛阈值下降，产生一系列胃肠道功能紊乱，导致功能性胃肠疾病。同样，胃肠道炎症也是情绪变化的重要因素之一。当胃肠道发生炎症时，肠道通透性增加，炎症因子进入血液循环，影响大脑功能，进而影响情绪。例如，由幽门螺杆菌引起的胃肠道慢性炎症可通过自身毒素作用激活机体神经源

性炎症过程，导致神经系统、内分泌系统、免疫系统紊乱，引起脑-肠轴功能改变，导致情绪变化。

3. 肠道菌群 肠道菌群是一个庞大的微生物网络，人体肠道中的微生物总数达100万亿个，其细菌数量是人体真核细胞的10～100倍。肠道菌群-肠-脑轴在情绪调节及认知功能方面发挥重要作用。肠道菌群失调导致有害菌群的比例增加时，会导致肠道内有害物质增多，影响神经、内分泌和免疫功能，进而影响中枢神经系统，引起抑郁等情绪异常。例如，肠道微生物代谢过程中会产生5-羟色胺等神经递质，对情绪、睡眠等产生影响。

4. 内分泌 焦虑、抑郁等情绪与人体的应激反应系统直接相关，其中下丘脑-垂体-肾上腺轴在其中扮演了关键角色。正常情况下，下丘脑-垂体-肾上腺轴可通过负反馈机制来维持皮质醇水平的平衡，有助于身体适应各种内外环境的变化，保持生理状态稳定。在长期紧张或压力等不良刺激下，下丘脑-垂体-肾上腺轴功能亢进，引起神经内分泌功能障碍，皮质醇释放影响肠道应激反应，并促进肠壁的T淋巴细胞释放促炎性细胞因子，通过血脑屏障等途径引起大脑局部功能异常，参与抑郁等情绪失调症状。

第2节 消化系统相关心身疾病

社会心理因素在其发生、发展和转归中起重要作用的消化系统疾病被称为消化系统相关心身疾病。消化系统相关心身疾病分为器质性疾病和功能性疾病。器质性消化系统相关心身疾病患者存在检查指标的异常，心理因素在致病和病情进展中发挥一定作用，如消化性溃疡等。功能性消化系统相关心身疾病患者有明显的消化道症状，但躯体疾病相关检查无明显异常，表现为功能性变化，这类患者的症状通常与特定的社会心理因素密切相关，如肠易激综合征等。

一、胃肠神经官能症

【概述】 胃肠神经官能症（又称胃肠道功能紊乱或胃肠综合征）是一组以胃肠道运动功能紊乱为主的功能性胃肠病，是一种常见的心身疾病。其主要特点是涉及进食和排泄等方面的胃肠道功能失调，可伴有多种与消化系统无关的症状，如失眠、焦虑、注意力涣散等。

【心身因素的作用】

1. 焦虑和紧张 压力和紧张可能导致胃肠功能异常。

2. 抑郁 抑郁情绪可能影响肠道的运动功能，降低患者对疼痛的耐受力，加重症状。

3. 情绪波动 情绪不稳定或易激动人群更易患胃肠神经官能症。

4. 过度关注身体症状 对身体细微变化非常敏感的患者易夸大不适感，形成恶性循环。

【临床表现】

1. 胃肠道症状 上腹疼痛、烧灼感、胃胀、便秘、腹泻、便秘与腹泻交替等，这些胃肠不适症状通常与情绪波动有关，并在情绪紧张、焦虑、抑郁、恐惧时加重。

2. 其他症状 部分患者还可能出现其他系统功能异常，如发作性心悸、气短、胸闷、健忘、手足多汗、多尿、头痛等症状，这些症状通常无相关检查结果异常，虽然与胃肠道无直接关联，但同样给患者带来困扰。

【诊断】 胃肠神经官能症患者无器质性病变基础，因此常规的医学检查（如胃镜、肠镜）通常无明显异常。胃肠神经官能症的诊断主要依赖详细询问病史、体格检查和必要的实验室检查（如血液检查、粪便检查、内镜检查等），以排除其他器质性疾病，并结合患者的症状及相关心理评估和问卷调查做出诊断。

【治疗】 采用包括药物治疗、心理治疗和生活方式调整的综合治疗。

1. 心理疏导 胃肠神经官能症与心理因素密切相关，心理疏导是治疗的重要一环。医生可以通过与患者及家属沟通交流，了解患者的心理状况，提供必要的心理支持和建议，帮助患者调整心态，缓解焦虑和压力。此外，可通过规范的心理治疗方法改善患者情绪，包括：① CBT：帮助患者识别并调整不合理的思维和行为，减少对症状的过度担忧。②放松训练和正念疗法：通过减轻焦虑、紧张情绪，改善胃肠道功能。

2. 药物治疗 肠道痉挛导致的腹痛可选择抗痉挛药，便秘或腹泻可使用泻药或止泻药，腹痛患者可选择抑酸药，腹胀患者可选择促胃肠动力药，伴随消化不良的患者可使用助消化药及益生菌调整肠道菌群。此外，经临床评估为焦虑症和抑郁症的患者可使用抗焦虑药或抗抑郁药来辅助治疗。

3. 饮食调整 患者应尽量避免食用辛辣、油腻、生冷等刺激性食物，多吃易消化、富含营养的食物。同时，保持规律的饮食习惯，避免暴饮暴食和过度饥饿。

4. 生活方式调整 患者应注意保持良好的生活方式，包括充足的睡眠、适当的运动、避免过度劳累等。这些措施有助于缓解压力、增强体质、促进胃肠功能的恢复。

二、肠道易激综合征（irritable bowel syndrome，IBS）

【概述】 IBS是一种常见的功能性肠道疾病，表现为慢性、反复发作的腹部不适或疼痛，伴随排便习惯改变，但没有结构性或生化异常。它是一种典型的心身疾病，反映了心理和生理因素共同作用的结果。虽然IBS对患者的全身状况和预期寿命无明显影响，但患者常因症状长期反复发作、不能及时确诊和治疗效果不理想而频繁就诊，严重影响其生活质量，并造成了相应的经济负担和社会负担。

【心身因素的作用】

1. 脑-肠轴紊乱 心理压力、焦虑或抑郁情绪可能通过脑-肠轴影响肠道功能，导致IBS症状。

2. 应激反应 IBS患者在经历重大生活压力、创伤性事件或慢性压力时，症状可能加重。应激可改变肠道的蠕动和感觉，增加对疼痛的敏感性。

3. 情绪障碍 许多IBS患者同时患有焦虑症、抑郁症等情绪障碍，加重IBS症状，而反复肠道不适又会进一步影响情绪，形成恶性循环。

【临床表现】 IBS的症状通常呈间歇性。

1. 腹痛或腹部不适 通常与排便相关，排便后症状可能减轻或消失。

2. 排便习惯改变 腹泻、便秘或腹泻与便秘交替。

3. 肠胀气、腹胀 肠内气体增多，导致腹胀和排气增多。

4. 粪便性状改变 粪便稀薄、硬结或含有黏液。

【诊断】 IBS的诊断主要依据临床症状，并排除其他器质性疾病。常采用罗马Ⅳ诊断标准，症状需出现至少6个月，且近3个月符合反复发作腹痛，平均每周至少1天。腹痛至少伴随以下2项症状：①与排便相关（如排便后缓解）；②排便频率改变（如腹泻或便秘）；③粪便性状改变（如硬便、稀便或水样便）[2]。医生需要通过血液检测、粪便检测或结肠镜检查，排除炎症性肠病、乳糖不耐受、感染等其他疾病。

【治疗】 IBS的治疗通常是综合性的，包括饮食管理、药物治疗和心理干预。

1. 饮食管理 可溶性膳食纤维可能是治疗IBS整体症状和腹痛的有效方法，但应避免使用不溶性膳食纤维（如麦麸），因其可能加重症状。低可发酵寡糖、二糖、单糖和多元醇饮食可作为二线饮食疗法，但应在营养师的监督下实施。益生菌可能有效。此外，避免刺激性食物有助于缓解症状。

2. 药物治疗 可使用洛哌丁胺（治疗IBS患者的腹泻）、解痉药或薄荷油（治疗IBS整体症状和腹痛）、聚乙二醇（治疗IBS患者的便秘）。针对伴有焦虑症或抑郁症的患者，低剂量抗抑郁药可能有助于缓解症状。

3. 心理干预 由于心理因素在IBS中占有重要地位，针对焦虑、抑郁等情绪问题的心理支持至关重要。心理治疗、社交支持和健康的应对机制对管理IBS有显著效果。可采用CBT、正念疗法和放松训练。此外，肠道导向催眠疗法也被证明对部分IBS患者有效。

三、神经性厌食

【概述】 神经性厌食是以自我节食、体质量显著减轻和营养不良为特征的进食障碍。在所有精神疾病中，神经性厌食的死亡率最高，可导致严重的精神病理症状和危及生命的并发症。神经性厌食的主要特征是患者对体重增加的强烈恐惧、体象感知扭曲和对食物摄入的极端控制（故意节食导致体重减轻）。该病多发生于青少年期（约85%的患者于13～20岁发病），女性患病率较男性高约10倍，病程可长达数月至数年。

【心身因素的作用】 神经性厌食患者通常极度追求完美和控制感。他们对外貌有非常苛刻的要求，患者过度担心体重和体型，即使骨瘦如柴，仍觉得过胖，因此严格控制进食，甚至不进食，或采用各种方法阻止体重增加。由于对食物的强烈控制，患者可能会避免社交活动，导致社会关系恶化，产生一定程度的社会隔离。

【临床表现】

1. 心理和行为表现 神经性厌食患者崇尚低体重，很多患者存在体象障碍，即对自身体形的感知异常；在行为上，患者会刻意减少摄入并增加消耗以减轻体重，包括减少食物摄入、回避高热量食物、过度运动、催吐、导泻、滥用减肥药等。

2. 精神症状 患者存在对体型的焦虑和抑郁情绪，可能伴有强迫行为（如反复计算摄入的能量）、情绪不稳定、易激惹、失眠等。随着病程的延长，精神症状可能逐渐加重。

3. 躯体症状 神经性厌食患者进食减少常引起以营养不良为核心、伴随频繁呕吐导致的内环境稳态破坏的多系统功能异常，包括：①外表改变：消瘦、虚弱、苍白、毛发稀疏。②消化系统症状：腹胀、便秘、胃肠不适、恶心、呕吐、腹泻等。③内分泌系统症状：电解质紊乱、女性闭经、第二性征消退，甲状腺功能减退的症状（如怕冷），雄激素水平升高的症状（如痤疮）。④心血管系统症状：心率、血压下降、心律失常，甚至心力衰竭。⑤血液系统症状：三系减少（红细胞、白细胞和血小板数量同时减少）及相关症状和体征。⑥泌尿系统症状：肾浓缩功能下降时表现为多尿，肾衰竭时表现为少尿和组织水肿。⑦骨骼系统症状：骨量减少、骨质疏松、骨折风险增加。⑧生殖系统症状：子宫幼稚化、不孕不育等。

【诊断】 根据第5版《精神疾病诊断与统计手册》（diagnostic and statistical manual of mental disorders，DSM-5），神经性厌食的诊断标准包括：①持续限制食物摄入，导致体重显著低于正常体重；②强烈害怕体重增加，即使体重偏低；③体象严重扭曲，过度关注体重对自我评价的影响，或否认自身极低体重的严重性。

根据患者行为，神经性厌食可分为两种主要类型：①限制型：通过节食、禁食或极端运动来减少体重。患者通常无暴食行为且不使用泻药。②暴食清除型：患者会通过暴饮暴食后催吐、使用泻药或其他手段来清除体内食物，以控制体重。

【治疗】 神经性厌食的治疗需要多学科团队协作，包括心理治疗、营养干预和药物治疗等。

1. 心理治疗 CBT是最常用的治疗方法之一，可帮助患者改变不健康的饮食模式和扭曲的体象认知。家庭治疗（特别是对于青少年患者）也被证明有效。社会支持也是治疗过程中不可或缺的部分，家庭、朋友和社会环境的理解与包容有助于患者建立积极的自我形象。

2. 营养干预 逐步恢复正常的饮食模式和体重是治疗的关键。营养师通常会为患者设计个性化的饮食计划，确保患者获得必要的营养。

3. 药物治疗 虽然药物不能直接治愈神经性厌食，但可用于缓解患者伴随的焦虑、抑郁等症状，如SSRI可能对部分患者有帮助。

四、神经性贪食

【概述】 神经性贪食是一种严重的进食障碍，以周期性暴食和随后采取的极端控制体重的行为为特征。患者通常会经历强烈的进食冲动，在短时间内摄入大量食物，随后感到极度内疚、羞愧和自责，因此采取补偿性行为（如催吐、过度运动或使用泻药）来避免体重增加。

【心身因素的作用】 神经性贪食的发生通常是多种因素共同作用的结果。

1. 心理因素 低自尊、完美主义、强烈的控制欲及难以处理情绪压力是常见的心理诱因。

2. 社会文化压力 现代社会对“瘦”的审美标准会加剧个体对体重和体型的焦虑，特别是年轻女性。

3. 家庭和遗传因素 家庭成员患有进食障碍、抑郁症或焦虑症，或处于过度控制和苛责的家庭环境，可能增加患病风险。

【临床表现】

1. 心理和行为表现

（1）反复发生暴食和补偿性行为：每周至少1次，持续3个月以上。这些行为通常呈周期性发作，并在情绪波动、压力增大时加重：①暴食发作：在短时间内（通常2 h内）进食大量食物，进食过程中感到失去控制，暴食时常选择高热量、高糖、高脂肪的食物。②补偿性行为：暴食后，为了减轻对体重增加的恐惧，患者会通过催吐、过度运动、使用泻药或禁食等方式来“补偿”过度摄入的热量。

（2）过度关注体型和体重：患者极度关注体型和体重，常对自己的身体形象不满意。

（3）心理改变：患者常伴有焦虑、抑郁、低自尊等情绪问题。暴食通常是应对情绪压力的方式，但暴食后常感到愧疚、羞耻，从而加剧焦虑。许多患者在暴食时无法自控，这种对食物的失控感会加重他们对体型和自我价值的负面评价。此外，由于对自身行为的羞耻感，患者通常避免社交，特别是与食物相关的活动。

2. 躯体症状

（1）消化系统症状：频繁催吐可导致胃酸反流，腐蚀食管和牙齿，导致胃食管反流病、胃溃疡和口腔问题。

（2）电解质失衡：过度催吐或使用泻药会引起电解质失衡，严重者可能出现脱水、心律不齐，甚至心力衰竭。

（3）月经失调：由于体内激素失衡，女性患者可能出现月经失调或闭经。

（4）代谢和营养失调：长期暴食和催吐会影响身体的营养吸收，导致贫血、维生素及矿物质缺乏，甚至出现骨质疏松症。

【治疗】

1. 心理治疗

（1）CBT：是治疗神经性贪食最有效的方法之一，可帮助患者识别并改变不健康的饮食行为和认知模式。

（2）人际治疗：通过改善患者与他人关系的方式，帮助减少进食障碍的发作。

（3）辩证行为疗法：特别适用于合并情绪调节困难的神经性贪食患者，可帮助患者学习如何应对情绪和压力。

2. 药物治疗　部分抗抑郁药在减少暴食和抑郁症状方面有一定疗效。

3. 营养支持　帮助患者建立健康的饮食习惯，了解食物摄入与体重管理的关系，避免极端的饮食行为。

4. 家庭治疗　特别适用于青少年患者，家庭治疗可改善家庭内部的交流模式，减少压力源，并提供支持。

五、神经性呕吐

【概述】 神经性呕吐又称心因性呕吐，是指一组自发或故意诱发反复呕吐的精神障碍，多见于女性。患者在没有明确的消化系统疾病时，频繁出现恶心和呕吐症状，呕吐物为刚进食的食物，呕吐后可以继续进食，对食欲和食量无影响。该病常与情绪及心理问题、神经系统疾病或药物作用有关。患者体重保持在正常体重的80%以上，一般无明显营养障碍，无其他并发症。

【心身因素的作用】 长期情绪困扰、压力或焦虑可能导致胃肠道功能失调，诱发呕吐。部分强迫症患者可能通过呕吐缓解内心的不安或焦虑。

【临床表现】

1. 反复呕吐发作　神经性呕吐患者无明显器质性病变或消化道问题，呕吐可能与心理因素（如压力、焦虑）直接相关。呕吐发作前常伴有情绪波动，呕吐后情绪可能暂时缓解。

2. 躯体症状　频繁呕吐可能导致出现以下症状：①电解质失衡：低血钾症相关症状等。②胃肠道症状：胃酸反流、胃溃疡、消化不良等。③牙齿侵蚀：胃酸长期反复通过口腔可导致牙齿表面损伤、牙龈问题和口腔溃疡。

【诊断】 神经性呕吐的诊断需要排除其他消化系统或神经系统疾病，应详细了解患者的症状、发作频率、与情绪或特定情境的相关性，完善血液检查、胃镜、腹部影像学检查等，以排除器质性病变，并全面评估患者是否存在焦虑症、抑郁症、强迫症或其他精神障碍。

【治疗】 神经性呕吐的治疗重点在于处理引发呕吐的心理和神经系统问题。

1. 心理治疗

（1）CBT：帮助患者识别和改变导致呕吐的负性思维和行为模式，特别是对焦虑、抑郁等情绪的管理。

（2）放松训练和正念疗法：帮助患者学会放松身体，减少由焦虑和压力引发的呕吐冲动。

（3）进食障碍治疗：对于因进食障碍（如神经性厌食/贪食）导致的神经性呕吐，有针对性的进食障碍治疗是关键。

2. 药物治疗

（1）抗焦虑药：如苯二氮䓬类药物，帮助缓解焦虑和紧张情绪。

（2）抗抑郁药：如 SSRI，可用于治疗伴随抑郁症状的患者。

（3）镇吐药：如多潘立酮、昂丹司琼，可用于缓解急性呕吐症状。

（4）抗精神病药：对于有强迫症或严重心理问题的患者，可选择抗精神病药来缓解症状。

3. 生活方式调整

（1）饮食调节：避免容易引发呕吐的食物，如油腻、辛辣或难以消化的食物。建议少食多餐，清淡饮食。

（2）规律作息：保持规律的生活作息和睡眠，减少身体和心理的负担。

（3）减少压力：通过运动、冥想、社交等方式调节情绪和压力，避免长期处于紧张状态。

六、神经性嗳气

【概述】 神经性嗳气是一种由心理或神经因素引发的频繁嗳气（打嗝）现象，常见于焦虑或长期处于心理压力下的人群，也可见于部分躯体形式障碍。与普通的嗳气不同，神经性嗳气与胃肠功能障碍无关，而是由中枢神经系统的异常信号或心理因素导致的反射性行为。患者通常会不自主地频繁嗳气，但无明显的胃部不适或胃肠问题。

【心身因素的作用】 患者在面对心理压力时，可能会通过不自觉的吞咽空气来缓解焦虑或其他情绪，这种无意识的行为使得大量空气进入胃部，从而引发嗳气。反复无意识的嗳气会增加焦虑、抑郁或强迫症状等。

【临床表现】 患者频繁嗳气，通常与情绪波动或心理压力有关，在焦虑、紧张或兴奋时症状会加剧。嗳气常为顽固性，且无法通过传统的胃肠道治疗来缓解。

【诊断】 应详细询问嗳气的频率、持续时间、与情绪或特定情境的关联，并了解患者的生活和情绪状态。通过胃镜、上消化道钡餐造影、腹部超声 /CT 等检查来排除器质性病变。心理状态评估对于诊断神经性嗳气非常重要。患者可能表现为焦虑、抑郁、强迫症状等精神心理问题。

【治疗】

1. 心理治疗 CBT 常用于缓解神经性嗳气的症状。通过识别并调整患者不良的认知和行为模式，患者可以学会应对压力和焦虑的健康方式，减少吞咽空气的行为。

2. 行为疗法 可使用呼吸训练和放松训练，帮助患者纠正过度吞咽空气的习惯。

3. 药物治疗 在部分重度焦虑症或抑郁症的患者中，使用抗焦虑药或抗抑郁药有助于减轻症状。

4. 生活方式的改变 鼓励患者避免紧张的生活方式和压力源，同时调整饮食习惯，避免摄食过快或饮用碳酸饮料等可能导致吞咽过量空气的行为。

七、癔球症

【概述】 癔球症是一种以咽喉部持续或间断性异物感、梗阻感或紧迫感为特征的功能性食管疾病，经内镜、影像学等检查可排除器质性病变，症状与进食无关且不影响吞咽功能。患者感觉咽喉被一个“球”卡住，但不影响进食或饮水，吞咽时通常不伴随疼痛。癔球症通常是一种良性功能性疾病，不会对患者的生命或健康构成严重威胁。然而，由于其与情绪和心理状态密切相关，症状可能反复发作。因此，长期的心理支持和压力管理对患者的康复非常重要。

【心身因素的作用】 压力较大时，喉肌可能出现不自觉收缩，造成异物感。部分患者对躯体的轻微不适或反应过于敏感，容易夸大症状，导致咽喉异物感增加。喉部异物感可能是未能表达的内心情感或长期压抑的情绪以躯体症状的形式表现出来，是心理困扰的一种象征性表达。同时，焦虑、抑郁、紧张等情绪状态常会诱发或加重症状。

【临床表现】 患者通常感觉喉部被异物卡住或堵塞，常描述为“有块东西在喉咙里”。这种感觉可能是持续性的，在情绪波动时症状加重。患者有时会感到喉咙紧缩，特别是在紧张或压力大时。尽管有异物感，但患者的吞咽功能通常不受影响，且没有明显的疼痛。

【诊断】 诊断时，需了解患者的症状特征，如是否与情绪状态相关，症状是否在进食、说话时加重或缓解。癔球症的诊断是排除性诊断，需要排除其他可能导致咽喉不适的病因，如胃食管反流病、喉部或食管疾病、甲状腺疾病等。需要消化科、耳鼻喉科医生等详细检查明确无明显器质性改变。此外，需要评估是否存在焦虑、抑郁等情绪。

【治疗】 主要针对患者的心理因素和症状进行治疗。

1. **心理治疗** CBT 可帮助患者识别和调整导致焦虑或不适的思维模式。压力管理可通过深呼吸、放松训练、正念等方式帮助患者减少心理压力。

2. **药物治疗** 对于伴随焦虑或抑郁明显症状的患者，可开具抗焦虑药或抗抑郁药。针对存在胃食管反流的患者，可使用抑制胃酸的药物以缓解症状。

3. **生活方式调整** 建议患者尽量避免摄入咖啡、辛辣食物、酒精等可能刺激喉部的饮食。改善工作和生活中的压力管理，学会更好地调节情绪。

八、消化性溃疡

【概述】 消化性溃疡是指消化道黏膜受胃酸和胃蛋白酶侵蚀，导致胃或十二指肠黏膜发生溃疡性病变。由于溃疡处黏膜缺损通常超过黏膜肌层，故不同于糜烂。消化性溃疡主要分为胃溃疡（gastric ulcer，GU）和十二指肠溃疡（duodenal ulcer，DU），男性发病率高于女性，且复发率较高。除了心理因素，消化性溃疡还与幽门螺杆菌感染、长期使用非甾体抗炎药或其他药物（如糖皮质激素）、吸烟等病理因素有关。

【心身因素的作用】

1. **压力** 长期处于高压状态会刺激自主神经系统，导致胃酸分泌增多，抑制胃黏膜的修复功能，诱发或加重溃疡。情绪紧张和焦虑也会导致胃肠道蠕动异常，进一步影响溃疡的愈合。

2. **情绪因素** 焦虑、抑郁、愤怒等负性情绪与消化性溃疡的发病率和严重程度有关。负性情绪可通过刺激肾上腺皮质激素的分泌，增强胃酸分泌，损伤胃黏膜。

3. **人格特质** 内向、敏感、易焦虑的个体更易患消化性溃疡。

4. **行为模式** 不规律饮食、过度吸烟、过度饮酒等行为因素也与溃疡的发生有关。这些行为通常与个体的情绪状态和应对方式有关，如处于情绪压力下的个体常通过吸烟或暴饮暴食来缓解焦虑。

【临床表现】 消化性溃疡以 GU 和 DU 最常见，两者在疼痛规律、好发人群及并发症等方面存在差异。

1. GU

（1）疼痛特点：GU 患者表现为餐后痛，即进食后 0.5～1 h 疼痛明显，至下一餐前缓解（进食-疼痛-缓解）。多位于剑突下偏左或中上腹，可放射至背部。性质呈钝痛、灼痛或胀痛，抗酸药缓解效果有限。

（2）伴随症状：腹胀、恶心、呕吐（于餐后加重），食欲减退，体重下降。出血风险较高，表现为呕血、黑便或贫血。癌变率为 1%～3%，长期不愈者需警惕；穿孔、幽门梗阻较少见。

2. DU

（1）疼痛特点：为饥饿痛 / 夜间痛，空腹时（餐后 2～4 h）或夜间疼痛明显，进食或服用抗酸药后缓解（疼痛-进食-缓解）。多位于剑突下偏右，可放射至右上腹或背部。性质呈灼痛或绞痛，节律性显著。

（2）伴随症状：反酸、嗳气、烧心（高胃酸分泌表现），食欲亢进（因进食可缓解疼痛）。出血、穿孔风险高于 GU，突发剧烈腹痛者需警惕穿孔。并发幽门梗阻较常见（呕吐宿食），无癌变风险。

【诊断】

1. **初步筛查** 根据典型症状（餐后痛或饥饿痛），病史（非甾体抗炎药服用史、幽门螺杆菌感染史）及体征（上腹部压痛）进行初步筛查。

2. **确诊检查** 胃镜＋活检（金标准）或 X 线钡餐造影。

3. **病因评估** 幽门螺旋杆菌检测＋相关实验室检查。

4. **鉴别诊断** 排除胃癌、慢性胃炎、胆胰疾病等（必要时结合活检或超声）。

【治疗】

1. **药物治疗** 使用质子泵抑制剂（如奥美拉唑）抑制胃酸分泌，保护胃黏膜。此外，如果确诊幽门螺杆菌感染，还需进行抗生素的三联或四联疗法。

2. **心理治疗**　对于伴有明显心理压力的患者，心理干预和压力管理对疾病的恢复至关重要，如CBT。

3. **生活方式调整**　戒烟戒酒，规律饮食，避免过度疲劳和熬夜。

九、溃疡性结肠炎

【概述】 溃疡性结肠炎是一种慢性、复发性炎症性肠病，其主要特征是结肠和直肠黏膜炎症和溃疡，通常表现为缓解与复发交替。溃疡性结肠炎是心身疾病的典型代表，因其发生和发展与心理、情绪因素密切相关。溃疡性结肠炎的发病机制尚未完全明确，除心理因素外，遗传因素、免疫因素、环境因素等也与溃疡性结肠炎有关。尽管不能彻底治愈，但通过早期诊断和合理治疗，绝大多数患者可以有效控制症状，维持较高的生活质量。然而，反复发作和长期药物治疗会对患者的心理健康造成不良影响，因此心理调适和情绪管理在长期治疗中不可忽视。

【心身因素的作用】 心理压力和焦虑可能加重溃疡性结肠炎的症状或导致复发。急性心理应激事件（如重大生活变故）或长期处于紧张状态下可加重病情。许多患者会经历抑郁症状，这可能对疾病的治疗效果产生不利影响。

【临床表现】 症状的个体差异较大，通常呈间歇性发作。

1. **腹泻**　为主要症状，通常为血性腹泻，甚至可能出现黏液脓血便。

2. **腹痛**　多数患者可出现腹部不适，在排便前后尤为明显。

3. **直肠出血**　由于溃疡可导致肠黏膜损伤，直肠出血是常见表现。

4. **体重减轻和乏力**　长期慢性炎症和营养不良可能导致体重下降和身体虚弱。

5. **发热和全身症状**　严重时可能伴有发热、贫血等全身症状。

【诊断】 溃疡性结肠炎的诊断主要基于病史、临床表现和辅助检查结果。可通过结肠镜直接观察结肠黏膜是否存在溃疡、炎症等异常变化，并取活检进行病理分析，确认诊断；钡灌肠或腹部CT等影像学检查可观察肠道形态，但不如结肠镜直观；实验室检查可见贫血、白细胞水平升高等异常。

【治疗】 溃疡性结肠炎的治疗目标是控制炎症、缓解症状、促进肠道愈合及防止复发。

1. **药物治疗**　主要包括抗炎药、免疫抑制剂和生物制剂。常用药物包括氨基水杨酸、糖皮质激素和肿瘤坏死因子拮抗剂。

2. **手术治疗**　对于药物治疗无效或出现严重并发症的患者，可能需要进行手术治疗，如全结肠切除术。

3. **心理支持**　由于心理因素在疾病中扮演重要角色，心理治疗（如CBT和压力管理）是重要的辅助治疗方式。保持积极的心态和减轻压力对于控制病情非常重要。

4. **饮食管理**　虽然饮食并非溃疡性结肠炎的直接致病因素，但合理饮食有助于控制症状。高纤维饮食、避免刺激性食物、合理补充维生素等对患者有益。

十、慢性胰腺炎

【概述】 慢性胰腺炎是一种进展缓慢的炎症性疾病，主要表现为胰腺的慢性炎症、纤维化和不可逆的结构性损伤。随着病情的发展，胰腺功能逐渐衰退，导致消化功能不全和内分泌功能障碍。慢性胰腺炎对患者的生活质量影响巨大，患者常伴有反复腹痛、体重下降和营养不良。

【心身因素的作用】 长期慢性腹痛、糖尿病和消化功能障碍等躯体问题，以及慢性病的长期管理、反复医疗检查、饮食限制和对未来健康的担忧常导致患者出现情绪困扰，如焦虑、抑郁、慢性压力，从而加剧病情。疼痛控制不佳会使患者处于焦虑和失控的状态。由于慢性胰腺炎会严重影响患者的营养摄入，生活质量明显下降，患者可能感到无助和绝望，部分患者可能依赖镇痛药，这增加了药物依赖或滥用的风险，也可能加重慢性胰腺炎的临床症状。

【临床表现】 持续或间歇性上腹痛是慢性胰腺炎的典型表现，通常在进食或饮酒后加剧，可放射至背部。由于胰腺外分泌功能受损，患者常出现脂肪泻（粪便中脂肪含量增多）、体重减轻、营养不良等症状。随着胰岛细胞受损，胰腺的内分泌功能下降，患者可能发展为胰源性糖尿病。

严重胰腺炎的发作期可出现恶心和呕吐。

【诊断】 慢性胰腺炎的诊断依靠病史、体格检查、影像学检查和实验室检查。腹部CT可观察胰腺的结构变化，磁共振胰胆管成像（magnetic resonance cholangiopancreatography，MRCP）可评估胰腺导管和胆管系统的结构，内镜超声可观察胰腺纤维化程度，血液和粪便检查可评估胰腺外分泌功能是否受损。

【治疗】 慢性胰腺炎的治疗主要是对症治疗，目的是减轻症状、改善胰腺功能和防止并发症的发生。

1. 疼痛管理 使用镇痛药控制疼痛，但应避免长期使用阿片类药物。

2. 酶替代疗法 当胰腺外分泌功能受损时，可通过补充胰酶来帮助消化脂肪、蛋白质和碳水化合物。

3. 生活方式调整 戒酒、控制饮食（低脂饮食）及保持良好的生活习惯对改善症状和预防疾病进展非常重要。

4. 手术治疗 对于药物治疗效果不佳或合并胰管阻塞的患者，可考虑手术，如胰管引流术或胰腺部分切除术。

5. 心理支持 心理咨询有助于患者应对疾病导致的长期情绪困扰、焦虑和抑郁。联合CBT改变不良思维模式和行为可减轻患者的心理压力和改善应对机制。团体支持和康复计划可促进患者与其他病友分享经验，获得情感支持，增强自我管理信心。

十一、胆囊结石

【概述】 胆囊结石是指胆囊内出现胆汁成分沉积形成的结石，其涉及多种生理和心理因素。胆囊结石的形成通常与胆汁成分失衡、胆汁流动障碍、胆囊运动功能减弱等有关。

【心身因素的作用】 心理和情绪因素可通过影响内分泌、免疫和自主神经系统等机制作用于胆囊，影响胆囊结石的发生和发展。许多胆囊结石患者报告存在长期压力、焦虑、抑郁等心理问题。

1. 压力与焦虑 长期的心理压力和焦虑可能通过增加交感神经系统兴奋性，抑制胆囊正常收缩，导致胆汁排泄不畅，增加形成胆囊结石的风险。

2. 抑郁与低动机 抑郁状态可能影响个体的饮食习惯和运动水平，进而影响胆囊功能，如抑郁症患者可能倾向于高脂饮食，易增加胆固醇结石的风险。

【临床表现】 胆囊结石的临床表现多样，轻重不一，主要包括右上腹疼痛、恶心、呕吐、消化不良、黄疸。

【诊断】 诊断时应详细询问病史和症状（右上腹阵发性疼痛，通常在进食油腻食物后加重，可能存在胀气、恶心、呕吐等）。体格检查可见右上腹压痛，Murphy征阳性。腹部超声能清晰显示胆囊结石及其大小。CT或MRI对复杂病例或在需明确胆道结构时有辅助作用。

【治疗】 在胆囊结石的治疗过程中，除了传统的药物治疗和手术治疗外，心理干预也越来越受到重视。

1. 放松训练 通过放松训练（如深呼吸、渐进性肌肉放松等），可以帮助患者减轻焦虑和压力，进而改善胆囊功能，降低症状的发作频率。

2. 心理咨询与CBT 心理咨询和CBT可以帮助患者识别并改变负性情绪模式和认知偏差，减轻压力和焦虑的影响，从而有助于胆囊结石的管理。

3. 饮食与运动干预 健康饮食和适量运动对于胆囊健康至关重要。通过营养指导，可帮助患者避免高胆固醇食物，增强胆囊的排空功能。心理动机管理有助于患者维持长期健康的生活习惯。

案例分析

患者女，48岁。上腹部不适持续6个月，加重伴情绪低落3个月。患者是一位银行职员，工作繁忙，压力较大。患者于就诊前6个月出现上腹部不适，调整饮食后症状未见改善。随后，患者常在进食后感觉过饱，有时出现恶心、嗳气；经常出现上腹部疼痛，尤其是在压力较大时；伴有发作性腹泻，且会在工作的关键时期加重。除了消化系统症状，患者还存在情绪低落、容易疲倦、睡眠质量差的情况，经常感到无法入睡或早醒。既往行胃镜及肠镜检查未见明显器质性病变，被诊断为胃肠神经官能症。近3个月来，患者的情绪问题加重，逐渐出现焦虑和沮丧，甚至开始怀疑自己是否患有重病，对工作和生活失去兴趣，精力下降。最终心理科诊断为中度抑郁症。

☞ 专家解答

本例患者的症状提示胃肠神经官能症合并抑郁症。心理因素常是胃肠神经官能症的诱因或加重因素。在本例中，抑郁症状加剧了消化道症状，表现为情绪低落、失眠和对日常活动缺乏兴趣。抑郁症不仅能直接影响食欲和胃肠功能，还可能通过改变生理反应（如胃肠道的神经内分泌调节）加重胃肠道不适。因此，应采取综合性治疗方案：①药物治疗：针对抑郁症使用抗抑郁药（SSRI），以改善情绪状态，间接缓解消化系统症状。② CBT：帮助患者识别和调整负性思维模式，降低焦虑和抑郁情绪，改善其应对压力的能力。③胃肠道治疗：使用缓解胃肠不适的药物，如促动力药或抗酸药，以缓解消化不良症状。

（康丽君　吴昆　郭鑫　撰写　高玉军　审校）

参考文献

［1］Rao M，Gershon M D. The bowel and beyond：the enteric nervous system in neurological disorders［J］. Nat Rev Gastroenterol Hepatol，2016，13（9）：517-528.

［2］赵珂佳，李蒙，金超琼，等. 罗马Ⅳ与罗马Ⅲ标准在诊断高校大学生功能性胃肠病的比较研究［J］. 胃肠病学，2022，（6）：336-340.

第十章 呼吸系统心身疾病

第 1 节 心理因素与呼吸系统疾病的关系

在呼吸系统疾病中，心理社会因素对疾病的发生、发展、转归和康复有着重要影响。根据《中华流行病学杂志》发布的数据，1990—2019 年，慢性呼吸系统疾病（chronic respiratory disease，CRD）在中国居民死亡原因中居第四位，CRD 死亡人数占全国总死亡人数的 10.6%[1]。常见的呼吸系统相关心身疾病包括支气管哮喘、慢性阻塞性肺疾病（chronic obstructive pulmonary disease，COPD）、高通气综合征和神经性咳嗽等，这些疾病不仅影响患者的呼吸功能，还与患者的心理健康状况紧密相关。近年来，呼吸系统相关心身疾病的研究越来越多，这一趋势有助于我们更深入地理解呼吸系统相关心身疾病的发病机制、影响因素及其对患者生活质量的影响。

一、心理社会因素对呼吸系统疾病的影响

心理社会因素与呼吸系统疾病存在显著关联[2]。心理社会因素主要包括情绪、生活事件、性格特征、人际关系等。

1. 情绪 不良情绪（如焦虑、抑郁、愤怒）会影响呼吸系统功能，导致呼吸困难、胸闷等症状。例如，焦虑症患者常伴有高通气综合征，表现为呼吸急促、胸闷、头晕等症状。长期处于压力状态下的人群，其呼吸系统疾病的发病率更高，如 COPD 患者的焦虑和抑郁水平显著高于普通人群[3]。

2. 生活事件 负性生活事件（如亲人去世、失业、离婚）可导致应激反应，影响呼吸系统的功能。例如，COPD 患者在经历负性生活事件后，其呼吸困难症状明显加重[4]。

3. 性格特征 具有内向人格特质的个体（社会交往较少且情绪表达受限）或存在神经质倾向（表现为情绪稳定性较低）者，更易产生情绪冲突、暗示性较高及安全感不足，从而增加支气管哮喘的发生风险。癔症性格和神经质倾向是高通气综合征患者的主要性格特征。

4. 人际关系 从精神分析的角度看，哮喘发作与特定的潜意识心理冲突有关。例如，强烈的依赖欲望未得到满足可能导致情绪压抑，无法通过哭泣或叫喊等行为表达，进而可能通过自主神经系统功能活动的改变，造成支气管平滑肌收缩。从行为学的角度看，哮喘发作可能立即引起父母或他人的注意，使患者逃避责任（如家务、锻炼和社会活动），获得继发性受益。这种习惯性心理和生理反应可能导致个体最终罹患支气管哮喘。

二、呼吸系统疾病患者常见的心理反应

1. 焦虑 焦虑是呼吸系统疾病患者常见的心理反应之一。患者可能会对疾病的进展、治疗效果及未来的生活质量感到担忧。例如，COPD 患者普遍存在心理困扰，患者可能因为呼吸困难、活动受限等症状而产生焦虑情绪，其与疾病的严重程度、生活质量等因素密切相关[5]。焦虑情绪可能会进一步加重患者的呼吸困难感，形成恶性循环。此外，对于一些需要长期治疗和管理的呼吸系统疾病（如哮喘），患者可能因为担心疾病突然发作而产生焦虑，进而影响日常生活、工作和社交活动。

2. 抑郁 抑郁也是呼吸系统疾病患者常见的心理反应。长期患病、身体功能下降、社交活动

减少等因素均可能导致患者出现抑郁情绪。抑郁情绪可能使患者对治疗失去信心，降低治疗依从性，从而影响治疗效果[5]。此外，抑郁可能会加重呼吸困难、疲劳等症状。

3. 恐惧 严重呼吸系统疾病（如肺癌、呼吸衰竭）的患者可能产生恐惧心理。恐惧可能源于对疾病的未知、对死亡的恐惧，以及对治疗过程中的痛苦和不适的担忧。恐惧心理可能使患者产生逃避行为，不愿意接受治疗，从而影响治疗效果。

4. 否认 在疾病的早期阶段，部分患者可能采取否认的心理防御机制，拒绝承认自己患病。这种否认心理可能使患者延误治疗，导致疾病进展。

5. 愤怒 部分患者会对自己的疾病感到愤怒，认为自己不应该患上这种疾病。这种愤怒情绪可能会指向自己、家人、医生或社会。愤怒情绪可能会影响患者的人际关系，使患者与家人、朋友和医生之间的关系变得紧张，进而影响疾病的诊疗。

6. 惊恐障碍 惊恐障碍与呼吸系统疾病（如COPD 和哮喘）的共病率较高，这可能与惊恐发作时的呼吸急促、呼吸困难等症状有关。

第2节 呼吸系统相关心身疾病

一、支气管哮喘

【概述】 支气管哮喘（简称哮喘）是由多种细胞（如嗜酸性粒细胞、肥大细胞、T 淋巴细胞、中性粒细胞、气道上皮细胞）和细胞组分参与的慢性非特异性气道炎症性疾病。哮喘可发生于任何年龄，但多见于青年人。成年男性和女性的患病率基本相同，城市人群的患病率高于农村人群。气道慢性炎症被认为是哮喘发病的本质，与多基因遗传有关，以气道高反应性（airway hyperreactivity，AHR）为特征，常伴有气道敏感性增加和黏液分泌过多。哮喘的发作和严重程度与多种心理社会因素密切相关，包括情绪波动、心理压力、性格特征等。哮喘患者比普通人群更有可能患有焦虑症或抑郁症，且哮喘患者出现惊恐障碍的比例远高于普通人群[6]，因此，心身医学在哮喘的管理中占有重要地位。

【心身因素的作用】 心理障碍在哮喘的初级医疗保健中常无法被识别，其与哮喘控制不良和生活质量降低显著相关[6]。支气管哮喘相关的心理社会因素主要包括：①情绪因素：哮喘患者常表现出情绪不稳定，包括焦虑、紧张、易怒，并可能伴有抑郁情绪。这些情绪问题不仅影响患者的心理健康，也可能影响哮喘的控制和治疗效果。②不良生活事件：某些不良生活事件可导致情绪波动（如忧伤、愤怒），可能直接诱发哮喘发作。此外，社会心理压力（如社会经济发展不平等、家庭拥挤程度高）也与哮喘的患病率密切相关。③人格特征：与普通人群相比，哮喘患者具有独特的人格及心理特征，主要表现为依赖顺从、缺乏自信、易受暗示、性格内向，大多数患者存在多种心身障碍。在艾森克人格问卷中，哮喘患者显示出神经质和偏内向的人格特征[7]。④人际关系：家庭、学校与社会的支持对哮喘的管理和控制有促进作用。家长对治疗的态度会影响哮喘患者的用药依从性，且学校对患者的支持也非常重要[8]。社会支持对支气管哮喘患儿家庭亲密度适应性、抑郁程度均可产生重要的影响[9]。

哮喘的心理生物学机制包括以下几点。

1. 心理应激–神经中介机制 心理应激因素可使中枢及周围神经递质异常分泌、平衡失调，导致乙酰胆碱水平升高的迷走相反应，可能诱发或加重支气管哮喘[10]。

2. 心理应激–神经–内分泌–免疫机制 1977年，Besedovsky 提出神经–内分泌–免疫网络学说，指出心理社会因素可通过神经递质、激素（如皮质醇）和细胞因子的交互作用影响免疫系统功能。其中，下丘脑–垂体–肾上腺皮质轴（HPA 轴）是关键调节通路，其过度激活会导致皮质醇水平持续升高，抑制免疫细胞活性，最终引发免疫功能紊乱，增加机体对外界不良刺激的敏感性，进而更易发生支气管哮喘。

3. 过度通气 在心理应激状态（如紧张、焦虑、恐惧）下，患者可能出现过度通气，导致气道水肿及气道黏膜毛细血管收缩，这些因素会刺激具有高反应性的气道，从而诱发或加剧哮喘[6]。

【临床表现】 哮喘的临床表现包括反复发作的喘息、气促、胸闷和咳嗽等症状。心身医学相关表现包括以下几个方面。

1. 情绪不稳定 研究表明，哮喘患者中惊恐障碍的发病率较高，且患者对惊恐相关变化的敏感性增加，可能存在注意方面的损害[6]。

2. 心理压力较大 心理压力增大时，哮喘症状可能加剧。由心理压力诱发的哮喘的治疗效果较差，容易演变为重症或慢性哮喘。

3. 内向的人格特征 内向、情绪不稳定、易受暗示等性格特征可能影响哮喘的发作和控制。

4. 焦虑状态 哮喘患者的焦虑多表现为过度紧张、忧虑、恐惧等。这些情绪反应伴随心悸、多汗、血压升高、皮肤发冷、肢体震颤等交感神经兴奋症状。长期的焦虑状态还会使机体的免疫力降低，影响哮喘的防治效果。研究表明，生活事件、内向分数、情绪稳定性分值较高的哮喘患者，其90项症状自评量表（Symptom Checklist-90，SCL-90）中的躯体化、人际关系敏感、焦虑、抑郁、强迫、敌对等因素的分值较高[11]。

5. 抑郁状态 主要表现为自信心低下、情绪低落、对事物的兴趣减低、悲观厌世、社会活动能力降低，严重者甚至出现自杀意念等。相应的躯体表现包括食欲减退、活动减少、全身倦怠和便秘等。

【诊断】 哮喘的诊断需要综合考虑患者的病史、症状、体征和实验室检查结果。心身医学相关诊断包括以下方面。

1. 心理评估 心理评估是心身医学中重要的诊断工具，应通过心理评估工具（如焦虑自评量表、抑郁自评量表、艾森克人格问卷、SCL-90）评估患者的心理状态。在哮喘的诊断中，心理评估有助于识别与哮喘症状相关的心理问题。

2. 心理社会因素分析 分析患者的心理社会因素（如家庭环境、社会支持、生活事件），可通过生活事件量表（life events scale，LES）、定性访谈或问卷调查来评估，以确定它们与哮喘症状之间的关联。

3. 心理诊断 具有下列情况的哮喘患者可能考虑存在心理因素：①哮喘发病或后续发作明显与精神刺激或情绪波动有关；②通过暗示或相应的心理条件可诱发哮喘发作；③存在不安倾向、神经质、情绪不稳、社会不适应、消极或欲求水平高等性格特质；④幼儿时期有分离体验、心理创伤体验；⑤家族成员中有其他心身疾病或神经症患者；⑥有回避疾病倾向，反复出现住院缓解，出院恶化；⑦可观察到由于心理驱使而致病的症状变化。

【治疗】 哮喘的治疗为综合药物治疗（吸入性糖皮质激素、长效 β_2 受体激动剂等），心理治疗和心理社会干预的个性化治疗方案。以下主要介绍心身医学干预措施。

1. 判断心身医学干预的时机 如果哮喘持续不能通过药物治疗缓解，或患者希望减少药物剂量甚至停药时，可以考虑采用心身医学干预。当患者出现抑郁或焦虑情绪时，也需要进行心身医学干预。

2. 心身医学干预措施

（1）哮喘的教育与管理：是哮喘治疗的重要组成部分。通过教育患者了解疾病、自我管理及识别和避免诱发因素，可以显著改善哮喘控制和生活质量[12]。

（2）支持性心理治疗：有助于患者处理与疾病相关的情绪问题，如焦虑和抑郁。

（3）系统脱敏疗法：可以帮助患者降低对特定触发因素的敏感性，从而减少哮喘发作。传统心身运动疗法（traditional mind-body movement therapy，TMBM）包括太极、瑜伽等，注重身体和姿势的平衡和伸展，以及呼吸调节和意识集中[13]。

（4）生物反馈治疗：通过训练患者控制生理过程（如呼吸频率和心率）来减少哮喘症状。

（5）催眠疗法：有助于患者放松并减少焦虑，从而改善哮喘症状。

（6）放松训练：通过教授患者简单易学的放松训练法，包括安静的环境、舒适的姿势、闭目养神、放松全身肌肉、用鼻呼吸等放松技巧来减轻压力和焦虑，从而改善哮喘症状。

（7）呼吸调整训练：有助于患者学会更有效地呼吸，减少哮喘症状。中医运动疗法（包括太极拳、八段锦等）可用于呼吸调整[14]。

（8）体育锻炼：适度的体育锻炼可以增强患者的肺功能和整体健康状况，增加每日步数和运动强度有助于控制哮喘症状。

二、慢性阻塞性肺疾病（COPD）

【概述】 COPD是一种慢性气道阻塞性疾病。COPD是全球第四大死因，2021年导致350万人死亡，约占全球死亡人数的5%[15]。COPD的主要心理生物学机制包括：①长期慢性应激：导致交感神经功能亢进，体液中儿茶酚胺水平增高，使肺血管收缩，加速肺动脉高压及肺源性心脏病的进展；自主神经功能失调，使副交感神经反应性增高，对普通人群无作用的微弱刺激可使患者支气管痉挛、分泌增多，进而产生咳嗽、咳痰、气喘等症状[16]。②吸烟：吸烟可损伤呼吸道，是COPD的主要危险因素。吸烟可通过增加氧化应激和抑制炎症反应在肺实质和气道中发挥作用，促进COPD的发展[17]。COPD的早期表现主要以慢性支气管炎为特征，即反复发作的慢性咳嗽、咳痰或伴有喘息。随着病情进展，常并发阻塞性肺气肿，甚至肺动脉高压、肺源性心脏病。

COPD患者不仅要面对躯体上的痛苦，还经常受到心理因素的影响，如焦虑、抑郁等情绪问题。COPD合并焦虑和抑郁的情况常被漏诊，且很少得到规范治疗。越来越多的研究表明，心理因素在COPD的发病、进展和治疗中起着重要作用。

【心身因素的作用】

1. 空气污染 长期暴露于室内外空气污染物，尤其是颗粒物和有害气体，与COPD的发展有关。研究表明，暴露于直径< 2.5 μm的颗粒物（PM2.5）与COPD的风险显著相关，风险比为1.73[18]。

2. 情绪障碍 COPD患者中焦虑和抑郁的发病率较高，这与疾病严重程度和生活质量密切相关。研究表明，COPD患者的焦虑和抑郁不仅与慢性疾病的心理压力有关，还可能与系统性炎症、吸烟、低氧血症和氧化应激等生物学过程有关[19]。此外，COPD患者中也可能出现认知功能障碍，这与炎症标志物可能存在关联[20]。

3. 社会经济因素 较低的社会经济地位与COPD的发病率和死亡率升高有关。研究表明，COPD患者的生活质量受人格特质和治疗费用的影响，其中治疗费用的可负担性是影响生活质量的重要因素[21]。此外，社会支持的缺乏可能影响COPD患者的疾病管理和康复过程。研究表明，社会支持对COPD患者的自我效能、肺功能及生活质量有显著影响[16]。

【临床表现】 COPD的临床表现包括呼吸急促、喘息、咳嗽和咳痰等，其心身医学相关表现包括以下几点。

1. 焦虑与恐惧 COPD患者长期遭受咳嗽、呼吸困难等症状的困扰，会对疾病的进展充满担忧，从而产生焦虑和恐惧情绪。这种情绪可能会随着病情的加重而越发强烈，影响患者的生活质量和治疗依从性。例如，患者可能因担心呼吸困难发作而不敢进行正常的活动，甚至对日常生活产生恐惧。COPD患者的自杀死亡可能性是非COPD患者的1.9倍，且焦虑、抑郁和沮丧症状十分常见[22-23]。

2. 强迫症状 部分COPD患者可能出现强迫症状，如过度关注自己的呼吸状态、频繁检查呼吸设备等。这可能是由患者对疾病的不确定性和对自身健康的过度关注所致。

3. 不信任感与负性情绪 COPD患者可能对医务人员及家属产生不信任感，甚至产生敌意、愤怒、仇视、排斥等负性情绪。这可能是因为患者在长期的治疗过程中经历了病情反复和治疗效果不理想，从而对周围的人产生了不满和抵触情绪。

4. 自责与沮丧 COPD患者常因丧失部分能力而自责或沮丧，情绪低落，多见于50岁左右的患者，因为这个年龄段的患者通常处于事业和家庭生活的重要阶段，疾病可能导致他们无法正常工作和承担家庭责任，从而产生自责和沮丧的情绪。

【诊断】 诊断COPD时，除了关注患者的呼吸系统症状外，还应关注患者的心理状况。可通过SCL-90进行评定，若总分及抑郁、焦虑、偏执、恐怖等各因子得分均较高，则表明患者精力不足，过分担心，无助、无望且敏感多疑。经焦虑自评量表（Self-Rating Anxiety Scale，SAS）和抑郁自评量表（Self-rating Depression Scale，SDS）的评定，多数COPD患者可达到轻中度焦虑抑郁发作的标准，少数患者可达到重度抑郁发作的标准。

【治疗】 COPD的治疗包括药物治疗、心理干预、运动疗法和综合管理。药物治疗主要包括支气管扩张剂、糖皮质激素等。COPD的治疗需要综合考虑心身因素，通过综合治疗方法，可以有效地控制 COPD 的症状，提高患者的生活质量。

1. 判断心身医学干预的时机 当患者出现明显的情绪障碍（如焦虑、抑郁）或心理社会因素影响疾病管理和治疗依从性时，应考虑心身医学干预。

2. 心理干预措施

（1）CBT：已被证明对改善 COPD 患者的抑郁和焦虑症状、生活质量和急诊就诊频率等结局有益[24]。通过 CBT，患者可以学习应对技巧，改善心理状态。

（2）自我管理计划：包括针对呼吸困难和应激管理技巧、避免加重因素、监测症状及应对症状恶化等，这些措施有助于提高患者的自我管理能力和生活质量[25]。

3. 运动疗法

（1）积极的身心运动疗法（active mind-body movement therapy，AMBMT）：瑜伽、居家呼吸练习等可改善 COPD 患者的运动能力和肺功能[26-28]。与常规治疗相比，太极拳可改善患者的运动能力[29]。此外，AMBMT 可改善患者的生活质量[30]。

（2）肺康复（pulmonary rehabilitation，PR）：PR 是一种基于对患者全面评估的个体化综合干预措施，包括运动训练、患者教育和行为改变，旨在提高慢性呼吸疾病患者的生理和心理状态。PR 可减少呼吸困难，提高生活质量、肺功能及运动能力，改善心理状态，降低发病率等[31]。

4. 综合管理

（1）综合疾病管理（integrated disease management，IDM）：由多位医务人员（包括物理治疗师、呼吸内科医生、心理治疗师、营养师、护士等）和患者共同参与的 IDM 可能改善患者的生活质量和运动能力，减少住院次数，缩短人均住院时间[32]。

（2）戒烟干预：戒烟能减缓 COPD 的进展速度，应鼓励所有患者戒烟，并接受戒烟指导，避免职业或环境烟草烟雾暴露。咨询、互助小组和药物治疗相结合是 COPD 患者有效的戒烟治疗方法[33]。

三、高通气综合征（hyperventilation syndrome，HVS）

【概述】 HVS 是由心理社会因素引起的阵发性呼吸增快，通气和换气过度，进而导致二氧化碳丢失过多，出现呼吸性碱中毒及神经肌肉应激性增强的一组疾病。患者通常会出现精神紧张、呼吸急促、胸闷、头晕、口唇及手足麻木等症状，严重者可出现四肢抽搐、意识不清。这些症状往往会掩盖潜在的呼吸问题，导致通气过度被忽视。心理因素（如压力、焦虑）通常是触发 HVS 的重要原因，而疾病表现又会进一步加重患者的心理负担，形成恶性循环。

【心身因素的作用】 在惊吓、恐惧等异常情绪状态下，或看到他人遭受呼吸困难折磨时，HVS 患者的呼吸机制会发生紊乱，正常的二氧化碳分压负反馈调节被逆转为正反馈调节，即当患者出现过度通气时，二氧化碳分压降低，进一步导致过度通气和二氧化碳分压降低，从而导致低碳酸血症和呼吸性碱中毒。

心身因素在 HVS 的发生发展中发挥核心作用。焦虑和恐惧是触发过度通气的主要心理因素，而过度通气又进一步加剧了焦虑和恐惧。情绪压力引发这种呼吸反应的机制很可能源于进化中的“战斗或逃跑”反应。

参与 HVS 发生的心理社会因素包括：①不良情绪：HVS 患者常伴有焦虑和紧张情绪。急性焦虑是 HVS 的主要诱因之一。此外，恐惧和惊恐发作是 HVS 的常见症状，患者可能出现呼吸困难、心悸、胸部疼痛、窒息、头晕、出汗、颤抖等症状。②心理应激：心理应激事件是 HVS 的重要诱因之一。在发病前，患者常有过度劳累、应激、精神紧张或精神刺激等心理诱因。此外，长期处于高压力环境（如工作压力、生活压力）也可能导致 HVS 的发生。③性格特征：HVS 患者通常情绪不稳，容易受到外界环境的影响，产生焦虑和恐惧情绪。此外，HVS 患者常伴有疑病和恐惧症，对自身的健康状况过度关注，容易产生不必要的担忧和恐惧。④其他因素：如超负荷体能训练、长时间唱歌、婴幼儿长时间哭闹等，可导致过度通气。

【临床表现】 HVS 主要表现为急性焦虑引起的生理和心理反应。HVS 患者常感到严重的、类似窒息的呼吸困难。

1. 焦虑状态 患者表现为紧张不安、担心或烦恼，怀疑自己得了“大病”或恐癌心态等。研究表明，HVS 在焦虑相关疾病患者中很常见[34]。

2. 情绪障碍 疾病反复发作常导致患者出现焦虑、抑郁、无助、悲观等情绪障碍，因而变得沉默寡言，不愿参与社会活动，在工作、学习中也变得被动消极。

【诊断】 HVS是临床中常被忽视的诊断之一。在发作期间，尽管与极度焦虑相关的恐慌通常很明显，但头晕、乏力、胸痛、口干、麻木和刺痛等明显的躯体症状通常会使医生忽视潜在的呼吸障碍。

1. 焦虑自评量表（Self-Rating Anxiety Scale，SAS） SAS是一种分析患者主观症状的简便可靠的临床测量工具。我国通常选取50标准分作为焦虑症状的临界值。此外，HVS患者的明尼苏达多相人格问卷（Minnesota Multiphasic Personality Inventory，MMPI）可显示抑郁（D）、疑病（Hs）、癔病（Hy）和精神衰弱（Pt）得分显著增高，康奈尔医学指数（Cornell medical index，CMI）健康调查表分布在Ⅲ～Ⅳ范围。

2. Nijmegen症状学问卷量表（Nijmegen Questionnaire，NQ） NQ是一种用于评估呼吸功能紊乱相关症状的标准化工具，由16项症状组成，每项症状按出现频率分为5级（0＝从来没有，1＝偶尔，2＝有时，3＝经常，4＝频繁），总分为0～64分。总分≥19分提示存在呼吸功能障碍，临床诊断HVS的标准为≥23分（图10-1）。NQ主要用于筛查HVS患者，评估症状严重程度，并监测治疗效果。其优势在于操作简便（耗时仅数分钟），且对治疗反应敏感，可重复使用。

3. 过度通气激发试验 过度通气激发试验是一种通过主动诱导患者快速深呼吸，评估呼吸调节功能或诱发特定症状的临床检查方法。其核心目的是辅助诊断HVS，通过诱发生理紊乱（如呼吸性碱中毒），验证症状与过度通气的因果关系；鉴别其他疾病，如癫痫、心脑血管疾病等，排除器质性病变。

过度通气激发试验的操作步骤包括：①试验前准备：患者需静坐休息，避免情绪波动或剧烈运动。医生解释试验目的、步骤及可能的不适（如头晕、麻木），签署知情同意书。②试验过程：常规方案为以20～30次/分的频率进行深

项目	症状发作频度	从来没有	偶尔	有时	经常	频繁	症状得分
	频度赋值分数	0分	1分	2分	3分	4分	
1	胸痛						
2	精神紧张						
3	头晕						
4	视物模糊						
5	精神混乱						
6	呼吸深快						
7	气短						
8	胸部发紧或不适						
9	腹胀						
10	手指麻木或针刺感						
11	呼吸困难						
12	手指或上肢强直						
13	口唇周围发紧						
14	手脚冰冷						
15	心悸						
16	焦虑不安						
赋值合计得分							

图10-1 Nijmegen症状学问卷量表。该问卷包括16项症状，根据症状出现的频繁程度计分，总分≥23分是临床症状学诊断标准，分值可反映症状的严重程度

快呼吸，持续3～5 min（部分研究采用60次/分的高频呼吸）；进阶方案为结合呼气末二氧化碳分压监测（partial pressure of end-tidal carbon dioxide，$PetCO_2$），维持二氧化碳分压（partial pressure of carbon dioxide，PCO_2）低于特定阈值（如30 mmHg）。③监测指标：观察并记录头晕、手足麻木、胸痛等躯体反应。辅助检查包括同步监测脑电图（electroencephalography，EEG）、心电图或血气分析（pH值、$PaCO_2$）。④结果判定：阳性标准为试验中能部分或完全复制患者的主诉症状（如呼吸系统、循环系统或焦虑相关症状）。阴性标准为未诱发典型症状，需结合其他检查进一步排除。

过度通气激发试验是HVS的核心诊断依据之一，需结合NQ（总分≥23分）及血气分析（$PaCO_2$＜35mmHg）结果综合诊断。

【治疗】 HVS的治疗主要包括药物治疗和心理干预。药物治疗主要包括支气管扩张剂（沙丁胺醇、特布他林），抗焦虑药（地西泮、劳拉西泮、丁螺环酮），β受体阻滞剂（美托洛尔、普萘洛尔），抗抑郁药（西酞普兰、舍曲林），钙通道阻滞剂（硝苯地平）和氧气疗法。

在治疗HVS时，心理干预至关重要。应根据患者的病史、症状表现及心理评估等方面判断其是否需要心身医学干预。如果患者有明显的心理刺激因素，且症状与心理状态密切相关，则可能需要心身医学干预。应在患者发病初期进行心理疏导和干预，从而有效缓解症状，防止疾病进一步发展。

常用的心理干预措施包括：①支持性心理治疗：HVS患者多存在精神刺激（如失恋、家庭不和）等方面的诱因，应理解和关心患者，积极沟通，努力寻找其发病诱因，耐心进行心理疏导。②CBT：有助于消除患者的错误认知。③放松训练：如渐进性肌肉放松训练，有助于减轻紧张和焦虑。④心理暗示：由于不良刺激会加重HVS的发作，故应嘱咐送患者来医院的家人、朋友或同事不要惊慌失措，不要在患者面前谈论病情等；嘱患者全身放松，均匀呼吸，有意识地减慢呼吸频率或屏气，症状严重者可用硬纸片围成喇叭状罩住口鼻，增加呼吸无效腔，以改善碱中毒症状；稳定患者情绪，必要时给予镇静剂（口服或肌内注射）；肌内注射维生素B类药物，并告知患者这是“特效药”，很多患者经暗示后即能终止发作。⑤腹式呼吸训练：呼吸训练是成人HVS的一线治疗方法，患者进行20次腹式呼吸训练，每次1 h，每周2～3次，2～3个月为1个疗程。

案例分析

患者男，38岁。突发胸闷、呼吸困难伴肢体麻木2 h。患者于就诊前2 h因辅导女儿写作业时情绪失控，出现呕吐、全身发抖、呼吸急促（35次/分）。查体：血压150/90 mmHg，心率160次/分，氧饱和度98%，手足呈“鸡爪样”抽搐。血气分析：pH值7.52，$PaCO_2$ 28 mmHg。患者既往体健，未见呼吸系统和心血管系统疾病。诊断：HVS合并呼吸性碱中毒。经过面罩重复呼吸法纠正低碳酸血症，地西泮镇静，心理疏导，患者症状于30 min后缓解。后续随访未复发。

☞专家解答

本例患者的症状提示HVS合并呼吸性碱中毒。应激和心理因素常是HVS的诱因。在本例中，心理因素诱发了呼吸急促等症状，表现为情绪激动、呼吸急促、血压上升、心率增快、全身发抖、手足抽搐、呕吐，甚至出现呼吸性碱中毒。因此，应采取综合性治疗方案：①药物治疗：针对情绪激动、抽搐使用镇静剂地西泮，以改善情绪状态，间接缓解呼吸症状。②心理疏导：嘱患者全身放松，均匀呼吸，有意识地减慢呼吸频率或屏气。③纠正碱中毒：使用面罩重复呼吸法纠正低碳酸血症。

（盛宏伟　龚世虎　吴江　撰写　李鹏　审校）

参考文献

［1］龙政，刘威，齐金蕾，等. 1990—2019年中国慢性呼吸系统疾病死亡情况及变化趋势［J］. 中华流行病学杂志，2022，43（1）：14-21.

［2］Peryer G，Barnes S，Farquhar M. Supportive and palliative care for people with respiratory problems and preexisting serious mental illness［J］. Curr Opin Support Palliat Care，2020，14（3）：190-196.

［3］Zhan G，Yan Y，Ni Y，et al. Clinical characteristics and risk assessment of COPD patients with anxiety and depression [J] . Chin J Lung Dis (Electronic Edition), 2022, 15 (5): 625-629.

[4] MacLeod M, Papi A, Contoli M, et al. Chronic obstructive pulmonary disease exacerbation fundamentals: diagnosis, treatment, prevention and disease impact [J] . Respirology, 2021, 26 (6): 532-551.

[5] Kyriakoulis P, Kyrios M. Biological and cognitive theories explaining panic disorder: a narrative review[J]. Front Psychiatry, 2023, 14: 957515.

[6] Stanescu S, Kirby S E, Thomas M, et al. A systematic review of psychological, physical health factors, and quality of life in adult asthma [J] . NPJ Prim Care Respir Med, 2019, 29 (1): 37.

[7] 独宁鸽，化振，燕真锋 . 支气管哮喘患者的应付方式及人格特征的研究 [J] . 国际呼吸杂志, 2013, 33 (5): 334-336.

[8] 中国医药教育协会儿科专业委员会，中华医学会儿科学分会呼吸学组哮喘协作组，中国医师协会呼吸医师分会儿科呼吸工作委员会，等 . 青春期哮喘管理及向成人过渡管理的中国专家建议 [J] . 中华实用儿科临床杂志，2023，38 (2)：93-103.

[9] 赵改杰，李元霞，刘军艳，等 . 支气管哮喘儿童心理特点研究进展 [J] . 临床医学进展，2023，13 (8)：12971-12976.

[10] Chetta A, Foresi A, Marangio E, Olivieri D. Psychological implications of respiratory health and disease [J] . Respiration, 2005, 72 (2): 210-215.

[11] 孙宏伟，童莉，尹风铃，等 . 支气管哮喘患者的心理健康状况及影响因素研究 [J] . 中国行为医学科学，1999，8 (3)：2.

[12] 张文瑄，袁勇贵 . 2020 年中国心身医学领域研究进展 [J] . 中华医学信息导报，2021，36 (8)：18-19.

[13] Zhang T, Zhou R, Wang T, et al. Effects of traditional mind-body movement therapy on chronic cardiopulmonary dyspnoea: a systematic review and meta-analysis [J] . Thorax, 2023, 78 (1): 69-75.

[14] 李阳，王玉贤，张捷 . 中医运动疗法在心身医学中的应用现状与展望 [J] . 中华医学信息导报，2023，38 (22)：15-15.

[15] 世界卫生组织 . 慢性阻塞性肺病 [DB/OL] . 2023. https://www.who.int/zh/news-room/fact-sheets/detail/chronic-obstructive-pulmonary-disease- (copd) .

[16] van Gestel A J, Steier J. Autonomic dysfunction in patients with chronic obstructive pulmonary disease (COPD) [J] . J Thorac Dis, 2010, 2 (4): 215-222.

[17] Li C L, Liu S F. Exploring molecular mechanisms and biomarkers in COPD: an overview of current advancements and perspectives [J] . Int J Mol Sci, 2024, 25 (13): 7347.

[18] Chen H, Liu X, Gao X, et al. Epidemiological evidence relating risk factors to chronic obstructive pulmonary disease in China: a systematic review and meta-analysis [J] . PLoS One, 2021, 16 (12): e0261692.

[19] Mathews A M. The functional and psychosocial consequences of COPD[J]. Respir Care, 2023, 68(7): 914-926.

[20] Franssen F M E, Smid D E, Deeg D J H, et al. The physical, mental, and social impact of COPD in a population-based sample: results from the Longitudinal Aging Study Amsterdam [J] . NPJ Prim Care Respir Med, 2018, 28 (1): 1-8.

[21] Ying Y, Khunthason S, Apidechkul T, et al. Influencing factors of good quality of life among chronic obstructive pulmonary disease patients living in Zhejiang Province, China [J] . Sci Rep, 2024, 15; 14 (1): 8687.

[22] Sampaio M S, Vieira W A, Bernardino í M, et al. Chronic obstructive pulmonary disease as a risk factor for suicide: a systematic review and meta-analysis[J]. Respir Med, 2019, 151: 11-18.

[23] Russell S, Ogunbayo O J, Newham J J, et al. Qualitative systematic review of barriers and facilitators to self-management of chronic obstructive pulmonary disease: views of patients and healthcare professionals [J] . NPJ Prim Care Respir Med, 2018, 28 (1): 2.

[24] Williams M T, Johnston K N, Paquet C. Cognitive behavioral therapy for people with chronic obstructive pulmonary disease: rapid review [J] . Int J Chron Obstruct Pulmon Dis, 2020, 15: 903-919.

[25] Global Initiative for Chronic Obstructive Lung Disease (GOLD) . Global strategy for the diagnosis, management, and prevention of chronic obstructive pulmonary disease: 2024 report [DB/OL] . 2024. https://goldcopd.org/2024-gold-report/

[26] Cramer H, Haller H, Klose P, et al. The risks and benefits of yoga for patients with chronic obstructive pulmonary disease: a systematic review and meta-analysis [J] . Clin Rehabil, 2019, 33 (12): 1847-1862.

[27] Tong H, Liu Y, Zhu Y, et al. The therapeutic effects of qigong in patients with chronic obstructive pulmonary disease in the stable stage: a meta-analysis [J] . BMC Complement Altern Med, 2019, 19 (1): 239.

[28] Lu Y, Li P, Li N, et al. Effects of home-based breathing exercises in subjects with COPD [J] . Respir Care, 2020, 65 (3): 377-387.

[29] Liu X, Fu C, Hu W, et al. The effect of Tai Chi on the pulmonary rehabilitation of chronic obstructive

pulmonary disease: a systematic review and meta-analysis [J]. Ann Palliat Med, 2021, 10 (4): 3763-3782.

[30] Gendron L M, Nyberg A, Saey D, et al. Active mind-body movement therapies as an adjunct to or in comparison with pulmonary rehabilitation for people with chronic obstructive pulmonary disease [J]. Cochrane Database Syst Rev, 2018, 10 (10): CD012290.

[31] McCarthy B, Casey D, Devane D, et al. Pulmonary rehabilitation for chronic obstructive pulmonary disease [J]. Cochrane Database Syst Rev, 2015, 2015 (2): CD003793.

[32] Poot C C, Meijer E, Kruis A L, et al. Integrated disease management interventions for patients with chronic obstructive pulmonary disease [J]. Cochrane Database Syst Rev, 2021, 9 (9): CD009437.

[33] Gonzales D, Rennard S I, Nides M, et al. Varenicline phase 3 study group. varenicline, an alpha4beta2 nicotinic acetylcholine receptor partial agonist, vs sustained-release bupropion and placebo for smoking cessation: a randomized controlled trial [J]. JAMA, 2006, 296 (1): 47-55.

[34] Howell J B. The hyperventilation syndrome: a syndrome under threat ? [J]. Thorax, 1997, Suppl 3 (Suppl 3): S30-34.

第十一章 内分泌与代谢系统心身疾病

第1节 心理因素与内分泌与代谢系统疾病的关系

俄国生理学家伊万·巴甫洛夫（Ivan Pavlov）在研究狗的消化生理时，安排技术员每天去给狗喂食，并将狗的消化液引导到体外，以便进行测量。巴甫洛夫在研究期间注意到，狗在喂食的技术员出现时就会开始分泌唾液，而不是在食物出现时才分泌唾液，因此将这种预期的唾液分泌称为“心理分泌”[1]。为了验证这些观察结果，巴甫洛夫在喂食前给予一种刺激（如节拍器的声音），重复进行几次后，狗在接收到刺激时就会分泌唾液。因此，他得出结论，如果狗在接受食物时伴随特定的刺激，那么这个刺激就可能与食物产生关联，从而单独引发唾液分泌[2]。

该现象在心理生理学领域被称为经典条件反射，并与伯尔赫斯·弗雷德里克·斯金纳（Burrhus Frederic Skinner）的操作性条件反射齐名，这一现象证实了心理因素可影响生物的腺体分泌功能。

一、内分泌功能与激素

激素是由内分泌腺或内分泌细胞分泌的化学信使物质，通过血液循环运输到全身各组织器官，调节细胞的生理活动和代谢过程。机体分泌激素的主要方式是通过腺体分泌激素进入毛细血管，再经过腺体静脉进入循环。经典的内分泌腺体包括下丘脑（神经分泌细胞）、垂体（神经垂体和腺垂体）、甲状腺、副甲状腺/甲状旁腺、肾上腺（皮质和髓质）、性腺（卵巢和睾丸）和内分泌腺。此外，脂肪组织既往被认为只能储存脂肪滴（脂肪），但目前已证实脂肪组织也是合成和分泌激素的内分泌器官之一。具有激素分泌功能的器官还包括肺、心脏、肝、肾等，几乎遍布全身的各个部位[3]。

为了适应环境，保持机体内环境正常运行，人体需要依赖神经系统、内分泌系统和免疫系统的共同控制和协调。基于这一特征，激素调节与各系统间相互联系，共同作用。机体主要的内分泌调节轴包括：下丘脑-垂体-甲状腺轴、下丘脑-垂体-肾上腺轴、下丘脑-垂体-性腺轴和下丘脑-垂体-生长激素轴。以下丘脑-垂体-甲状腺轴为例，当循环中的甲状腺激素水平较低时，下丘脑可释放促甲状腺激素释放激素（thyrotropin releasing hormone，TRH），释放的TRH刺激垂体产生促甲状腺激素（thyroid stimulating hormone，TSH），TSH又进一步刺激甲状腺产生甲状腺激素，直至血液中的甲状腺激素水平恢复正常。此外，循环中的甲状腺激素可对下丘脑和垂体施加负反馈控制，调节下丘脑释放TRH和垂体释放TSH[4]。

二、心理社会因素对内分泌与代谢系统的影响

内分泌与代谢疾病可分为4种类型：①功能减退：由激素生成不足引发的疾病，如甲状腺功能减退症。②功能亢进：由激素生成过多引发的疾病，如甲状腺功能亢进症。③激素抵抗：如胰岛素抵抗。④腺体功能异常：如肾上腺皮质功能减退。

内分泌及代谢疾病与环境因素、心理因素、社会因素等多因素紧密关联。多数情况下，环境因素仅作为内分泌与代谢疾病的诱因。例如，格雷夫斯病（Graves病）在病理上与促甲状腺激素受体刺激性抗体（thyroid stimulating hormone receptor-stimulating antibody，TSAb）有关，但心理创伤、工作繁忙等造成的应激均可诱发该病。此外，特殊环境刺激也可直接致病，如应激性高

血压、应激性高血糖。

心理社会因素（如压力、情绪、社会支持）可通过多种途径干扰神经内分泌系统的稳态调节，最终引发代谢紊乱和内分泌与代谢疾病。

1. 下丘脑–垂体–肾上腺（hypothalamic-pituitary-adrenal，HPA）轴过度激活 长期压力（如工作压力、人际关系冲突）会持续激活HPA轴，导致皮质醇分泌增加。皮质醇水平升高可促进糖异生，抑制胰岛素敏感性，诱发高血糖和胰岛素抵抗，并促进脂肪分解且向腹部堆积，形成向心性肥胖（代谢综合征的核心特征）。HPA轴过度激活也会干扰甲状腺功能或抑制性腺轴，导致性激素分泌紊乱（如月经失调、性功能减退）。

2. 自主神经系统失衡 焦虑、紧张等情绪会导致交感神经过度激活。交感神经释放的儿茶酚胺（如肾上腺素）可加速糖原分解和脂肪动员，升高血糖和血脂，并刺激甲状腺激素的释放（使甲状腺功能亢进症症状加重）。如果长此以往，则会削弱副交感神经功能，导致心率加快、血压升高（与代谢综合征相关）。

3. 慢性轻度炎症 HPA轴和交感神经激活可促进炎症因子（如IL-6、TNF-α）释放。炎症因子可抑制胰岛素信号传导，加剧胰岛素抵抗；促进脂肪细胞分泌和瘦素抵抗，引发食欲失控和肥胖；加重自身免疫性甲状腺疾病（如Graves病）。

4. 行为与生活方式改变 抑郁、焦虑等情绪常伴随不良习惯（如暴饮暴食、酗酒、久坐）。高热量饮食和低运动量会导致肥胖，直接诱发胰岛素抵抗。营养摄入异常［如压力性贪食（高糖高脂饮食）］会加剧代谢紊乱。同时，心理社会压力可能降低患者对药物（如降糖药）或生活方式干预的依从性。

5. 神经递质异常 抑郁、焦虑患者脑内神经递质水平异常，可能产生5-羟色胺与多巴胺失调，干扰HPA轴的负反馈调节，延长皮质醇水平升高的状态，同时影响食欲调节（如5-羟色胺水平降低导致食欲亢进）。此外，长期失眠或昼夜节律失调（如轮班工作）可通过褪黑素影响糖代谢和胰岛素敏感性。

6. 表观遗传调控 童年创伤或营养不良可能通过DNA甲基化等表观遗传机制，改变代谢相关基因（如*PPARG*、*ADRB2*）的表达，增加成年后患肥胖和糖尿病的风险。

第2节　内分泌与代谢系统相关心身疾病

徐俊冕等在对我国大型综合性医院共1108例门诊患者的调查中发现，在综合性医院的初诊患者中，躯体疾病占比略高于1/3，心理疾病占比不足1/3，而心身疾病占比约1/3（368人，占调查患者总数的33.2%）。在心身疾病中，内分泌科占比最高，可达75.4%[5]。

一、甲状腺功能亢进症

【概述】 正常成人的甲状腺形如“H”形，其分泌甲状腺激素（thyroid hormones，TH），包括甲状腺素（thyroxine，T4）和三碘甲腺原氨酸（triiodothyronine，T3）。显性甲状腺功能亢进症的特点是TSH受抑制，伴有T3和（或）游离甲状腺素（free thyroxine，FT4）水平升高。隐性甲状腺功能亢进症的特点是TSH水平降低，但T3和FT4水平正常。甲状腺功能亢进症最常见的病因是Graves病，其他病因包括毒性结节和甲状腺炎的甲状腺毒性期等。病因通常可通过临床表现、甲状腺功能测定和促甲状腺激素受体抗体（thyroid stimulating hormone receptor antibody，TRAb）水平来确定。存在甲状腺结节或病因不明确时，建议进行甲状腺扫描。由甲状腺炎引起的甲状腺毒症可给予临床观察或支持性治疗。显性甲状腺功能亢进症的治疗选择包括抗甲状腺药物、放射性碘治疗和手术。对于隐性甲状腺功能亢进症，建议对高风险患者（如＞65岁或TSH＜0.1 mIU/L的患者）进行治疗，尤其是患有骨质疏松症和心血管疾病高风险的患者。

【心身因素的作用】

1. 人格特征[6] 早在19世纪关于Graves病的文献中就描述了“神经症状”，并提到了患者既往的情绪冲突和发病前的人格特征。在甲状腺功能亢进症患者中，神经质特征是暂时的，而非发病前就存在的人格特征，病程中发生的情绪变化不仅会影响疾病期间的人格特征评估，还会影响患者对发病前人格模式的自我报告。

研究发现，血清 TSH 水平与神经质程度呈负相关；集群 A（A 类人格障碍，包括偏执型人格障碍、分裂样人格障碍、分裂型人格障碍）患者 T4 水平升高；反社会人格障碍与 T3 水平升高相关，而与血清 FT4 水平呈负相关；在没有精神病史的健康女性中，T4 水平与医院焦虑抑郁量表（HADS）得分呈正相关。此外，血清甲状腺激素水平的个体差异与特定的人格特征显著相关。高血清 TSH 水平与较高的持久性和自我导向性密切相关，并与气质性格量表修订版 140 项（Temperament and Character Inventory-Revised 140，TCI-R140）中的伤害回避性得分、NEO 五因素人格量表（NEO Five-Factor Inventory，NEO-FFI）中的神经质得分呈负相关，表明患者具有较为适应性的个性特征。此外，较高的 FT4 水平与较低的奖励依赖性相关，较高的 TT4 水平与较低的合作性相关，表明患者社交依附的缺失。

人格特质可以影响个体对应激源的感知和应对方式，长期应激可导致皮质醇水平升高，进而刺激甲状腺激素分泌。神经质程度高、A 类人格障碍或反社会人格障碍者可能存在自主神经功能失调（如心率加快、代谢率升高），与甲状腺功能亢进症的生理症状形成恶性循环。

2. 负性生活事件与压力 在第二次世界大战期间，Graves 病的发生率在斯堪的纳维亚国家显著升高，战后恢复到正常水平。其中，在 3343 名 Graves 病患者中，2842 名（85%）患者在疾病发生前经历过心理创伤。在基于大规模人群的病例对照研究中，与对照组相比，Graves 病患者在诊断前的 12 个月内经历了更多的负性生活事件。结构化访谈报告也显示，与对照组相比（70 名），Graves 病患者（70 名）经历的负性生活事件显著更多，提示压力与 Graves 病发病之间呈正相关。

情绪压力包括压力性生活事件（主观和客观的压力源）和日常困扰（对日常生活事件的主观负面评价），这两种压力类型对 Graves 病的病医学可能具有不同的影响。研究表明，情绪压力与 Graves 病引起的甲状腺功能亢进症有关。部分 Graves 病患者在治疗后恢复正常甲状腺功能（即正常甲状腺功能状态）时，仍然表现出持续的神经精神症状（如易怒、焦虑、抑郁和躁狂），表明这些神经精神异常不仅反映了甲状腺毒症的影响，还可能与患者的疾病前个性特征有关。

一项旨在探讨心理因素与抗甲状腺药物治疗甲状腺功能亢进症预后的关系的研究显示，疑病症、抑郁症状、偏执型人格障碍、精神衰弱等精神因素会导致预后不佳。Graves 病复发组患者的日常困扰水平明显高于缓解组[7]。

研究表明，心理治疗（如压力管理）可改善甲状腺功能亢进症患者的预后。联合使用轻度镇静药与抗甲状腺药物可以提高甲状腺功能亢进症患者的缓解率。

【临床表现】

1. 躯体症状 甲状腺功能亢进症的躯体症状主要由甲状腺激素过量导致代谢亢进及多系统功能紊乱引起。

（1）代谢亢进相关症状：怕热、多汗（尤其是在夜间），皮肤温暖湿润；基础代谢率（basal metabolic rate，BMR）升高，即使食欲增加仍体重下降；能量消耗增加，易疲劳、乏力；体温调节异常引起轻度发热（37.5～38℃），与代谢率升高相关。

（2）心血管系统症状：心率增快，通常静息心率＞ 100 次 / 分，活动后显著加快，可出现心悸、心房颤动（尤其是老年患者）；血压异常，收缩压升高，舒张压降低，脉压差增大。

（3）消化系统症状：胃肠蠕动亢进，食欲亢进，腹泻（每日数次，糊状便）。部分患者可出现肝酶水平升高。

（4）肌肉骨骼系统症状：①肌无力：近端肌肉（如四肢、肩颈）对称性无力，严重时影响活动。②周期性瘫痪：罕见，与低钾血症相关。③震颤与骨骼改变：手指细微震颤，严重时可累及舌和眼睑；长期患有甲状腺功能亢进症可能导致骨质疏松症（尤其是女性）。

（5）甲状腺局部表现：甲状腺弥漫性、对称性肿大，质地柔软，可闻及血管杂音。Graves 病可表现为突眼（眼球突出＞ 18 mm）、复视、眼睑退缩、凝视等。

（6）生殖系统：女性患者可出现月经减少或闭经，男性患者可出现阳痿、乳房发育。

（7）皮肤与毛发：皮肤光滑细腻，毛发细软易脱落，指甲变薄。

（9）电解质紊乱：低钾血症（导致肌无力）、低钙血症（手足抽搐）。

2. 精神症状[8] 甲状腺功能亢进症的精神症状与急性焦虑状态密切相关，患者可表现为易怒、烦躁、过度活跃、情绪不稳定和注意力缺乏等。抑郁情绪也是甲状腺功能亢进症患者的常见症状。研究表明，甲状腺毒症患者可出现轻度抑郁症状，近 1/3 的甲状腺功能亢进症患者符合重度抑郁发作的诊断标准。此外，甲状腺功能亢进症患者可能表现出轻度认知障碍。甲状腺功能亢进症可影响认知功能已得到脑电图研究结果的支持（中心唤醒指标测量中出现非特异性变化）。

【诊断】 在诊断甲状腺功能亢进症时，应综合考虑患者的病史、体格检查和实验室检查结果，并评估心理因素，关注心理因素的作用（导致或加剧症状）。

1. 详细询问病史 询问患者甲状腺功能亢进症相关症状（如心悸、多汗、失眠等）出现的时间，以及这些症状是否与特定的心理压力或情绪变化相关。注意询问心理因素，如近期重大生活变故、工作压力、家庭矛盾等，以及这些心理因素是否导致或加剧症状。

2. 体格检查 主要包括检查是否有甲状腺肿大、突眼、手颤等典型体征，以及心率、血压、体重等，以评估甲状腺功能亢进症对身体的整体影响，并依据患者情况进行必要的实验室检查。

3. 心理评估 通过焦虑量表、抑郁量表等心理评估工具量化患者的心理状态。必要时请心理咨询师进行面对面咨询和评估，从而更准确地了解患者的心理状态。

4. 个性特征 可通过 TCI-R140 和 NEO-FFI 进行评估。

【治疗】

1. 针对甲状腺功能亢进症的治疗 主要包括药物治疗、放射性碘治疗或手术治疗。

2. 心理治疗 可给予心理疏导、CBT 等心理治疗，以减轻患者的心理负担，提高治疗效果。

二、糖尿病

【概述】 糖尿病是由遗传和环境因素共同引起的一组以糖代谢紊乱为主要表现的临床综合征。2021 年，全球有 5.37 亿（10.5%）成人患有糖尿病，其中中国有 1.41 亿成人患有糖尿病，未确诊糖尿病人数占 50.5%[9]。糖尿病的特征是血糖水平过高，病因主要为机体无法产生足够的胰岛素或细胞对已产生的胰岛素没有反应。糖尿病主要分为 4 种类型：① 1 型糖尿病：即胰岛素依赖型糖尿病，是一种自身免疫病，因免疫系统错误攻击并破坏胰岛 β 细胞，导致机体丧失大部分的胰岛素分泌能力。患者需通过外源性胰岛素治疗（如每日多次皮下注射胰岛素或使用胰岛素泵持续输注）来维持血糖稳定。② 2 型糖尿病：即非胰岛素依赖型糖尿病，源于胰岛素抵抗，细胞无法正常利用胰岛素，伴或不伴胰岛素绝对缺乏。③妊娠期糖尿病：即没有糖尿病病史的女性在妊娠期间出现高血糖。④特殊类型糖尿病。其中，1 型和 2 型糖尿病涵盖了绝大多数的糖尿病患者[3]。

糖尿病的临床阶段包括糖尿病前期、糖尿病期、糖尿病并发症期，心理因素和社会因素在糖尿病患者的整个病程和临终关怀中均具有重要影响。

【心身因素的作用】

1. 人格特征 人格特征可通过神经内分泌及行为模式影响糖尿病的发病风险。

（1）神经质人格：长期处于心理应激状态可激活 HPA 轴，导致皮质醇水平持续升高，进而通过抑制胰岛素受体信号传导，促进内脏脂肪分解及炎症因子释放，显著加剧胰岛素抵抗。

（2）外向型人格：社会参与度高，可降低孤独感相关的慢性应激，使皮质醇水平维持在生理范围内，同时通过促进规律运动等健康行为，可间接改善糖代谢。

（3）尽责型人格：个体更易建立健康的生活方式，包括遵循糖尿病饮食指南、维持规律运动及药物依从性，降低糖尿病风险。

（4）敌意型 /A 型人格：长期处于交感神经过度激活状态会导致儿茶酚胺分泌增加，并通过以下途径促进病理进程：①抑制胰岛素分泌；②诱导 β 细胞凋亡；③加速动脉粥样硬化。

2. 压力[10] 糖尿病患者和非糖尿病患者在面对压力时都会出现尿酮水平升高和尿量增加，以及血糖和尿糖水平的波动，但糖尿病患者的波动更为显著。早期研究显示，糖尿病患者报告的父母离世和家庭不和事件发生率显著高于对照组（慢性血液病患者），提示压力（特别是丧失）可能导致糖尿病发病。此外，积累的“生活危机单位”（而不仅是急性压力）会改变糖尿病的病程。不良生活事件与糖尿病病程呈正相关。此外，在来自57例糖尿病患者的自我报告中，19%的饮食违规行为归因于负性情绪，另有7%归因于冲突，这强调了压力在糖尿病治疗依从性中的作用。

慢性压力会激活HPA轴和交感神经系统，从而增加皮质醇、肾上腺素和去甲肾上腺素的生成。慢性高皮质醇血症和交感神经系统的长期激活会促进胰岛素抵抗，导致2型糖尿病。此外，慢性压力可引发免疫功能障碍，增加促炎性细胞因子的生成。大量的促炎性细胞因子会干扰胰岛β细胞的正常功能，诱发胰岛素抵抗。

3. 家庭环境[11]　一项对比了50例糖尿病儿童患者及对照组的研究发现，代谢控制水平较高儿童的家庭冲突较少，且经济问题较少。在标准化研究中，将糖化血红蛋白分布的上1/3和下1/3分别定义为代谢控制良好和代谢控制不佳，并通过Moos家庭环境量表、Piers-Harris儿童自我概念量表和标准访谈的方式，比较了糖尿病青少年患者的家庭环境。结果显示，代谢控制良好的患者的父母报告的家庭凝聚力更强，冲突更少，并更多地鼓励患者的独立性。代谢控制良好的患儿自我评价的焦虑较少，总体自我概念更积极，表明青少年糖尿病控制不佳与家庭冲突、外部压力、家庭沟通不良相关。

一项研究聚焦于患有糖尿病且频繁住院、多次因酮症酸中毒就医的儿童群体，发现这些儿童的家庭大多呈现出“心身家庭”的特点，具体表现为家庭成员情感过度投入、对孩子过度保护、家庭沟通模式刻板，且欠缺解决冲突方面的能力。针对此类家庭开展系统性家庭治疗，能够有效减少糖尿病儿童住院的次数，降低酮症酸中毒的发生率。此外，有研究显示，代谢控制较差的糖尿病青少年患者存在更多的人际问题，但社交技能训练未能对糖化血红蛋白水平产生显著影响。

4. 抑郁症和焦虑症[12]　与正常代谢群体相比，在有潜在糖尿病患病风险的患者中，抑郁症的患病率有所升高，而在已确诊的糖尿病患者中则显著升高。此外，抑郁症可使糖尿病的患病风险增加。1型糖尿病患者的抑郁症患病率高达普通人群的3倍，而2型糖尿病患者的抑郁症患病率约为普通人群的2倍。在1型糖尿病或2型糖尿病患者中，焦虑症的发生率为40%，且这种关联并不是单纯的共病关系。此外，抑郁症和焦虑症会降低糖尿病患者的治疗依从性和生活质量，导致死亡率升高。

5. 社会因素　社会因素可能激活促进2型糖尿病和抑郁症发展的共同通路。其中低社会经济地位不仅会增加患2型糖尿病的风险，还可能是导致抑郁症的原因。

【临床表现】

1. 典型症状（“三多一少”症状）　①多饮：因血糖升高导致渗透性利尿，体内水分流失，引发口渴。②多食：胰岛素不足或抵抗导致葡萄糖无法被利用，机体能量不足，产生饥饿感。③多尿：血糖过高经肾排出时带走大量水分，尿量增加。④体重下降：葡萄糖无法被利用，身体分解脂肪和肌肉供能，导致体重减轻。

2. 情绪问题　①焦虑与抑郁：长期疾病管理的压力、并发症风险、对生活质量的担忧可能引发情绪低落、失眠、兴趣减退。②恐惧与无助：患者在确诊糖尿病初期可能因对疾病不了解而产生恐惧，或因治疗效果不佳而感到无助。

3. 认知与行为改变　①过度关注或忽视病情：部分患者可能过度监测血糖、严格控制饮食而影响生活；而部分患者因否认疾病而逃避治疗。②治疗依从性差：因药物副作用、经济负担或心理抵触，患者可能自行停药或不规律治疗。

4 社会心理影响　①人际关系压力：长期治疗可能导致家庭关系紧张，或因疾病限制社交活动。②职业与经济负担：部分患者因健康问题影响工作能力，导致经济压力增加。

【诊断】　诊断糖尿病应综合患者的病史、体格检查和实验室检查结果。同时，注意评估心理因素与糖尿病的发生和症状的相关性。

1. 详细询问病史　①了解症状与情绪的关系：询问患者是否出现多饮、多食、多尿、体重下降等糖尿病典型症状，并探究这些症状是否与特定的情绪状态或心理压力相关，如症状是否在经历重大生活事件后加重。②探究生活方式与心理因素：了解患者的生活方式，包括饮食习惯、运动情况、睡眠质量和心理状态等。询问患者是否因心理压力而改变了原有生活习惯，如暴饮暴食、缺乏运动。

2. 体格检查 包括体重、腰围、血压等指标，以及糖尿病相关并发症的体征，如视网膜病变、周围神经病变。

3. 实验室检查 主要包括空腹血糖、餐后 2 h 血糖、糖化血红蛋白，以及尿常规、胰岛素水平、C 肽水平等指标，以进一步了解患者的胰岛功能和糖尿病的严重程度。

4. 心理评估 ①评估心理状态：观察患者的情绪状态，如焦虑、抑郁或紧张。这些情绪状态可能影响患者的血糖水平和糖尿病的进展。②心理量表：采用焦虑量表、抑郁量表等心理评估工具，对患者的心理状态进行量化评估，以帮助医生了解患者的情绪状态、应对能力和心理韧性等。③专业心理咨询：必要时可请专业心理咨询师进行面对面的咨询和评估。心理咨询师可以通过与患者深入交流，了解其心理状态、生活压力和应对策略等，为医生提供更全面的信息。

【治疗】

1. 针对糖尿病的治疗 根据糖尿病的严重程度和病因，制订合适的药物治疗、胰岛素治疗或生活方式干预方案。

2. 心理治疗 对于心理因素在糖尿病发病中发挥重要作用的患者，应给予心理疏导、CBT 等心理治疗，以减轻患者的心理负担，提高治疗效果。同时，鼓励患者保持积极的心态，增强自我管理能力，以更好地控制血糖水平。

三、低血糖症

【概述】 低血糖是指血糖低于正常的一种状态。正常成人的空腹静脉血浆血糖（简称血糖）浓度为 4～6 mmol/L（72～108 mg/dl），平均为 5.0 mmol/L（90 mg/dl）。血糖降低并出现相应症状及体征时被称为低血糖症。低血糖症不是一种独立的疾病，而是由多种原因引起的综合征。严重低血糖症可导致不可逆性脑损伤，甚至死亡。临床上，以药物（胰岛素和口服降糖药等）所致的低血糖症最为常见，其次为肿瘤相关性低血糖症，由其他原因引起的低血糖症少见。心理因素可影响患者的血糖管理，加剧低血糖的发作频率和严重程度，形成恶性循环。因此，低血糖的管理需要结合心理支持和干预，通过改善患者的心理状态来帮助他们更好地控制血糖水平，达到身心的整体健康。

【心身因素的作用】

1. 心理因素对低血糖的诱发作用 急性心理应激（如考试焦虑）可激活 HPA 轴，导致皮质醇水平升高，促进糖原分解并抑制胰岛素分泌，引发反应性低血糖。糖尿病患者对血糖的过度担忧（如“必须完美达标”）可能导致饮食控制不当或胰岛素剂量错误，增加低血糖风险。

糖尿病患者可出现低血糖恐惧（fear of hypoglycemia，FOH），尤其是经历过低血糖的人群[13]。这是一种不愉快的紧张、焦虑和不适状态，表现为心悸、呼吸急促或手颤等症状。一方面，FOH 是一种适应性机制，能保护患者免受低血糖及其后果的影响。另一方面，过度的 FOH 会引起焦虑和紧张，使维持正常血糖水平变得困难。FOH 患者会因恐惧发作而拒绝监测血糖或调整治疗，反而导致血糖波动加剧。

2. 低血糖对心理状态的影响 ①急性代谢紊乱的直接作用：低血糖时，大脑葡萄糖供应不足，杏仁核异常激活，可能引发焦虑、惊恐等情绪反应。同时，低血糖可抑制 5- 羟色胺的合成，导致情绪调节能力下降，易出现抑郁或激惹。②慢性反复发作的累积效应：反复发作低血糖可导致海马体积缩小，影响记忆功能并增加焦虑症的风险。少数患者经历严重低血糖后可出现创伤后应激障碍的症状（如闪回、噩梦），进一步恶化血糖控制。

【临床表现】

1. 生理表现 ①轻度症状：出汗、心悸、焦虑、饥饿感、手颤和头晕。②中度症状：意识模糊、注意力不集中、视物模糊、语言障碍（构音障碍或失语）、情绪变化。③重度症状：情绪淡漠、意识丧失，严重时可能导致昏迷和死亡[3]。④类低血糖反应：即使血糖恢复正常，患者也可能因恐惧而引发躯体化症状，如饥饿感、乏力、冷汗等，形成“心理性低血糖”。

2. 心理与行为表现

（1）认知改变：过度关注低血糖，反复思考其可能的严重后果（如昏迷、死亡）。

（2）灾难化思维：将轻微血糖波动视为严重威胁。

（3）情绪反应：持续性焦虑、紧张，甚至惊恐发作。对治疗（如胰岛素注射、降糖药）产生抵触或恐惧。

（4）行为改变：①过度监测：频繁检测血糖（如每小时1次），即使血糖稳定也无法停止。②饮食失调：为避免低血糖而过量摄入碳水化合物，导致血糖波动或体重增加。③药物调整：擅自减少降糖药剂量或自行停药。

3. 对日常生活的影响 ①社交障碍：因害怕低血糖发作而回避聚餐、外出活动。②职业影响：工作效率下降，甚至因频繁测血糖或处理焦虑情绪而缺勤。③家庭关系紧张：家属可能因患者过度谨慎或情绪波动而感到压力。

【诊断】

1. 低血糖的核心诊断标准（Whipple三联征） ①低血糖相关症状：交感神经兴奋的症状，如心悸、手颤、冷汗、饥饿感（典型表现）；神经系统症状，如意识模糊、言语不清、行为异常（严重时可出现昏迷）。②血糖≤2.8 mmol/L（糖尿病患者为≤3.9 mmol/L）。③补充葡萄糖后症状迅速缓解（症状在口服或静脉输注葡萄糖10～15 min改善）。

2. 诊断流程与评估要点

（1）临床表现评估：①症状特征：记录症状发作时间，诱因（如空腹/餐后、运动后），持续时间。②病史：糖尿病治疗方案（胰岛素/磺脲类药物剂量）、肝肾功能不全、自身免疫病病史等。

（2）血糖检测：①即时检测：发作时指尖血糖＜3.0 mmol/L需立即处理。②动态监测：连续血糖监测（continuous glucose monitoring，CGM）可捕捉无症状性低血糖及血糖波动规律。

3. 心理评估 首个评估FOH的工具是1987年由Cox等开发的低血糖恐惧调查问卷（Hypoglycemia Fear Survey，HFS）[14]。目前，修订版HFS问卷（HFS-Ⅱ）已被广泛使用，其共包含33个项目的问卷，分为2个子量表。第一个子量表涉及预防低血糖的行为，第二个子量表涉及与低血糖及其后果相关的担忧。总分越高，患者的恐惧水平越高。其他评估工具包括低血糖恐惧快速筛查问卷（Quick Screen for Fear of Hypoglycemia，QSFH）和低血糖恐惧15项量表（Fear of Hypoglycemia Scale-15，FH-15）。

【治疗】

1. 躯体症状治疗 轻度低血糖患者口服15～20 g葡萄糖，15 min后复测血糖。重度低血糖：静脉注射葡萄糖或胰高血糖素，并立即就医。长期管理措施包括调整药物、饮食、运动，监测血糖，病因治疗（如胰岛素瘤手术）。预防措施包括规律生活、教育干预、心理支持，避免诱因（如空腹运动、过量饮酒）。

2. 心理治疗 CBT对FOH患者具有积极效果。采用CBT可在阶段性治疗结束后的第8周、第24周和第48周内改善患者的血糖管理水平，同时可使患者的恐惧水平下降、抑郁症状减少、生活质量提高。

3. 心理教育 包括低血糖预期、意识和治疗训练（Hypoglycemia Anticipation，Awareness，and Treatment Training，HAATT）、血糖意识训练Ⅱ（Blood Glucose Awareness Training Ⅱ，BGAT-2）和低血糖预防与优化策略（Hypoglycemia Prevention and Optimization Strategy，HyPOS）等项目。这些项目旨在教授患者日常自我观察和自我控制（如低血糖日记），并结合小组会议，向患者普及正确的饮食、运动、胰岛素治疗，以及糖尿病急性并发症的管理。研究表明，参与这些项目的患者对低血糖水平的反应更恰当，从而减少低血糖事件的发生。BGAT-2有助于减少血糖变异性，降低FOH和抑郁症状的严重程度。此外，HypoCOMPaSS项目强调低血糖预防、严格的血糖控制及识别可能导致血糖下降的情况。参与该项目的患者低血糖的发作频率和FOH的严重程度显著降低，低血糖意识和血糖变异性有所改善，并且患者在训练结束后24周仍能比研究前更有效地控制血糖。

心理教育项目不仅面向患者，还针对其亲密关系人群。旨在减轻儿童低血糖情绪困扰的父母干预项目（REDCHiP）是一个包括7个小组课程和3个个体课程的远程医疗项目。参与该项目的1型糖尿病儿童家长可学习CBT。应用REDCHiP的研究表明，患儿父母的FOH和压力水平显著降低。

四、肥胖症

【概述】 肥胖症是一种由于长期能量摄入超过能量消耗而导致的体内脂肪积聚过多的疾病，通常表现为体重超标，并伴有多种内分泌与代谢疾病和心理问题。肥胖症可发生于任何年龄。中国的肥胖症患病率从1980年的0.6%升至2015年的5.3%[15]。肥胖症的主要原因包括遗传因素、代谢因素、环境因素和心理因素。此外，由于生理上的肥胖症与由肥胖症引起的心理问题可能发生相互作用。例如，情绪低落、焦虑、压力过大或抑郁等心理问题可能导致不健康的饮食习惯或缺乏运动，从而加重肥胖症。因此，心理因素对肥胖症的影响受到广泛关注。

【心身因素的作用】

1. 父母的教养习惯与家庭压力 在儿童中，家庭结构和环境（如家庭饮食行为）在肥胖症的发生和维持中发挥重要作用。父母会通过特定的指令或强化措施传递自己的饮食方式，并影响孩子的饮食行为。一项使用预负荷范式的研究调查了8～12岁超重至肥胖儿童的饮食方式对能量摄入的影响。结果显示，预负荷或限制性饮食本身对能量摄入没有显著影响，而母亲在另一房间独立摄入的食物量更能预测孩子的能量摄入，这表明除遗传因素外，孩子的能量摄入率和摄入量可能受母亲传递的特定家庭饮食方式的影响。

家庭压力也是肥胖症儿童的重要心理因素。不和谐的家庭环境、父母患有心理疾病或躯体疾病、父母存在低社会经济地位相关压力等可能通过促进过度能量摄入，进而导致儿童肥胖症的形成和维持。遗传因素和应对压力时单胺类神经递质和肽类激素（如5-羟色胺、去甲肾上腺素、多巴胺、神经肽Y和促肾上腺皮质激素释放激素）的产生和释放可能是肥胖症的共同致病机制[16]。

2. 负性情绪[17] 情绪调节模型认为，情绪低落的个体会通过进食来安慰或转移负性情绪，从而增加肥胖症的风险。5-羟色胺失调在导致抑郁症状的同时，也可能提高肥胖症的风险，5-羟色胺调节紊乱的个体可能会过量摄入富含碳水化合物的食物，而通过膳食或药物补充5-羟色胺可使进食行为正常化并减少抑郁情绪。此外，前瞻性研究已确定抑郁症是成人未来体重增加，以及青少年未来体重指数（body mass index，BMI）增大、肥胖症发生率升高的预测因素。

【临床表现】

1. 躯体症状 体重超标，腹部、臀部、大腿等部位脂肪堆积明显。患者可因体重过大出现行动迟缓、关节疼痛（如膝关节炎），以及睡眠呼吸暂停综合征（打鼾、夜间窒息感）。

2. 心理与社会影响 ①自卑与抑郁：患者会因体型被歧视或对自我形象不满而引发情绪问题。②社交退缩：因活动不便或心理压力而减少社会活动。

【诊断】

1. 肥胖症的诊断 世界卫生组织将1度肥胖或超重定义为BMI 25～29 kg/m^2；2度肥胖为BMI 30～39.9 kg/m^2；重度肥胖症或3度肥胖为BMI ≥ 40 kg/m^2。通过双能X射线吸收法（dual-energy X-ray absorptiometry，DEXA）扫描、生物电阻抗等检测男性体脂百分比＞25%、女性体脂百分比＞30%，可诊断肥胖症。男性腰围≥90 cm、女性腰围≥85 cm，或男性腰臀比（waist-to-hip ratio，WHR）≥0.9、女性WHR≥0.85，可诊断向心性肥胖，提示内脏脂肪堆积。

2. 心理评估

（1）情绪状态评估：可使用专业的心理评估工具，如抑郁自评量表（SDS）、焦虑自评量表（SAS）等，评估患者是否存在抑郁、焦虑等情绪问题。

（2）人格特征评估：某些人格特质（如神经质、内向型人格）可能与心身因素导致的肥胖症有关。

（3）进食行为评估：评估患者的进食模式，包括是否有情绪性进食、暴饮暴食、夜间进食等异常行为。

3. 鉴别诊断 需排除继发性肥胖症（由其他疾病或药物引起），主要包括内分泌与代谢疾病（如甲状腺功能减退症、库欣综合征、多囊卵巢综合征），药物因素（如长期使用糖皮质激素、抗精神病药），遗传性疾病（如Prader-Willi综合征）。

【治疗】 减重计划未能带来持久体重减轻的原因可能是治疗方案与个体之间缺乏契合[18]。

1. 以情绪性进食为主的肥胖症患者的治疗 治疗应侧重于更恰当地回应情绪，如教授情绪调节技巧。情绪调节技巧是治疗儿童肥胖症的有效方法。结合了正念、情绪调节和应激容忍模块的辩证行为疗法（dialectical behavior therapy，DBT）可有效减轻患者的体重（与进食相关）和心理问题（如情绪性进食和抑郁症）。正念疗法有助于患者实现体重的稳定下降或控制，在长期维持体重方面具有一定优势。

正念有助于增强机体对应激源的皮质醇反应，并改变皮质醇觉醒反应，减少腹部脂肪。①正念饮食：要求患者在进食时专注于食物的色、香、味、口感，以及咀嚼和吞咽的过程，细嚼慢咽，摒弃边吃边看电视或玩手机等分散注意力的行为。帮助患者识别身体的饥饿和饱腹信号，避免过度进食。通过正念训练，患者能够区分生理性饥饿与情绪性饥饿，仅在真正饥饿时进食。②正念运动：选择强调正念的运动方式，如瑜伽、太极拳等。引导患者在运动过程中专注于身体感觉，如跑步时感受脚步与地面的接触、身体的摆动、呼吸的节奏等，使运动不再是机械的行为，而是身心的深度连接。③正念减压：教授患者正念冥想技巧，如每天定时进行15～30 min的冥想练习。在冥想过程中，患者专注于自己的呼吸，当杂念出现时，不做评判地将注意力拉回至呼吸，以此减轻压力和焦虑情绪。鼓励患者将正念融入日常生活，如在排队、做家务时进行短暂的正念练习，觉察当下的身体感觉和情绪，避免因压力而产生的不良饮食习惯。

2. 以节食性进食（受限进食）为主的肥胖症患者的治疗　治疗方法需要综合考虑生理和心理等多方面因素。

（1）营养干预：为患者制订个性化饮食方案，确保营养均衡。向患者普及营养知识，帮助患者树立正确的饮食观念，纠正节食导致的营养不良和代谢紊乱问题。

（2）运动疗法：鼓励患者进行规律的有氧运动，如快走、慢跑、游泳、骑自行车等。结合力量训练，如举重等。

（3）心理治疗：① CBT：帮助患者识别和改变负面的思维模式和行为习惯。②情绪管理：由于以节食性进食为主的肥胖症患者通常存在情绪问题（如焦虑、抑郁），患者通过节食或过度进食来应对，因此可教授患者情绪管理技巧。

（4）药物治疗：在某些情况下，医生可考虑使用药物辅助治疗。例如，对于存在严重心理障碍导致的节食或进食紊乱者，可使用抗抑郁药、抗焦虑药等改善情绪问题，从而间接改善进食行为。药物治疗需在医生的严格评估和指导下进行，以确保安全性和有效性。

案例分析

患者女，52岁，退休前是一名教师，生活规律，热爱运动。患者于半年前的常规体检中被诊断为2型糖尿病，给生活带来了极大的冲击。患者曾多次要求复查，后逐渐接受了患病的事实，但随之出现严重的焦虑和恐惧，担心病情恶化，引发各种并发症；担心治疗费用给家庭带来负担；担心自己无法再像以前那样享受生活。随着病情的波动和治疗方案的调整，患者的情绪越来越低落，甚至觉得自己成了“累赘”，并开始怀疑自己的价值，对未来失去信心。由于担心他人知道她的病情后会疏远她，患者逐渐减少了与亲朋好友的交往，不再参加聚会等社会活动。患者的心理问题主要表现为持续的焦虑、抑郁、失眠、食欲减退、情绪波动大等，不仅影响了生活质量，也对治疗产生了负面影响。

☞ 专家解答

本例患者的症状提示2型糖尿病合并焦虑抑郁状态。针对本例患者的症状，建议采取以下措施：①心理疏导：通过专业的心理咨询，帮助患者正视病情，接受现实。同时，教授患者应对焦虑和恐惧的技巧，如深呼吸、冥想等。②家庭支持：鼓励家属给予患者更多的关爱和支持，了解糖尿病患者的心理需求，共同营造温馨、和谐的家庭氛围。③社交活动：引导患者参加适合糖尿病患者的社交活动，如糖尿病知识讲座、患者交流会等，互相分享经验和感受。④运动与饮食调整：在医生的指导下调整饮食结构和运动计划，学习适合糖尿病患者的运动方式（如散步、瑜伽），同时注重饮食的营养均衡和合理搭配。

（刘文娟　袁露　撰写　董汉宁　审校）

参考文献

[1] Pavlov P I. The scientific investigation of the psychical faculties or processes in the higher animals [J]. Science, 1906, 24 (620): 613-619.

[2] Pavlov P I. Conditioned reflexes: an investigation of the physiological activity of the cerebral cortex [J]. Ann Neurosci, 2010, 17 (3): 136-141.

[3] 廖二元. 内分泌代谢病学 [M]. 3版. 北京：人民卫

生出版社，2012.

［4］Freitas J. Development and validation of in vitro bioassays for thyroid hormone receptor mediated endocrine disruption［M］. Wageningen：Wageningen University and Research，2012.

［5］徐俊冕 . 发展中的我国心身医学［J］. 医药卫生科技，1999，（11）：12-13.

［6］Lee S Y，Pearce E N. Hyperthyroidism：a review［J］. JAMA，2023，330（15）：1472-1483.

［7］Fukao A，Takamatsu J，Murakami Y，et al. The relationship of psychological factors to the prognosis of hyperthyroidism in antithyroid drug-treated patients with Graves' disease［J］. Clin Endocrinol，2003，58（5）：550-555.

［8］Jadresic D P. Psychiatric aspects of hyperthyroidism［J］. J Psychosom Res，1990，34（6）：603-615.

［9］］International Diabetes Federation. IDF Diabetes Atlas tenth edition 2021［R/OL］.［2024-02-01］. https://diabetesatlas.org/atlas/tenth-edition/

［10］Kivimäki M，Bartolomucci A，Kawachi I. The multiple roles of life stress in metabolic disorders［J］. Nat Rev Endocrinol，2023，19（1）：10-27.

［11］Fisher E B Jr，Delamater A M，Bertelson A D，et al. Psychological factors in diabetes and its treatment［J］. J Consult Clin Psychol，1982，50（6）：993-1003.

［12］Bădescu S V，Tătaru C，Kobylinska L，et al. The association between diabetes mellitus and depression［J］. J Med Life，2016，9（2）：120.

［13］Przezak A，Bielk，W，Molęda P. Fear of hypoglycemia-An underestimated problem［J］. Brain Behav，2022，12（7）：e2633.

［14］Cox D J，Irvine A，Gonder-Frederick L，et al. Fear of hypoglycemia：quantification，validation，and utilization［J］. Diabetes Care，1987，10（5），617-621.

［15］Chooi Y C，Ding C，Magkos F. The epidemiology of obesity［J］. Metabolism，2019，92：6-10.

［16］Puder J J，Munsch S. Psychological correlates of childhood obesity［J］. Int J Obes（Lond），2010，34（Suppl 2）：S37-43.

［17］Hemmingsson E. A new model of the role of psychological and emotional distress in promoting obesity：conceptual review with implications for treatment and prevention［J］. Obes Rev，2014，15（9）：769-779.

［18］van Strien T. Causes of emotional eating and matched treatment of obesity［J］. Curr Diab Rep，2018，18（6）：35.

第十二章　神经系统心身疾病

第1节　心理因素与神经系统疾病的关系

一、心理社会因素对神经系统疾病的影响

（一）生物因素

1. 神经内分泌系统的应激反应　下丘脑-垂体-肾上腺轴（HPA轴）的激活是机体对应激的一种适应性反应，但长期的心理应激可导致HPA轴过度激活，产生过量的糖皮质激素（如皮质醇），进而对神经系统产生毒性作用，增加神经系统疾病的发病风险[1]。例如，长期暴露于应激的动物模型可观察到海马萎缩，该现象也可见于抑郁症和创伤后应激障碍患者[2]。此外，甲状腺激素、生长激素等也可能与神经系统疾病的发病有关。有研究发现，部分甲状腺功能异常患者会出现认知功能障碍等神经系统症状[3]。

2. 免疫系统异常导致神经炎症　长期的心理压力可导致免疫系统紊乱，引发神经炎症反应，其在神经系统疾病的发病中发挥关键作用[4]。免疫系统和神经系统之间存在密切的相互作用，心理应激可激活免疫系统，导致炎症细胞因子的释放增加。这些炎症细胞因子可通过血脑屏障进入中枢神经系统，引起神经炎症反应，从而对神经系统产生损害。研究显示，多发性硬化症患者血液中的炎症细胞因子水平明显高于健康对照组。对长期承受心理压力的人群进行免疫功能检测可见炎症指标（如CRP）水平明显升高。此外，长期的心理压力、焦虑、抑郁等不良心理状态会激活神经胶质细胞，尤其是小胶质细胞和星形胶质细胞，小胶质细胞可释放多种炎症介质，如TNF-α、IL-1β和IL-6等[5]，从而破坏神经元的正常功能，影响神经递质的传递，促进神经元的死亡和神经退行性改变；星形胶质细胞会在心理应激下改变其形态和功能，参与神经炎症的过程。神经炎症不仅与神经退行性疾病（如阿尔茨海默病、帕金森病）密切相关，还在精神疾病（如抑郁症、焦虑症）中发挥重要作用[6]。研究表明，阿尔茨海默病患者大脑中的小胶质细胞和星形胶质细胞被激活，炎症介质水平升高[7]。此外，抑郁症患者血液和脑脊液中的炎症标志物（如IL-6和CRP）水平也明显升高。

3. 神经递质系统失调　心理因素可影响神经系统中神经递质（如5-羟色胺、多巴胺、去甲肾上腺素）的平衡。例如，长期的心理压力可能导致神经递质紊乱，而多巴胺失调被认为与帕金森病的运动症状及抑郁症状密切相关，帕金森病患者多巴胺水平下降与抑郁症发病率升高呈正相关；帕金森病、阿尔茨海默病等神经系统疾病也与5-羟色胺系统异常有关。

4. 基因表达改变　长期的心理压力可能导致某些基因表达发生改变，从而影响神经系统的功能。心理应激可通过激活转录因子［如核因子κB（nuclear factor κB，NF-κB）］来调节基因表达[8]。这些转录因子可以结合到特定的基因启动子区域，促进或抑制基因转录。长期心理压力动物模型的基因表达分析显示，部分与神经系统疾病相关的基因表达发生了改变。

（二）心理因素

1. 认知因素　错误的认知模式、消极的思维方式和不良的应对策略可能增加神经系统疾病的发病风险[9]。神经系统疾病患者常因疾病对认知功能的损害而产生负性情绪体验。在阿尔茨海默病患者中，早期认知功能障碍与随后抑郁症状的

出现有显著关联，这种负向反馈机制会进一步加速认知功能的下降。此外，认知偏差（如过度关注自身症状、灾难化思维）也可能加重神经系统疾病的症状。

2. 情绪因素 长期的负性情绪（如焦虑、抑郁、愤怒）可能导致紧张和应激反应。心理障碍不仅是神经系统疾病的并发症，还可能通过交感神经系统与免疫系统的相互作用来加重疾病进展[10]。例如，焦虑可增加癫痫的发作频率，卒中后抑郁症状的严重程度与预后不良直接相关。此外，情绪不稳定也可能影响神经系统功能，增加神经系统疾病的发病风险。长期承受心理压力的个体的焦虑和抑郁症状与神经系统疾病的发病风险呈正相关。

3. 行为因素 不良的生活习惯（如吸烟、饮酒、缺乏运动）可能增加神经系统疾病的发病风险。此外，长期睡眠不足、过度劳累等也可能对神经系统产生不良影响。研究表明，吸烟人群患帕金森病的风险明显高于普通人群，缺乏运动的人群的认知功能明显下降。

（三）社会因素

1. 社会支持 社会支持包括家庭支持、朋友支持、社区支持、医疗支持等。良好的社会支持可以减轻心理压力和心理应激对神经系统的负面影响，提高患者的心理健康水平和免疫系统功能，从而降低神经系统疾病的发病风险。研究发现，拥有良好社会支持的老年人患阿尔茨海默病的风险明显低于缺乏社会支持的老年人。缺乏社会支持的神经系统疾病患者更易发展为焦虑症和抑郁症，疾病进展更迅速，且预后较差。

2. 社会经济地位 低社会经济地位人群可能面临更多的生活压力和不良环境因素（如贫困、环境污染、不良的居住条件），这些因素均可能对神经系统产生不良影响，从而增加神经系统疾病的发病风险。此外，低社会经济地位人群可能缺乏足够的医疗资源和健康保障，难以获得及时有效的治疗，容易导致疾病恶化和并发症的发生，影响神经系统疾病的治疗和康复[11]。研究表明，低社会经济地位人群出现抑郁、焦虑和认知障碍等神经系统疾病的常见症状的风险明显高于高社会经济地位人群。贫困人群的神经系统疾病患病率明显高于富裕人群[12]。

3. 生活事件 负性生活事件可作为应激源，激活机体的应激反应系统，导致心理压力增加、情绪波动和行为改变。负性生活事件（如丧偶、离婚、失业、重大疾病等）可能增加神经系统疾病的发病风险。研究表明，经历重大生活事件的人群患抑郁症和焦虑症的风险明显增加，认知功能和心理健康水平明显下降。

（四）人格因素

1. 神经质 具有神经质人格特质的个体对压力和应激更加敏感，更易产生情绪反应和躯体反应，因此更易出现负性情绪，增加神经系统负荷和神经系统疾病的发病风险。有研究对帕金森病患者进行了人格特质评估，发现具有神经质人格特质的患者的症状更严重。

2. 外倾型 具有外倾型人格特质的个体更加乐观、积极，更易与他人建立良好的关系，从而促进身体健康和免疫系统功能，降低神经系统疾病的发病风险。此外，外倾型人格特质人群更易获得社会支持，患抑郁症和焦虑症的风险明显低于其他人格特质人群。

3. 开放型 具有开放型人格特质的个体更易接受和学习新鲜事物和观念，从而促进大脑的发育和认知功能，降低神经系统疾病的发病风险。有研究对老年人进行人格特质评估，发现具有开放型人格特质的老年人的认知水平相对较高。

（五）其他因素

1. 文化因素 文化因素可通过影响心理状态、行为习惯和社会支持等方面，对神经系统疾病的发病产生间接影响。文化背景不同可能导致个体对疾病的认知、态度和应对方式有所不同。例如，在一些文化中，对心理健康问题存在污名化现象，可能导致患者延迟寻求心理干预，进而加重神经系统疾病的症状，延误治疗时机。此外，文化差异可能影响人们的生活方式、社交模式等，进而影响神经系统疾病的发病。

2. 饮食因素 不良饮食习惯（如高盐、高脂、高糖饮食）可能导致代谢紊乱、炎症反应加剧，从而增加神经系统疾病的发病风险。此外，缺乏营养素（如维生素 B_{12}、叶酸、ω-3 脂肪酸）可能导致神经系统疾病的发生。高盐饮食人群患高血压和脑血管疾病的风险明显增加[13]。缺乏维生素

B_{12} 的人群可出现不同程度的认知功能障碍等神经系统症状。

3. 环境因素 环境污染、噪声、辐射等不良环境因素可能对神经系统产生不良影响，从而增加神经系统疾病的发病风险[14]。此外，一些职业因素（如长期接触有害物质、高强度工作）也可能导致神经系统损伤和功能障碍，从而引发相关疾病。

二、神经系统疾病患者常见的心理反应

1. 焦虑

（1）临床表现：神经系统疾病（如帕金森病）患者常出现过度担忧、紧张、不安和恐惧等情绪[15]。他们可能对疾病进展、治疗效果和未来生活充满忧虑，时刻处于紧绷状态，进而影响其生活质量和心理健康。躯体症状主要包括心悸、出汗、手颤、呼吸急促、肌肉紧张等。

（2）原因：①疾病本身：神经系统疾病通常会导致躯体功能障碍，如运动障碍、感觉异常、认知功能下降等，这些变化会让患者对自己的身体失去掌控感，进而引发焦虑[16]。②对未知的恐惧：患者不了解疾病的发展趋势和演变过程，这种不确定性会加重焦虑情绪。同时，患者可能对治疗过程中的风险和副作用充满担忧。③生活方式改变：疾病可能导致患者的生活方式发生巨大改变，如不能工作、社交活动受限等，进而引发焦虑。④经济压力：神经系统疾病的治疗费用较高，患者可能担心医疗费用给家庭带来沉重负担，从而产生焦虑。

（3）长期影响：①躯体方面：长期焦虑会导致睡眠障碍（入睡困难或睡眠质量差），进一步影响身体的恢复和免疫功能[17]。同时，焦虑可引起食欲减退，导致营养不良，影响康复进程。此外，焦虑还可能引发心血管系统症状，如血压升高、心率加快。②心理方面：焦虑会加重患者的抑郁情绪，形成恶性循环。患者可能变得更加敏感、易怒，对生活失去信心，降低生活质量。

（4）应对策略：①心理治疗：CBT 有助于患者识别和改变负面的思维模式，学会应对焦虑的方法。例如，让患者认识到自己的过度担忧是不合理的，并通过积极的自我对话来缓解焦虑。②药物治疗：在医生的指导下，使用抗焦虑药可以缓解焦虑症状。但应注意药物的副作用和患者的个体差异。③放松训练：定期进行深呼吸、冥想、渐进性肌肉放松等放松训练可以帮助患者减轻身体的紧张感，缓解焦虑情绪。④信息支持：向患者提供关于疾病的准确信息，让他们了解疾病的治疗方法、预后等，减少不确定性，从而减轻焦虑。

2. 抑郁

（1）临床表现：神经系统疾病患者可能出现情绪低落、失去兴趣、自责自罪、无助感等，以及经常感到疲劳、无力和缺乏动力。

（2）原因：①神经生物学因素：神经系统疾病可能导致大脑神经递质（如 5- 羟色胺、多巴胺）失衡，这些变化均与抑郁症状的产生密切相关。②心理创伤：神经系统疾病引起的躯体和心理痛苦可能对患者造成心理创伤，引发抑郁情绪。例如，多发性硬化症患者可能因疾病反复发作而感到绝望。③社会隔离：由于疾病的影响，患者的社交活动减少，感到孤独和被隔离，进而加重抑郁情绪。

（3）长期影响：①躯体方面：抑郁可能导致进食行为改变（暴饮暴食或食欲减退）、睡眠障碍（失眠或过度睡眠），长期抑郁还会影响免疫系统功能，增加患者的感染风险。②心理方面：患者可能出现自杀倾向，对未来失去希望。此外，抑郁还会影响患者的认知功能，加重神经系统疾病的症状。

（4）应对策略：①心理治疗：包括 CBT、人际治疗等，以帮助患者改变消极的思维方式，提高应对能力。②药物治疗：抗抑郁药可缓解抑郁症状，但需在医生指导下使用。③社会支持：家人、朋友和社会的支持对于患者非常重要。应鼓励患者参加社交活动，增加与他人的交流和互动。④运动：适度运动可以改善情绪，增强身体素质。可根据患者的身体状况选择适合的运动方式。

3. 恐惧

（1）临床表现：神经系统疾病患者通常对疾病进展、治疗的副作用、未来生活等方面产生恐惧心理，可能表现为过度担忧、紧张、逃避等情绪和行为反应。例如，癫痫患者可能因害怕癫痫发作时的失控感和危险，从而产生恐惧心理[18]。

（2）原因：①缺乏疾病相关知识：患者会因不了解神经系统疾病的后果，从而产生恐惧。②既往不良经历：如果患者曾经有过痛苦的治疗经历或看到他人的不良预后，可能会产生恐惧。③社会舆论的影响：社会上对某些神经系统疾病的负面评价和歧视也可能加重患者的恐惧心理。

（3）长期影响：①心理方面：恐惧会导致患者的心理压力增大，加重焦虑和抑郁情绪。患者可能会陷入恐惧的循环中，难以自拔。②行为方面：恐惧可能导致患者逃避治疗或拒绝配合治疗，影响疾病的康复。

（4）应对策略：①信息支持：向患者提供关于疾病的科学知识，让他们了解疾病的治疗方法和预后，减少恐惧[19]。②心理治疗：放松训练、认知重构等治疗有助于患者应对恐惧。③家庭支持：家人的陪伴和支持可以给患者带来安全感，减轻恐惧心理。

4. 愤怒

（1）临床表现：神经系统疾病患者可能出现易怒、暴躁、攻击性行为等情绪和行为反应。对身边的人或事物表现出不满和愤怒、易激惹，容易因小事发怒或情绪波动剧烈，情绪难以控制。例如，偏头痛患者可能因疼痛而变得脾气暴躁[20]。

（2）原因：①疾病引发的痛苦：神经系统疾病常会给患者带来躯体和心理痛苦，从而引发愤怒情绪。②生活不便：神经系统疾病可能导致患者的自理能力下降，需要他人照顾，使患者感到沮丧和愤怒。③不公平感：患者可能因患病而感到不公平，从而产生愤怒情绪。

（3）长期影响：①人际关系方面：愤怒可能会破坏患者与家人、朋友的关系，导致社交孤立。②躯体方面：愤怒会导致血压升高、心率加快等生理反应，对身体健康不利。

（4）应对策略：①情绪管理：帮助患者认识到自己的愤怒情绪，学会控制情绪的方法，如深呼吸、计数等。②心理治疗：有助于患者理解出现愤怒情绪的原因，学会以更健康的方式表达情绪。③运动和放松：适度运动和放松训练有助于患者释放压力，缓解愤怒情绪。

5. 否认

（1）临床表现：患者在疾病初期可能出现否认，即不承认自己患病或对疾病的严重程度认识不足，导致拒绝治疗、忽视疾病症状、拒绝改变生活方式等。例如，早期阿尔茨海默病患者可能会否认记忆力下降，认为是正常衰老现象。

（2）原因：①心理防御机制：否认是一种心理防御机制，患者可通过否认来减轻心理压力和痛苦。②对疾病的恐惧：患者可能因为害怕面对疾病而选择否认。③缺乏疾病相关知识：患者可能不了解疾病相关症状的临床意义，从而否认疾病的存在。

（3）长期影响：①治疗方面：否认会影响患者的治疗依从性，延误治疗时机，加重病情。②心理方面：虽然否认在短期内可以减轻心理压力，但长期来看，可能导致患者的心理问题更加严重。

（4）应对策略：①信息支持：向患者提供关于疾病的准确信息，使他们了解疾病的症状和危害，提高对疾病的认识。②心理治疗：帮助患者面对现实，逐渐接受疾病，调整心态，积极配合治疗。

6. 自卑

（1）临床表现：患者可能因疾病带来的躯体功能障碍、外貌改变而感到自卑。例如，面瘫患者可能会因面部表情的改变而感到自卑，不敢与人交往。

（2）原因：①身体形象改变：神经系统疾病可能导致患者的外貌发生改变，如偏瘫、面瘫，使患者对自己的形象不满意，从而感到自卑。②功能障碍：疾病引起的运动、感觉、认知等功能障碍可能让患者产生无能感和自卑心理。③社会评价：社会环境对残疾人的歧视和偏见可能加重患者的自卑情绪。

（3）长期影响：①心理方面：自卑会导致患者情绪低落，出现自我封闭，拒绝与他人交往，加重抑郁症状。②行为方面：自卑可能影响患者的康复训练积极性，影响疾病的恢复。

（4）应对策略：①心理支持：给予患者充分的心理支持，帮助患者树立自信心，认识到自身价值。②康复训练：通过康复训练，帮助患者恢复躯体功能，提高自理能力，从而增强自信心。③社会支持：倡导社会关爱和包容残疾人，减少歧视和偏见，为患者创造良好的社会环境。

7. 孤独感

（1）临床表现：部分神经系统疾病患者会感

到孤独、寂寞，不愿意参加社交活动，缺乏与他人的交流和互动。例如，帕金森病患者由于行动不便，可能会逐渐与外界隔离，从而产生孤独感[21]。

（2）原因：①社交活动减少：神经系统疾病可能导致患者的社交活动受限，与朋友、家人的联系减少。②疾病的困扰：患者可能因症状而感到自卑、焦虑等，不愿意与他人交往，加重孤独感。③家庭支持不足：家属对患者的关心和支持不足可促使患者感到孤独。

（3）长期影响：①心理方面：孤独感会加重患者的抑郁情绪，影响心理健康。②躯体方面：长期的孤独感可能会影响免疫系统功能，增加患病风险。

（4）应对策略：①社交活动：鼓励患者参加适合自己的社交活动，如病友会、康复训练班等，增加与他人的交流和互动。②家庭支持：鼓励家属给予患者更多的关心和陪伴。③志愿者服务：可通过志愿者为患者提供陪伴和帮助，减轻他们的孤独感。

8. 依赖感

（1）临床表现：神经系统疾病患者可能会对他人（如家属、医护人员）产生过度依赖，缺乏独立性。例如，脑卒中患者可能在康复过程中过度依赖家属的帮助，不愿自己进行康复训练[22]。

（2）原因：①躯体功能障碍：神经系统疾病导致的躯体功能障碍使患者无法独立完成部分日常活动，从而产生依赖感。②心理因素：患者可能因害怕失败、缺乏自信等原因而不愿尝试独立做事，选择依赖他人。③环境因素：家属对患者的过度照顾会强化患者的依赖感。

（3）长期影响：①康复方面：过度依赖会影响患者的康复进程，降低康复效果。②心理方面：依赖感可能会让患者失去自我价值感，加重心理负担。

（4）应对策略：①康复训练：可帮助患者恢复躯体功能，提高自理能力，逐渐减少对他人的依赖。②心理支持：鼓励患者树立自信心，勇敢地尝试独立做事。同时，给予适当的支持和鼓励，使患者感受到自己的进步。③调整环境：逐渐减少家属和医护人员的照顾，培养患者的独立性。

9. 绝望感

（1）临床表现：神经系统疾病患者可能对疾病的治疗和未来生活感到绝望，失去希望和信心。通常表现为消极的情绪和行为，如拒绝治疗、自暴自弃等。例如，晚期神经系统疾病患者可能因病情恶化而感到绝望。

（2）原因：①疾病的严重程度：疾病进展迅速、治疗效果不佳的患者可能感到绝望。②长期病痛折磨：神经系统疾病通常需要长期的治疗和康复过程，患者可能因长期的病痛折磨而失去信心。③缺乏支持：若治疗过程中缺乏家属、朋友和医护人员的支持，会使患者感到绝望。

（3）长期影响：①治疗方面：绝望感会导致患者拒绝治疗，影响疾病的康复。②心理方面：绝望感会加重患者的心理负担，甚至可能导致自杀等极端行为。

（4）应对策略：①心理治疗：帮助患者重新树立信心，找到生活的希望。可采用积极心理疗法、意义疗法等。②社会支持。③成功案例分享：向患者分享治疗成功的案例，增强信心。

10. 期望过高

（1）临床表现：部分患者对治疗效果的期望过高，希望能够迅速恢复健康，因此会对治疗过程中的一些小挫折（如症状没有立即改善）感到失望和沮丧。

（2）原因：①对医学的误解：患者可能对医学的发展和治疗效果存在过高的期望，认为只要接受治疗就能完全康复。②心理需求：患者渴望恢复正常生活，这种心理需求会导致他们对治疗效果的期望过高。③信息不准确：患者可能从一些非正规渠道获取信息，从而对疾病的治疗效果产生错误认知。

（3）长期影响：①心理方面：当期望无法实现时，患者会感到失望、沮丧，甚至对治疗失去信心。②治疗方面：期望过高可能影响患者的治疗依从性，对治疗效果产生负面影响。

（4）应对策略：①信息支持：向患者提供准确的疾病和治疗信息，让患者对治疗有合理的认识。②心理疏导：帮助患者调整心态，降低期望，接受治疗过程呈渐进性的事实。③设定现实的目标：鼓励患者设定现实可行的目标，通过逐步实现这些目标来增强信心。

第2节　神经系统相关心身疾病

一、卒中

【概述】 卒中是指因脑血管突然破裂或阻塞导致脑组织损伤的临床综合征。卒中的关键发病机制是动脉硬化、血栓、动脉瘤等导致血流受阻或出血，随后缺血或出血引发神经细胞死亡，导致相应功能障碍。

卒中后抑郁（post-stroke depression，PSD）是指患者在卒中发生后出现以情绪低落、兴趣减退、快感缺失为核心症状的抑郁障碍，多发生在卒中后1年内（尤其是3个月内），卒中后2年内的PSD发病率为11%～41%[23]。PSD的危险因素主要包括遗传、年龄、性别、精神病病史、卒中的严重程度和病变位置等。此外，社会支持、婚姻状况和教育程度也与PSD有关。

PSD不仅会影响患者的生活质量，还会导致患者的自我管理能力下降，使其在康复治疗中缺乏积极性和耐心，显著影响康复进程，并可能增加再发卒中的风险[24]。

【心身因素的作用】 卒中的发生发展是生物-心理-社会因素动态作用的结果。

1. 心理应激机制　慢性心理压力可通过激活HPA轴引发持续性神经内分泌紊乱。皮质醇水平升高可导致血管内皮功能异常，促进血小板聚集与炎症反应，加速动脉粥样硬化进程。此外，负性情绪可通过自主神经功能失调，加剧血压波动性升高，显著增加血管破裂的风险。

2. 人格行为模式　A型行为的竞争性敌意特质与卒中风险呈剂量-效应关系，其促炎状态可导致血管平滑肌细胞增殖。冲动型人格与烟酒依赖行为形成协同作用，使血管痉挛阈值降低30%。行为医学研究证实，心理应激可降低健康行为依从性，形成“压力-不良行为-疾病”的恶性循环。

3. 社会支持系统　社会支持缺失可通过神经-免疫调节机制使血液处于高凝状态。孤独感与纤维蛋白原浓度呈正相关，社区参与度每降低10%，卒中风险增加12%。此外，经济压力可通过影响医疗资源的可及性，使高危人群筛查率下降25%，延误早期干预。

4. 双向作用模型　卒中作为重大应激源，可引发创伤后应激障碍、抑郁等并发症，形成“脑损伤-心理创伤-功能退化”的交互恶化。临床观察显示，PSD会使神经功能恢复延迟，再发风险升高1.5倍。这种双向作用要求建立全病程心身同治策略。

5. 肠道菌群-肠-脑轴　应激相关的菌群失调可通过代谢产物异常（如短链脂肪酸减少）破坏血脑屏障，加剧神经炎症反应。

【临床表现】 卒中的典型症状包括：①突发单侧肢体无力或麻木，如手臂无法抬起；②言语障碍，如说话含糊不清或无法理解他人；③面部不对称，如口角歪斜；④突发头痛、视物模糊、平衡障碍或意识丧失。

PSD患者主要存在情绪障碍，表现为持续的悲伤、兴趣丧失及精力不足，并可能经历社会功能障碍。由于身体功能受损，许多患者面临就业困难、社交隔离及家庭关系紧张等问题，进而加重抑郁情绪，削弱社会支持系统，进一步加重心身障碍的程度。

【诊断】

1. 病史采集　详细了解患者的主诉、现病史、既往史、个人史、家族史及社会心理因素等。

2. 体格检查　卒中的诊断遵循FAST原则：①F（Face：面部下垂）：观察患者是否口角歪斜、面部不对称。②A（Arm：手臂无力）：嘱患者双臂平举，单侧无力或下垂提示异常。③S（Speech：言语障碍）：询问简单问题，判断是否口齿不清或无法理解。④T（Time：立即就医）：一旦发现上述症状，立即拨打急救电话。

3. 辅助检查　①头颅CT：急诊首选，可快速区分缺血性或出血性脑卒中（出血显影为高密度影）。②头颅MRI：对缺血性病变更敏感[如弥散加权成像（diffusion weighted imaging，DWI）序列可发现超早期梗死灶]，疑似缺血性脑卒中且CT显示无出血时可用于进一步明确病变范围。③必要时行CT血管成像（computed tomography angiography，CTA）/MRI血管成像（magnetic resonance angiography，MRA）、经颅多普勒超声（transcranial Doppler，TCD）或颈动脉超声。

4. 心理评估　包括对焦虑、抑郁、认知功能等方面的评估，通常使用量表来进行评估，如使用贝克抑郁问卷（Beck Depression Inventory，BDI）、蒙哥马利-艾森贝格抑郁评定量表（Montgomery-Asberg Depression Rating Scale，MADRS）用于抑郁症状的筛查。

5. PSD的诊断 主要基于DSM-5诊断标准，并结合抑郁量表进行诊断。可用于筛查PSD的抑郁量表包括：①汉密尔顿抑郁量表（Hamilton Depression Scale，HAMD）：在评估卒中患者抑郁症状方面具有可靠性和有效性。②9项患者健康问卷（Patient Health Questionnaire-9，PHQ-9）：可用于辅助识别重性抑郁症，其在筛查PSD方面的有效性已得到多项研究的证实。③一般健康问卷（General Health Questionnaire，GHQ）：GHQ的得分与其他抑郁量表的得分有很强的相关性。在不增加患者和医生负担的情况下，至少应使用2种抑郁量表来评估患者的抑郁症状，从而提升真阳性率。

【治疗】

1. 卒中的躯体治疗

（1）缺血性脑卒中的急性期治疗：黄金时间窗为发病4.5 h内溶栓，6 h内机械取栓。药物包括抗血小板药（如阿司匹林）、抗凝药（如华法林，用于心房颤动患者）。

（2）出血性脑卒中的急性期治疗：控制血压、降低颅内压（如甘露醇）、手术清除血肿或夹闭动脉瘤（根据病情）。

（3）长期管理：①预防复发：控制高血压、糖尿病、高脂血症，戒烟限酒。②康复治疗：物理治疗、语言训练、心理支持。

2. PSD的治疗 包括药物治疗、心理治疗和社会干预。一线治疗药物为选择性5-羟色胺再摄取抑制剂（SSRI），二线治疗药物为三环类抗抑郁药（因其副作用和禁忌证）。

抗抑郁药通常需要使用4～8周才能观察到治疗效果，且有效性尚不确定。此外，PSD和抑郁症不能混为一谈，PSD的药物治疗可能需要对患者群体进行更详细的研究，如抑郁类型、卒中类型等。目前对于何时开始治疗PSD以及哪种抗抑郁药最有效仍存在争议。

3. 心理治疗

（1）CBT：有助于患者识别和改变消极的思维模式和行为。心理治疗师会教授患者如何挑战和改变那些导致抑郁情绪的不合理信念和自动化思维，并用更积极、现实的想法来替代它们。通过反复练习，患者可学会更积极地看待自己和周围环境，从而减轻抑郁症状。此外，CBT还包括行为改变技术，如设计日常活动计划，以提高患者的动机和活力。

（2）家庭治疗：包括系统家庭治疗、结构性家庭治疗、行为家庭治疗、策略性家庭治疗和分析性家庭治疗。家庭治疗侧重于家庭成员之间的互动和沟通模式。心理治疗师会帮助家庭成员理解患者的情绪和行为，及其如何影响家庭动态。通过改善家庭成员之间的沟通和支持，可以为患者创造更有利于康复的环境。

（3）人际关系治疗：专注于患者的人际关系问题，如角色转换、角色纠纷、人际丧失和人际缺陷。心理治疗师会帮助患者识别和解决人际问题，从而减轻抑郁情绪。

（4）精神分析治疗：侧重于探索患者的潜意识和早期经历。心理治疗师会帮助患者理解他们情绪和行为模式的根源，及其如何影响他们当前的生活。精神分析治疗旨在帮助患者解决长期的心理冲突，从而减轻抑郁情绪。

4. 物理治疗 包括电休克疗法（electroconvulsive therapy，ECT）和神经调节技术。ECT可通过电流刺激大脑来改善抑郁症状，适用于对药物治疗无反应的患者。经颅直流电刺激（transcranial direct current stimulation，tDCS）通过非侵入性地向调节情绪和情感的大脑区域传递直流电来调节神经活动，从而改善情绪平衡。重复经颅磁刺激（repeated transcranial magnetic stimulation，rTMS）通过向大脑传递磁脉冲来刺激与抑郁和情绪控制相关的大脑区域。迷走神经刺激（vagus nerve stimulation，VNS）通过植入设备对左侧颈迷走神经进行间歇性电刺激，可用于治疗对多种抗抑郁治疗无反应的严重抑郁症患者[25]。

二、帕金森病（Parkinson's disease，PD）

【概述】 PD是一种慢性、进展性的神经退行性疾病，其特征性运动症状包括震颤、肌肉僵硬、运动迟缓和平衡障碍。然而，PD不仅影响运动功能，还伴随多种非运动症状，非运动症状对生活质量的影响甚至比运动症状更大，不仅是在PD晚期运动期，在前驱期和早期运动期中也是如此[26]。抑郁作为PD中常见的非运动症状之一，在PD患者中的患病率为11%～45%。抑郁不仅严重影响PD患者的生活质量（包括日常功能、社交活动和情绪状态），还可能加重PD的运动症状（如震颤、肌僵直和运动迟缓）。

【心身因素的作用】

1. 心理应激机制 持续的应激状态可诱发α-突触核蛋白异常聚集，加速多巴胺能神经元的退行性改变。动物实验显示，长期应激组的黑质多巴胺神经元凋亡率较对照组增加40%，且纹状体中多巴胺转运体的密度下降35%。临床队列研究发现，重大生活事件（如丧偶、失业）可使PD发病风险升高1.8倍，且与疾病进展速度呈正相关。

2. 人格行为模式 抑郁质人格者的5-羟色胺系统功能低下，与PD前驱期的焦虑、睡眠障碍等非运动症状显著相关。A型人格者的氧化应激水平较B型人格者高2.3倍，其特征性的敌意情绪可通过NF-κB通路促进神经炎症反应。纵向研究证实，基线时的心理韧性评分每降低1分，PD患者6年内认知功能下降速度加快12%。

3. 社会支持系统 社会孤立状态可通过迷走神经张力降低机制，使肠道菌群多样性降低25%，这种微生态失衡可加剧α-突触核蛋白的肠–脑传播。社区参与度高的患者，其血清脑源性神经生长因子（brain-derived neurotrophic factor，BDNF）水平较对照组高30%，而BDN下可延缓黑质神经元的退化。此外，经济压力导致的治疗依从性下降可使PD患者5年内运动并发症发生率升高45%。

4. 双向作用模型 作为慢性致残性疾病，PD可引发创伤后成长困境，即运动功能障碍导致社会角色丧失，形成“功能退化–心理创伤–行为退缩”的恶性循环。临床观察显示，中晚期PD患者的抑郁症发生率达42%，其IL-6水平较非抑郁症组高1.7倍，这种促炎状态会使运动波动频率增加30%。认知–运动交互训练可使这类患者的执行功能改善28%，提示心身同治的必要性。

5. 肠道菌群–肠–脑轴 应激相关的菌群失调可通过代谢产物（如吲哚丙酸）异常影响血脑屏障通透性。基于正念减压疗法的临床试验显示，该干预可使患者的HPA轴活性降低22%，伴随肠道菌群中阿克曼菌丰度升高15%，这种双重效应使患者的统一帕金森病评定量表（Unified Parkinson’s Disease Rating Scale，UPDRS）评分改善了18%。

【临床表现】

1. 核心运动症状（四大主征） ①静止性震颤：肢体在静止时出现节律性抖动（频率为4～6 Hz），如“搓丸样”动作。②肌强直：肌肉僵硬，被动活动时有阻力，分为铅管样强直或齿轮样强直。③运动迟缓：动作缓慢、幅度减小，日常活动困难，表现为起步困难、步幅缩短（小步态），精细动作障碍（如系纽扣、系鞋带），以及面具脸（面部表情减少）。④姿势平衡障碍：站立或行走时身体前倾，平衡能力下降，表现为冻结步态（短暂无法迈步）和易跌倒（后期常见）。

2. 非运动症状 感觉障碍（嗅觉减退、肌肉痛、肩颈僵硬和异常感觉），睡眠障碍，便秘，排尿困难或尿频，体位性低血压，语言障碍（声音变低、语速加快），吞咽困难和皮脂腺分泌增多。

3. 心理症状 PD最常见的心理症状是抑郁，包括情绪低落、易怒、对未来悲观，以及无价值感和内疚感，这些症状可能影响患者的情绪状态和生活质量。

【诊断】

PD的诊断主要依据运动症状（至少具备2项主征，其中必须包括静止性震颤或运动迟缓）。必要时可行MRI排除脑梗死或肿瘤，以及正电子发射断层成像（positron emission tomography，PET）/单光子发射计算机断层成像（single photon emission computed tomography，SPECT）评估多巴胺转运体。

鉴别诊断包括：①特发性震颤：患者仅有震颤，无肌强直和运动迟缓。②多系统萎缩（multiple system atrophy，MSA）：合并自主神经功能衰竭（如严重低血压）。③进行性核上性麻痹：眼球运动障碍、步态不稳。④药物性帕金森综合征：由抗精神病药等药物的副作用引起。

PD患者常伴有多种心身障碍，包括抑郁、焦虑、精神症状、淡漠和冲动控制障碍等。由于PD和抑郁之间存在症状重叠（如疲劳、精力减退），特别是在PD晚期，可能导致对抑郁的识别和治疗不足。可用于评估PD患者抑郁症状的工具包括：①15项老年抑郁量表（Geriatric Depression Scale，GDS-15）：侧重于抑郁的认知和社会方面，而不是躯体症状，减少了 PD 运动症状对总体评分的影响。②贝克抑郁问卷（BDI）。③汉密尔顿抑郁量表（HAMD）。④蒙哥马利-艾森贝格抑郁评定量表（MADRS）。

【治疗】

1. 药物治疗　①多巴胺能药物：尤其是多巴胺受体激动剂，对于改善 PD 患者的运动症状至关重要。增加多巴胺能药物的剂量可能有助于解决与"关"期（药效不佳时期）相关的抑郁，而减少剂量可能有助于缓解精神症状。多巴胺治疗的这种双重作用需要仔细平衡药物剂量，特别需要注意筛查随运动症状变化的抑郁症状，并相应调整剂量。② SSRI 和 5- 羟色胺去甲肾上腺素再摄取抑制剂（serotonin-noradrenalin reuptake inhibitor，SNRI）：是一线治疗药物，当 SSRI 与 B 型单胺氧化酶抑制剂（如司来吉兰）联用时，可能增加 5- 羟色胺综合征的风险。

2. 心理治疗　CBT 是 PD 合并抑郁症患者的有效非药物治疗方法，它可以通过个体或团体治疗改善患者的抑郁症状。

3. 物理治疗　深部脑刺激（deep brain stimulation，DBS）、rTMS、tDCS 和 ECT 可通过影响神经递质、神经胶质活动、神经营养信号和炎症来改善神经可塑性。

4. 其他治疗　体育锻炼、瑜伽、正念冥想和认知训练等非药物治疗方法越来越受到关注，尤其是对于情绪的治疗，这些干预措施通常可与药物治疗和心理社会方法互补。

三、癫痫

【概述】　癫痫是由于大脑皮质不同区域的异常电活动，导致神经元过度同步或电抑制不足的一种慢性神经系统疾病。癫痫常与多种精神疾病存在共病关系，如抑郁症、焦虑症、孤独症谱系障碍和记忆丧失等。癫痫患者中焦虑症和抑郁症的发病率高于其他疾病患者或普通人群，9%～37% 的癫痫患者符合抑郁症的诊断标准[27]。情绪障碍是癫痫最常合并的精神疾病，可能导致患者在社交、职业和学业方面的适应困难，降低患者的生活质量。

【心身因素的作用】

1. 心理应激机制　慢性心理压力可通过激活 HPA 轴使皮质醇水平持续升高，引发谷氨酸能系统过度激活。临床研究显示，应激事件发生后 24 h 内的癫痫发作频率增加 37%，这种效应在颞叶癫痫患者中尤为显著。动物实验显示，长期应激可使海马神经元兴奋性升高 25%，降低癫痫发作阈值，同时加速海马苔藓纤维出芽等病理重塑过程。

2. 情绪障碍的双向关联　癫痫患者的抑郁症发生率（25%～50%）显著高于普通人群，而抑郁状态可通过 5- 羟色胺系统功能低下，使 GABA 能抑制性突触传递效率下降 40%，导致痫样放电易感性增强。此外，焦虑症可使杏仁核过度激活，引发边缘系统癫痫阈值降低，形成"情绪波动-发作加重"的恶性循环。

3. 人格行为模式　癫痫患者常表现出独特的人格特征：黏着型人格者的癫痫发作频率较对照组高 2.1 倍，其特征性的过度责任感与杏仁核代谢异常相关；癔症型人格与颞叶癫痫存在特异性关联，这类患者的海马体积较健康个体缩小 18%。人格障碍还可通过影响治疗依从性，使药物难治性癫痫的风险增加 35%。

4. 社会支持系统　社会支持缺失可通过迷走神经张力降低机制使血清 BDNF 水平下降 22%，加重神经元损伤。经济压力导致的诊疗延误可使青少年肌阵挛发作患者的海马硬化发生率升高 40%。相反，规律的社区活动可使患者的发作频率降低 28%，提示社会参与具有神经保护效应。

5. 双向作用模型　癫痫可引发创伤后应激障碍，并通过杏仁核-前额叶功能失调，使发作间期痫样放电频率增加 50%，形成"脑电异常-心理创伤-发作升级"的闭环。CBT 可使这类患者的创伤后应激障碍症状改善 42%，伴随癫痫发作频率降低 34%。

6. 肠道菌群-肠-脑轴　癫痫患者普遍存在肠道菌群失调，其拟杆菌门丰度降低 35%，这种微生态失衡可通过短链脂肪酸减少机制，使血脑屏障通透性增加 20%。基于正念减压的干预可使患者的 HPA 轴活性降低 19%，伴随厚壁菌门 / 拟杆菌门比值恢复，这种双重效应可使癫痫发作频率降低 29%。

【临床表现】　癫痫发作的临床表现主要分为部分性发作和全面性发作两大类，部分患者可出现混合性发作。

1. 部分性发作（局灶性发作） 起始于大脑局部神经元异常放电，症状与异常放电部位相关，分为单纯部分性发作和复杂部分性发作。

2. 全面性发作 双侧大脑半球同时受累，通常存在意识丧失，分为强直-阵挛发作（大发作）、失神发作（小发作）、肌阵挛发作和失张力发作。

3. 癫痫持续状态 癫痫连续发作超过 30 min，或频繁发作且未恢复意识。

4. 抑郁 根据其与癫痫发作的时间关系，癫痫患者的抑郁症状可分为 3 类：①发作前的抑郁症状：通常在癫痫发作前数小时至数天出现，其中情绪低落是最常见的症状，且在癫痫发作前 24 h 内可能更加严重。②发作后的抑郁症状：不一定在癫痫发作当天出现，可能在癫痫发作后长达 5 天内发生。③发作期间的抑郁症状：表现为与痫性发作直接相关的短暂心境异常（通常持续数分钟至数小时），具有刻板性特征，情感反应与现实情境不相称，常伴随发作性躯体症状（如头痛、心悸）及认知功能改变，核心症状包括快感缺失、自责自罪观念及自杀意念。④发作间抑郁症状：独立于痫性发作的持续性情绪障碍，符合 DSM-5 中的抑郁障碍诊断标准，包括重性抑郁障碍（单次 / 反复发作）、持续性抑郁障碍（心境恶劣）、双相障碍及环性心境障碍。该类抑郁症状具有病程迁延、症状波动等特点，与社会心理因素存在更明确的相关性。

【诊断】

1. 病史采集 发作诱因、持续时间、症状演变及发作后表现。

2. 辅助检查 脑电图发现异常放电（痫样波），MRI/CT 排查脑部结构异常（如肿瘤、血管畸形）。

3. 鉴别诊断 排除代谢性疾病、中毒或精神疾病。

4. 抑郁症状的诊断评估 推荐使用癫痫抑郁清单（Neurological Disorders Depression Inventory for Epilepsy，NDDI-E）或 2 项患者健康问卷（PHQ-2）作为评估工具，并对所有新诊断的癫痫患者进行年度筛查。研究显示，PHQ-2 的敏感性和特异性分别为 80% 和 100%，而 NDDI-E 的敏感性和特异性分别为 100% 和 85%。

【治疗】

1. 躯体治疗 抗癫痫药是一线治疗（除外良性自限性癫痫）。用药原则为单药优先、个体化用药、从小剂量开始、长期规律用药。选择抗癫痫药物时，需要考虑这些药物是否可能加剧患者的精神症状。

2. 癫痫共病抑郁症的治疗 越来越多的证据表明，治疗共病可降低癫痫的发作频率。例如，美国食品药品监督管理局对精神活性药物的数据分析显示，接受抗抑郁治疗的患者发生癫痫发作的可能性较小。

（1）药物治疗：SSRI（首选舍曲林和西酞普兰）和 SNRI 被认为是治疗癫痫共病抑郁症的一线药物，因其引发癫痫的可能性很小。当 SSRI 和 SNRI 不可用或无法控制症状时，可选择三环类抗抑郁药。抗抑郁药应从低剂量开始，并以小增量逐步增加，直至达到预期的临床反应。建议在第一次抑郁发作恢复后继续抗抑郁治疗至少 6 个月，在第二次及后续发作恢复后继续治疗至少 2 年。

（2）心理治疗：CBT 可以缓解癫痫患者的抑郁症状，药物治疗结合心理治疗已被证明比单纯药物治疗更有效。

四、阿尔茨海默病（Alzheimer disease，AD）

【概述】 AD 是临床常见的中枢神经系统退行性疾病之一。大量研究表明，超过 30% 的 AD 患者在疾病进展的过程中会出现其他特定抑郁障碍（混合焦虑和抑郁症状）。一级亲属患有抑郁症、有早年抑郁病史、女性、早发型痴呆等是 AD 伴发抑郁症的危险因素。若不及时进行治疗，情绪障碍可导致患者的日常生活能力损害加重、认知损害加快、生活质量恶化、过早住院、自杀风险增加、死亡率上升。

【心身因素的作用】

1. 心理应激机制 慢性心理压力可通过激活 HPA 轴使皮质醇水平持续升高，导致海马神经元树突棘密度减少 30%，这种神经重塑异常与情景记忆障碍显著相关。长期工作压力会使 AD 风险增加 1.8 倍，其机制包括加速 β- 淀粉样蛋白（amyloid β-protein，Aβ）沉积（应激组 Aβ42 水平升高 45%）和 tau 蛋白过度磷酸化（Thr231 位点磷酸化水平升高 28%）。

2. 抑郁的双向关联 AD 患者的抑郁症发生率

（30%～60%）显著高于普通人群，而抑郁状态可通过导致 5- 羟色胺系统功能低下，使海马 BDNF 表达减少 40%，加速突触丢失（每年丢失约 15%）。共病抑郁症的 AD 患者的淀粉样斑块负荷较非抑郁组高 2.3 倍，同时伴随小胶质细胞过度激活（CD68^{+}细胞密度增加 55%）。

3. 社会支持系统 社会孤立可通过迷走神经张力降低机制，使 IL-6 水平升高 22%，这种慢性炎症状态与认知衰退速度加快相关。社交活动频率与海马体积呈剂量-效应关系：每周参与 3 次以上社交活动者，海马萎缩速度减缓 37%，且这种保护效应独立于 *APOEε4* 基因型。

4. 双向作用模型 AD 的认知功能下降可引发创伤后应激障碍，并通过杏仁核-前额叶功能失调，使 Aβ 清除效率下降 30%，形成“认知损伤-心理创伤-病理加重”的闭环。CBT 可改善患者的创伤后应激障碍症状，伴随简易精神状态检查（MMSE）评分提升 2.5 分。

5. 肠道菌群-肠-脑轴 AD 患者普遍存在菌群失调，其产短链脂肪酸菌丰度降低 45%，使血脑屏障通透性增加 25%，加剧神经炎症。基于正念减压的干预可使患者的皮质醇水平降低 22%，伴随拟杆菌门丰度恢复，这种双重效应可使 MMSE 评分提升 18%。

【临床表现】

1. AD 的核心症状 ①记忆障碍：早期以近事遗忘为主，远期记忆相对保留。②语言障碍：找词困难、重复语言、语法错误。③定向力障碍：迷路、时间混淆（如无法辨别昼夜、季节）。④判断力下降：难以完成复杂任务，决策能力减退。

2. 痴呆的行为和精神症状（behavioral and psychological symptoms of dementia，BPSD） 抑郁、焦虑、淡漠、激越、幻觉、妄想、睡眠障碍和性格改变（如孤僻、多疑）。AD 患者常伴有其他特定抑郁障碍（混合焦虑和抑郁症状），主要表现为缺乏兴趣、昼夜情绪波动、恐惧、焦虑、心情低落及易激惹等症状，典型的自罪和自杀观念较少。

【诊断】

1. AD 的诊断 ①临床表现：渐进性认知下降，符合 AD 的特征性症状。②神经心理学评估：MMSE 筛查认知功能（满分 30 分，＜24 分提示认知障碍）；阿尔茨海默病认知评估量表（Alzheimer Disease Assessment Scale-Cognitive，ADAS-cog）评估记忆、语言等具体认知域。②影像学检查：MRI 可显示海马、颞叶萎缩。PET 检测可见淀粉样斑块沉积（^{18}F-AV45 显像）。③实验室检查：排除其他疾病（如甲状腺功能异常、维生素 B_{12} 缺乏），脑脊液 Aβ42 水平降低、tau 蛋白水平升高。基因检测提示 *APOE4* 基因携带者的风险增加。

2. AD 伴发抑郁症的诊断 AD 伴发抑郁症的许多表现与 AD 本身导致的精神和情绪改变有重叠，包括精神运动性下降、哭泣发作、情感依赖、失眠、体重减轻、情感表达障碍和悲观等，因此 AD 伴发抑郁症的诊断存在一定困难。目前常用的量表包括：①康奈尔痴呆抑郁量表（Cornell Scale for Depression in Dementia，CSDD）：是评定痴呆伴发抑郁症的最佳诊断量表。②痴呆心境评定量表（Dementia Mood Assessment Scale，DMAS）。③ AD 抑郁量表（NIMH-dAD）：能够正确识别出符合 DSM-Ⅳ重性抑郁障碍标准的患者，且与 DSM-Ⅳ标准对于重性抑郁障碍或轻度抑郁发作的诊断具有很好的相关性，诊断 AD 患者伴发抑郁症的敏感性和特异性均高于传统抑郁量表。④汉密尔顿焦虑量表（HAMA）和汉密尔顿抑郁量表（HAMD）。⑤神经精神量表（Neuropsychiatric Inventory，NPI）等。

【治疗】

1. 药物治疗

（1）西药治疗：一线药物是胆碱酯酶抑制剂（如多奈哌齐、卡巴拉汀、加兰他敏）和 N- 甲基 -D- 天冬氨酸（N-methyl-D-aspartate，NMDA）受体拮抗剂（美金刚）。SSRI 可用于治疗 AD 伴其他特定抑郁障碍（混合焦虑和抑郁症状），首选低剂量舍曲林（25 mg/d）或西酞普兰（10 mg/d），可每周增加等量，最大剂量为舍曲林 150 mg/d 和西酞普兰 40 mg/d。二线药物包括文拉法辛、米氮平、仲胺类三环类抗抑郁药。三线药物包括单胺氧化酶抑制剂。单纯使用抗抑郁药的疗效有限，可适当联合抗焦虑药（如枸橼酸坦度螺酮）协同治疗。

（2）中药治疗：中药在治疗其他特定抑郁障碍（混合焦虑和抑郁症状）方面具有独特优势，不仅可有效缓解患者临床症状，还能更好地改善患者的生活质量。研究表明，舒肝解郁胶囊可明显增强抑郁症模型大鼠内侧前额叶皮质及海马内多巴胺与5-羟色胺递质系统的功能，抑制谷氨酸能系统功能亢进，增强部分脑区γ-氨基丁酸递质系统功能，从而达到抗抑郁作用。

2. 心理治疗 音乐治疗可以改善患者的情绪，减少焦虑和抑郁症状，同时可通过提供情感支持和理解，帮助患者应对与疾病相关的情绪问题。心理治疗还能提供有关AD伴其他特定抑郁障碍（混合焦虑和抑郁症状）的信息，帮助患者和家庭了解疾病，学习如何管理疾病带来的挑战。

3. 物理治疗 可采用多感官刺激联合多领域认知训练。多感官刺激是指通过环境设置为患者提供以视觉、听觉、触觉、味觉和嗅觉为主的感官刺激的治疗方法，可减少激越，改善认知状况，缓解焦虑和抑郁情绪。多领域认知训练是指包含≥2种单领域的认知训练（如记忆训练、策略训练、推理训练、处理速度训练），可以改善激越行为和认知功能。进行认知训练时可以分散患者的注意力，使其忽视负面体验任务或将注意力转移到情绪体验之外，训练结束后患者的焦虑情绪会得到改善，减少孤独感、无聊感和隔离感。

4. 中医非药物治疗 中医非药物治疗可作为药物治疗的有效补充，其有助于减少焦虑、抑郁等精神行为症状。中医传统运动疗法（又称身心运动）包括气功、太极拳、八段锦、易筋经等。坚持练习可以达到强身健体、预防保健的作用，有效改善老年人的学习记忆能力及体能，并达到心理放松的效果。

五、持续性姿势-感知性头晕（persistent postural-perceptual dizziness，PPPD）

【概述】 PPPD是临床较为常见的一种慢性功能性头晕，主要临床表现为恐惧性姿势眩晕、空间运动不适、视觉眩晕及慢性主观性眩晕。其他特定的抑郁障碍（混合焦虑和抑郁症状）是PPPD患者常伴发的情绪障碍，女性多于男性，其常与多因素相关，如姿势调节控制的改变、再适应失败或PPPD本身等。此外，PPPD共病的其他特定抑郁障碍具有慢性化倾向，其病程迁延可导致焦虑症状进行性加重，最终显著损害社会功能。

【心身因素的作用】

1. 情绪因素 焦虑可通过蓝斑-去甲肾上腺素系统增强前庭传入信号增益，而抑郁可降低5-羟色胺能神经传递效率，削弱前额叶皮质对躯体症状的抑制功能。杏仁核过度激活与默认网络异常共同导致空间定向障碍，形成“情绪-前庭”交互放大效应。

2. 心理社会因素 负性认知偏差使患者的躯体症状报告频率增加40%，恐惧回避行为可导致平衡功能退化（每周活动量减少25%）。社会支持缺失会导致治疗脱落率升高至45%，经济压力可使病程延长3～6个月。

3. 双向作用模型 PPPD可诱发焦虑抑郁共病（发生率约65%），形成“头晕-情绪障碍-功能损害”的恶性循环。共病广泛性焦虑者的复发风险增加2.3倍，共病双相障碍者的复发风险增加2.8倍。

【临床表现】

1. 核心症状 持续性头晕/不稳感，每日持续数小时，病程≥3个月，于站立、行走或头部/身体运动（如转头、上下楼梯）时加重。对视觉刺激（如移动的物体、复杂图案、人群）敏感，运动不耐受，害怕摇晃、颠簸或高处环境（如乘车、电梯）。患者会回避触发症状的活动（如逛街、运动）。

2. 伴随症状 包括焦虑、抑郁、头痛、疲劳、注意力不集中，以及过度警觉（与前庭-边缘系统异常有关）。

3. 情绪障碍 主要包括焦虑和抑郁，其可加重眩晕症状，激活躯体对高风险姿势的控制，如减小步幅、姿势僵化等，形成视觉-体感依赖，对环境形成高敏感性，甚至出现人格解体、现实感丧失、“脑雾”、定向障碍、记忆丧失或多任务处理困难等症状。

【诊断】

1. 症状标准［基于国际睡眠障碍分类第3版（International Classification of Sleep Disorders edition 3，ICSD-3）及PPPD共识］ ①持续头晕/不稳感≥3个月，非眩晕。②症状由直立姿势、主动/被动运动或复杂视觉刺激诱发。③症状在静息或闭眼时减轻。④排除其他前庭疾病或神经系统疾病。

2. 辅助检查 前庭功能测试可能显示轻度

前庭功能减退，但无特异性。影像学检查（CT/MRI）可用于排除中枢神经系统病变（如小脑梗死、肿瘤）。

3. 心理评估　医院焦虑抑郁量表（HADS）常被用作筛查工具。状态-特质焦虑问卷（State-Trait Anxiety Inventory，STAI）、贝克抑郁问卷（BDI）、汉密尔顿焦虑评定量表（HARS）、汉密尔顿抑郁评定量表（HDRS）及 Zung 抑郁自评量表（SDS）常被用作评估工具。STAI 旨在评估个体的焦虑情绪状态及其特质性焦虑倾向，具有良好的信度和效度。

【治疗】

1. 药物治疗

（1）西药治疗：①前庭抑制剂：仅在急性期短期使用（如地西泮、劳拉西泮）。② β 受体阻滞剂（如普萘洛尔）：缓解焦虑相关心悸、震颤。③抗抑郁药：常用 SSRI 和 SNRI，包括舍曲林、氟伏沙明、艾司西酞普兰、帕罗西汀、氟西汀等。其中较常用舍曲林和氟伏沙明。此外，艾司西酞普兰的适用范围更大，具有起效迅速、副作用小、血浆蛋白结合率低、联合用药安全性高等优点。

（2）中药治疗：中医认为，肝主疏泄、调畅情志，肝喜条达而恶抑郁。中药治疗可采用疏肝解郁法，如舒肝解郁胶囊已在临床广泛应用。此外，解郁安神汤加减对 PPPD 患者伴发的其他特定的抑郁障碍（混合焦虑和抑郁症状）的治疗效果较好。

2. 心理治疗　CBT 包括认知治疗和行为治疗两大部分。应用于慢性头晕伴有焦虑患者的 CBT 包括心理教育、解释和讨论假设、思考情绪和行为之间的联系、行为试验、暴露于恐惧的刺激、注意力重新聚焦、应对策略和自我观察。CBT 可帮助患者识别和改变导致头晕和焦虑的负面思维模式和行为习惯，通过教育患者如何管理情绪和反应，可以缓解其焦虑[28]。

3. 物理治疗　研究表明，在药物及 CBT 均无效的情况下，非侵入性迷走神经刺激术（non-invasive vagus nerve stimulation，nVNS）可减轻抑郁症状，但该方法仍待进一步研究。

4. 中医非药物治疗　可采用调神针刺法，选择针刺内关、神门、上星、百会、印堂等穴位，改善 PPPD 患者的焦虑或抑郁症状。八段锦可通过调形、调息、调心等作用，使得“恬淡虚无”“精神内守”，从而达到精气神和谐统一、疏通脏腑经络、调理气血阴阳的目的。

案例分析

案例 1

患者男，65 岁。患者于本次入院前半年因急性卒中入院，经治疗后病情稳定。出院后患者出现情绪低落，常感到无助和沮丧，对生活失去兴趣，出现食欲减退、体重明显下降、社交退缩，不愿意与他人交流，对外界事物缺乏兴趣，偶有焦虑、情绪不稳定、易激惹、精神状态较差。同时，患者出现睡眠障碍，入睡时间 1～2 h，睡眠浅，早醒，睡眠总时长为 4～5 h。患者自述精神状态较差，难以控制情绪，经常哭泣，感到生活无望。既往史：腔隙性脑梗死病史，目前服用阿司匹林（100 mg，1 次 / 日）；糖尿病病史 19 余年，目前服用二甲双胍（0.25 g，3 次 / 日）；高血压病史 5 年，目前服用苯磺酸氨氯地平（5 mg，1 次 / 日）。体格检查：神清、言语清，表情紧张、愁苦，左侧上下肢肌力稍下降（4 级），左侧巴宾斯基征阳性，左侧触觉、痛觉、温度觉稍减退，右侧肢体运动感觉无明显异常。辅助检查：MRI 提示右侧基底节区腔隙性脑梗死（恢复期），未见新鲜梗死灶。量表测评：90 项症状自评量表（SCL-90）131 分；广泛性焦虑量表（GAD-7）13 分（中度）；9 项患者健康问卷（PHQ-9）11 分（中度）；汉密尔顿抑郁量表（HAMD）13 分（可能有抑郁症状）；汉密尔顿焦虑量表（HAMA）15 分（肯定有焦虑症状）；蒙特利尔认知评估量表（Montreal Cognitive Assessment，MoCA）27 分（正常）；简明精神状态检查（MMSE）29 分（正常）。诊断：①陈旧性脑卒中；②高血压；③糖尿病；④腔隙性脑梗死。

治疗：①心理治疗：在心理医生的指导下，帮助患者缓解抑郁情绪，重新树立信心，重拾生活乐趣。②药物治疗：患者睡眠及情绪欠佳，予以改善睡眠［盐酸曲唑酮（50 mg，每晚 1 次，于睡前半小时服用），效果不佳时可服用右佐匹克隆（1 mg，每晚 1 次）］、调节情绪［草酸艾司西酞普兰（10 mg，1 次 / 日），情绪控制不佳时可服用奥氮平（10 mg，1 次 / 日）］治疗。③生活方式调整：鼓励患者保持积极乐观的心态，多参与社交活动，保持适当运动和规律作息，避免熬夜。④定期复诊：定期复诊观察病情变化，及时调整治疗方案。本例患者规律治疗2周后情绪症状较前好转，入睡困难情况有所改善，且未服用奥氮平，规律用药1周后能够在1 h内入睡，嘱患者继续规律服药，不可自行停药。

☞专家解答

本例患者是典型的卒中后抑郁合并躯体疾病的综合管理案例，体现了心身医学“生物-心理-社会”整体治疗理念。该患者卒中后出现典型“三低症状”（情绪低落、兴趣丧失、精力下降），结合PHQ-9（11分）和HAMD（13分）量表结果，符合ICD-11卒中后抑郁。值得肯定的是，同时排除了认知功能障碍（MoCA 27分，MMSE 29分），避免了与血管性痴呆混淆。

针对本例患者的治疗方案科学、规范。第一，草酸艾司西酞普兰对老年患者来说安全性较高；曲唑酮兼具抗抑郁和助眠作用，符合睡眠障碍的治疗需求。第二，给予多学科协同管理，神经内科基础疾病控制（抗血小板治疗、降糖治疗、降压治疗）结合心身医学科精神症状干预，应特别注意阿司匹林与抗抑郁药的出血风险评估。第三，康复指导具有实操性，社交活动建议、规律作息要求、运动计划等非药物干预措施，既考虑了患者左侧肢体功能障碍（肌力4级）的实际情况，又符合抑郁康复的循证医学证据。第四，随访机制完善，2周疗效评估、药物调整策略、停药风险教育等环节，体现了慢性病管理的连续性。

建议后续可增加以下措施：①多导睡眠监测排除睡眠呼吸暂停。②定期检测血糖/血脂等代谢指标。③引入家庭治疗，改善社会支持系统。

该病例提示临床医生，卒中后抑郁的识别率较低，对存在肢体功能障碍、糖尿病等危险因素的患者，应常规进行抑郁筛查。早期干预可使多数患者的症状显著改善，显著降低卒中的复发风险和医疗资源消耗。

案例2

患者女，49岁。患者于1年前无明显诱因出现发作性意识丧失，伴摔伤，口吐白沫，四肢抽搐，双目上视，呼之不应，无二便失禁，持续约10 min后自行缓解，当地医院诊断为癫痫，予卡马西平后未发作抽搐、晕厥等，但患者逐渐出现抑郁情绪。患者近1个月情绪波动明显，出现持续性头痛、易焦虑、情绪低落、不愿社交、兴趣减退、坐立不安，情感阈值降低，偶而出现情感失禁现象和哭泣反应，担心自己的病情，无自伤行为，伴心悸和肌肉（肩颈部、小腿肌肉及背部）酸胀等躯体化症状，无明显胸闷、胸痛，睡眠质量较差，主要表现为入睡困难，上床后约2 h才能入睡，白天易困倦。患者神清，精神欠佳，食欲减退，体能较前下降，体重明显下降。既往史：癫痫病史1年，服用卡马西平（0.1 g，1次/日），有腰椎间盘突出、糜烂性胃炎、甲状腺结节等病史。体格检查：神清、言语清，表情紧张、愁苦，中枢神经系统查体阴性，四肢肌力正常，病理征阴性，未见神经系统异常。辅助检查：SCL-90 299分；GAD-7 17分（重度焦虑）；PHQ-9 11分（中度）；HAMD 24分（可能有中度抑郁症状）；HAMA 28分（可能有明显焦虑症状）；护士用自杀风险评估量表（Nurses' Global Assessment of Suicide Risk，NGASR）5分（低自杀风险）；躯体化症状自评量表（Somatic Self-rating Scale，SSS）55分（中度）。诊断：①癫痫；②抑郁症；③睡眠障碍；④腰椎间盘突出；⑤糜烂性胃炎；⑥甲状腺结节。

治疗：①癫痫治疗：继续口服抗癫痫药（卡马西平），根据癫痫发作情况调整药物剂量。②抑郁症治疗：建议接受心理治疗，同时考虑联用抗抑郁药［帕罗西汀（20 mg，1次/日）］。③睡眠障碍治疗：盐酸曲唑酮（10 mg，每晚1次，于睡前半小服用），效果不佳时可加用右佐匹克隆（1 mg，每晚1次）。④定期复诊：定期复诊观察病情变化，及时调整治疗方案。患者规律服药2周后于门诊复诊，自诉接受心理疏导及服药后症状较前好转，情绪明显改善，睡眠不佳等症状明显好转，未服用右佐匹克隆也可入睡，嘱患者加强体育锻炼（尽量在白天运动），培养兴趣爱好，规律服药，不可自行停药。

☞专家解答

本例患者体现了癫痫与抑郁症共病的复杂临床特点，展现了心身医学对多系统疾病的整合管理思路。首先，诊断维度全面：①癫痫控制达标：患者规范使用卡马西平后癫痫发作停止，但需警惕药物相关性抑郁（卡马西平有致抑郁风险）。②抑郁焦虑共病：PHQ-9（11 分）与 HAMA（28 分）提示中重度混合性焦虑抑郁障碍，伴随显著躯体化症状（SSS 55 分）。③多系统躯体疾病：糜烂性胃炎、腰椎间盘突出等共病可能加重心理症状，形成心身交互影响。其次，治疗方案规范合理，包括药物选择谨慎（帕罗西汀作为双通道抗抑郁药对于癫痫患者相对安全）、睡眠干预科学（曲唑酮起始剂量 10 mg 既可改善睡眠又能避免过度镇静）、非药物治疗协同（运动处方、兴趣培养等）建议符合失眠认知行为疗法规范。

建议后续可增加以下措施：①药物相互作用管理：卡马西平为肝酶诱导剂，可能降低帕罗西汀的血药浓度，建议治疗初期监测药物浓度。②躯体症状识别：肩颈 / 背部肌肉酸胀需排除癫痫性肌痛或药物性肌病，建议检查肌酶谱。③自杀风险评估：虽然 NGASR 提示低风险，但需注意抗癫痫药可能增加自杀意念（FDA 黑框警告）。

该病例提示临床医生需注意：①抗癫痫药物的神经精神副作用。②癫痫患者抑郁筛查的必要性（发生率为 20%～55%）。③躯体疾病与心理障碍的双向影响机制。④共病治疗中的药物经济学考量。通过多学科协作优化治疗方案，可使 70% 以上的癫痫共病抑郁症患者获得显著改善，同时降低癫痫的发作频率和自杀风险。

（刘欣　李彤　梅俊华　撰写　高玉军　审校）

参考文献

[1] Zong Q, Pan Y, Liu Y, et al. pNaktide mitigates inflammation-induced neuronal damage and behavioral deficits through the oxidative stress pathway [J]. Int Immunopharmacol, 2023, 116: 109727.

[2] Guo J, Orgeta V, Olive I, et al. Biomarkers associated with cognitive impairment in post-traumatic stress disorder: A systematic review of current evidence [J]. Ageing Res Rev, 2024, 95: 102198.

[3] Anifantaki F, Pervanidou P, Lambrinoudaki I, et al. Maternal Prenatal Stress, Thyroid Function and Neurodevelopment of the Offspring: A Mini Review of the Literature [J]. Front Neurosci, 2021, 15: 692446.

[4] Lee M Y, Kim M. Effects of Red ginseng on neuroinflammation in neurodegenerative diseases [J]. J Ginseng Res, 2024, 48 (1): 20-30.

[5] Garland E F, Hartnell I J, Boche D. Microglia and Astrocyte Function and Communication: What Do We Know in Humans? [J]. Front Neurosci, 2022, 16: 824888.

[6] Rauf A, Badoni H, Abu-Izneid T, et al. Neuroinflammatory Markers: Key Indicators in the Pathology of Neurodegenerative Diseases [J]. Molecules, 2022, 27 (10).

[7] de Araujo B A, de Oliveira F T, Moreno S E, et al. Neuroinflammation: An overview of neurodegenerative and metabolic diseases and of biotechnological studies [J]. Neurochem Int, 2020, 136: 104714.

[8] Kaltschmidt B, Helweg L P, Greiner J, et al. NF-kappaB in neurodegenerative diseases: Recent evidence from human genetics [J]. Front Mol Neurosci, 2022, 15: 954541.

[9] Jia L, Du Y, Chu L, et al. Prevalence, risk factors, and management of dementia and mild cognitive impairment in adults aged 60 years or older in China: a cross-sectional study [J]. Lancet Public Health, 2020, 5 (12): e661-e671.

[10] Lai J, Ma S, Wang Y, et al. Factors Associated With Mental Health Outcomes Among Health Care Workers Exposed to Coronavirus Disease 2019 [J]. JAMA Netw Open, 2020, 3 (3): e203976.

[11] Lusk J B, Hoffman M N, Clark A G, et al. Association Between Neighborhood Socioeconomic Status and 30-Day Mortality and Readmission for Patients With Common Neurologic Conditions [J]. Neurology, 2023, 100 (17): e1776-e1786.

[12] Taylor R L, Cooper S R, Jackson J J, et al. Assessment of Neighborhood Poverty, Cognitive Function, and Prefrontal and Hippocampal Volumes in Children [J]. JAMA Netw Open, 2020, 3 (11): e2023774.

[13] Lei C, Liu C, Peng Y, et al. A high-salt diet induces synaptic loss and memory impairment via gut microbiota and butyrate in mice [J]. Imeta, 2023, 2 (2): e97.

[14] Hahad O, Bayo J M, Kuntic M, et al. Cerebral consequences of environmental noise exposure [J]. Environ Int, 2022, 165: 107306.

[15] Zhang H X, Wu H J, Qi X Y, et al. The effect of repeated transcranial magnetic stimulation combined with cognitive rehabilitation training on post-stroke

cognitive impairment [J] . Eur Rev Med Pharmacol Sci, 2023, 27 (21): 10547-10552.

[16] Bashford-Largo J, Aloi J, Lukoff J, et al. Reduced top-down attentional control in adolescents with generalized anxiety disorder [J] . Brain Behav, 2021, 11 (2): e1994.

[17] Eskandarzadeh S, Effatpanah M, Khosravi-Darani K, et al. Efficacy of a multispecies probiotic as adjunctive therapy in generalized anxiety disorder: a double blind, randomized, placebo-controlled trial [J] . Nutr Neurosci, 2021, 24 (2): 102-108.

[18] Hudson M, Seppala K, Putkinen V, et al. Dissociable neural systems for unconditioned acute and sustained fear [J] . Neuroimage, 2020, 216: 116522.

[19] Castilla D, Navarro-Haro M V, Suso-Ribera C, et al. Ecological momentary intervention to enhance emotion regulation in healthcare workers via smartphone: a randomized controlled trial protocol [J] . BMC Psychiatry, 2022, 22 (1): 164.

[20] Steiner T J, Stovner L J, Jensen R, et al. Migraine remains second among the world's causes of disability, and first among young women: findings from GBD2019 [J] . J Headache Pain, 2020, 21 (1): 137.

[21] Wang Y, Liu M, Yang F, et al. The associations of socioeconomic status, social activities, and loneliness with depressive symptoms in adults aged 50 years and older across 24 countries: findings from five prospective cohort studies [J] . Lancet Healthy Longev, 2024, 5 (9): 100618.

[22] Morone G, Palomba A, Martino C A, et al. Systematic review of guidelines to identify recommendations for upper limb robotic rehabilitation after stroke [J] . Eur J Phys Rehabil Med, 2021, 57 (2): 238-245.

[23] Guo J, Miao J, Jing P, et al. The advances of post-stroke depression: 2021 update [J] . J Neurol, 2022, 269 (3): 1236-1249.

[24] Liu L, Li X, Marshall I J, Bhalla A, Wang Y, O'Connell MDL. Trajectories of depressive symptoms 10 years after stroke and associated risk factors: a prospective cohort study [J] . Lancet, 2023, 402 (Suppl 1): S64.

[25] Frey J, Najib U, Lilly C, Adcock A. Novel TMS for stroke and depression (NoTSAD): accelerated repetitive transcranial magnetic stimulation as a safe and effective treatment for post-stroke depression [J] . Front Neurol., 2020, 11: 7.

[26] van Wamelen DJ, Sauerbier A, Leta V, et al. Cross-sectional analysis of the Parkinson's disease Non-motor International Longitudinal Study baseline non-motor characteristics, geographical distribution and impact on quality of life [J] . Sci Rep, 2021, 11 (1): 9611.

[27] Chu C. Association between epilepsy and risk of depression: a meta-analysis [J] . Psychiatry Res, 2022, 312: 114531.

[28] Axer H, Finn S, Wassermann A, et al. Multimodal treatment of persistent postural-perceptual dizziness [J] . Brain Behav, 2020, 10 (12): e1864.

第十三章 肿瘤心身疾病

第1节 心理因素与肿瘤的关系

近年来，肿瘤病因学的多因论受到重视，人们逐渐意识到肿瘤是一种生物-心理-社会性疾病。大量研究表明，恶劣的生活和工作环境、经济状况差、不良生活行为和习惯、人际关系失和，以及长期精神刺激等会造成神经内分泌功能及免疫功能紊乱，使机体的抗病能力减弱，诱使细胞突变而发生肿瘤。早在公元2世纪，古罗马时期著名医生盖伦就曾观察到抑郁质的女性比乐观的女性更易患乳腺癌。我国《内经》中也有情志与食管癌相关的记载，如“三阳结，谓之膈”“膈塞闭绝，上下不通，则暴忧之病也。”元代著名医学家朱丹溪指出“忧怒抑郁，朝夕积累，脾气消阻，肝气横逆，遂成隐核，如大棋子，不痛不痒，数十年后方疮陷，名曰乳岩。”即负性情绪是女性患乳腺癌的主因。此外，社会心理因素还会影响肿瘤的发展。研究表明，良好的心理状态和社会支持可调整机体平衡，增强免疫力，使肿瘤处于“自限状态”，甚至自然消退。相反，恶劣的情绪会进一步降低机体抵抗力，促使病情恶化。

鉴于肿瘤的发生、发展与心理因素密切相关，心身医学领域将肿瘤列为心身疾病。因此，运用心身医学的观点和方法来揭示肿瘤的本质，借助心身综合治疗方法防治肿瘤具有重要意义。

一、心理社会因素与肿瘤的发生

1. 情绪与肿瘤 不良情绪是肿瘤的危险因素之一，许多肿瘤患者在发病前存在长期的不良情绪，尤其是过度紧张、过度忧郁、强行压抑愤怒等负性情绪。中医学认为，肿瘤属于“积聚类”疾病，长期的负性情绪会导致人体脏腑功能失调、内分泌失衡和免疫功能紊乱，使气血运行障碍，产生气滞、血行不畅和脉络瘀阻，最终引起正气内虚，形成肿瘤。明代张景岳在《景岳全书·外科钤·瘤赘》中明确指出：“若郁结伤脾，肌肉消薄，外邪所搏而为肿者，自肌肉肿起，按之实软，名曰肉瘤。”明代医学家陈实功也认为乳岩（乳腺癌）的病因是“忧郁伤肝，思虑伤脾，积想在心，所愿不得，致经络痞涩，聚结成核”（摘自《外科正宗·卷之三·下部痈毒门·乳痈论》）。

乳腺癌和甲状腺癌是典型的“情绪”肿瘤。研究表明，抑郁、焦虑情绪是乳腺癌患者总体健康状况的预测变量，抑郁、焦虑情绪越严重，患者的总体健康状况越差。甲状腺癌的发生与抑郁情绪、悲观和易怒密切相关。根据甲状腺癌发病预测模型估计，压力大的女性患甲状腺癌的风险增加3倍，爱生闷气的女性患甲状腺癌的风险增加3.4倍[1]。此外，不良情绪会影响肿瘤患者的预后。前瞻性队列研究表明，情绪压力与肿瘤免疫治疗的疗效相关，且与非小细胞肺癌患者的不良生存结局密切相关[2]。

机制研究提出，抑郁情绪可能通过β-AR/cAMP/PKA-FAK通路促进前列腺癌的浸润和转移[3]。此外，紧张、压抑等不良心理反应可通过表皮生长因子受体及其下游信号通路促进裸鼠卵巢癌的发生和发展[4]。

2. 生活事件与肿瘤 负性生活事件是诱发癌症的重要因素。1883年，英国学者Herbert Snow发现在250例患乳腺癌和宫颈癌的女性中，156例经历过失去亲人的精神打击。后续研究发现，部分癌症患者在患病前经历过负性生活事件，如至亲的死亡和离别，且这些经历所带来的负性情绪未能得到及时的发泄。采用生活事件量表（Life Event Scale，LES）对癌症患者进行调查发现，82.1%的癌症患者在患病前经历过负性生活事件，而对照组为67.3%，两组具有显著差异。在恶性肿瘤患者中，出现频率最高的5种负性生活事件为家庭成员重伤或重病、家庭成员死亡、子女教育问题、家庭经济困难和夫妻感情不和。

3. 人格特征与肿瘤 流行病学研究表明，C型人格与肿瘤的发生有关。1977年，Temoshok和Heller对150例黑色素瘤患者进行了详细的访谈，发现这些恶性肿瘤患者具有相似的人格特征，并与A型人格（容易愤怒、紧张；冠心病易感性格）和B型人格（从容不迫、与世无争、随遇而安；消化性溃疡易感性格）不同，Temoshok将其定义为“C型人格”（C来自于cancer首字母）。C型人格的主要特征包括：①童年时期形成的对内心痛苦的过分克制，不向外表达；②过分合作和谦虚，缺乏自我意识，忍耐、屈服和容忍，回避矛盾，压抑自己的情绪，不向外发泄；③尽职尽责，常有压力、焦虑或抑郁的表现[5]。

研究表明，40%～80%的癌症（如胃癌、宫颈癌、肝癌、乳腺癌和肺癌）患者具有压抑不良情绪等C型人格特征。一项纳入58例乳腺癌患者和60例健康个体的研究发现，C型人格特征是诱发乳腺癌的重要因素[6]。Denver等的研究发现，食管腺癌患者报告高自尊的可能性是对照组的1.58倍[7]。C型人格特征者患胃癌的相对危险度是非C型人格者的2.21倍[8]。一项针对143例恶性肿瘤患者和健康个体的横断面回顾性研究表明，人格特征与肿瘤发生相关。具有内向沉默、不善于表达紧张、恼怒和不安等情感特点的个体，在遭遇挫折、家庭变故、配偶或儿女不幸等强烈的负性心理应激时，更容易失去对生活的信心和希望。这种心理状态的变化会削弱机体的抵抗力，进而增加患癌风险[9]。

人格特征可能影响肿瘤患者的生活质量。Kukulj对86例非小细胞肺癌患者和73例健康个体进行的横断面调查发现，逃避冲突、过于合作等C型人格特征明显的患者的生活质量更低[10]。

二、心身相关的致癌机制

（一）神经–内分泌–免疫系统失衡

研究表明，不良心身问题影响肿瘤发生发展的主要途径是神经-内分泌-免疫系统。不良心理因素可通过下丘脑-垂体-肾上腺（HPA）轴和交感神经系统来抑制免疫功能，使机体免疫监视和免疫清除功能下降，从而易发生肿瘤等疾病。

1. HPA轴调节途径 HPA轴是中枢神经系统调控免疫应答的主要途径之一。HPA轴的激活主要通过糖皮质激素（glucocorticoid，GC）的释放来影响肿瘤进展。下丘脑释放的促肾上腺皮质激素释放激素（corticotropin releasing hormone，CRH）和精氨酸加压素（arginine vasopressin，AVP）可激活垂体释放促肾上腺皮质激素（adrenocorticotropic hormone，ACTH）、脑磷脂和内啡肽。研究发现，慢性心理应激可使大鼠下丘脑CRH mRNA表达增高，进而导致ACTH大量分泌，使GC分泌增加。GC-糖皮质激素受体（glucocorticoid receptor，GR）-细胞周期蛋白依赖性激酶1（cyclin-dependent kinase1，CDK1）信号可介导结肠癌细胞的增殖和侵袭。GC-程序性死亡配体1（programmed death ligand-1，PD-L1）-程序性死亡受体1（programmed death-1，PD-1）途径可介导自然杀伤细胞（NK细胞）耗竭，进而促进肝癌进展。在应激小鼠模型中，GC可通过肌上皮细胞凋亡和基底膜消失促进乳腺导管原位癌向浸润性导管癌的转变。

（1）GC对肿瘤生长的直接促进作用。Romero等认为，GC对癌症的促进作用可能是通过代谢作用而影响肿瘤的发生和进展，GC能抑制正常细胞摄取葡萄糖，而肿瘤细胞能打破GC对葡萄糖摄取的抑制，因而获得更多的能量支持[11]。研究发现，GC可通过GR激活乳腺癌细胞的抗凋亡基因*bcl-xl*。

（2）GC对肿瘤生长的间接促进作用。高浓度的GC几乎对所有免疫细胞（包括淋巴细胞、巨噬细胞、中性粒细胞和肥大细胞等）均具有抑制作用。GC可与淋巴细胞受体结合并转运至核内，与靶基因调控的特定序列结合，抑制核因子-κB（nuclear factor-κB，NF-κB）和其他核因子的表达，从而抑制免疫细胞的功能[12-13]。此外，GC可通过上述途径抑制细胞黏附分子整合素β_2（CD18）、细胞间黏附分子-1（intercelluar adhesion molecule-1，ICAM-1）等的表达，影响白细胞的释放功能，进而抑制单核/巨噬细胞等效应细胞的功能[14]。在抗肿瘤免疫中，细胞免疫最为重要，应激激素可抑制T淋巴细胞等效应细胞的功能，间接促进肿瘤的生长。

免疫细胞凋亡可能是应激抑制免疫功能的机制之一。研究显示，应激后6 h可出现胸腺细胞凋亡，且 $CD4^+$ 和 $CD8^+$ 双阳性细胞敏感度更高[15]。Kono 等将正常淋巴细胞分别与应激患者和非应激患者的单核细胞共同培养，结果显示，应激患者的单核细胞促使 T 淋巴细胞凋亡，表明单核细胞可能为淋巴细胞的凋亡提供了死亡信号[16]。在正常情况下，免疫监视功能可及时发现可能发展为肿瘤的异常细胞，并将其清除。免疫细胞凋亡会导致机体的免疫功能下降，免疫监视功能减弱，使肿瘤细胞更易躲过"检查"。

2. 交感神经系统调节途径 交感神经系统主要通过肾上腺素能受体和细胞因子途径来促进肿瘤生长。

（1）肾上腺素能受体途径。研究表明，淋巴样细胞可表达 β 受体（主要为 β_2 受体），儿茶酚胺可直接通过 NK 细胞上的 β_2 受体抑制其反应性。在慢性应激的情况下，还可能通过抑制 NK 细胞活化所需的关键细胞因子［IL-12 和 γ 干扰素（interferon-γ，IFN-γ）］的生成，间接降低 NK 细胞的活性[17]。

（2）细胞因子调节免疫。辅助性 T 细胞（helper T cell，Th 细胞）分为 Th1 细胞和 Th2 细胞，Th1 细胞主要分泌 IFN-γ、IL-2、和 TNF-α 等促炎性细胞因子，通过激活细胞毒性 T 淋巴细胞（cytotoxic T lymphocyte，CTL）、NK 细胞和巨噬细胞来增强细胞免疫；Th2 细胞主要分泌 IL-4、IL-10、IL-13 和 IL-6 等抗炎性细胞因子，抑制活化的 T 淋巴细胞（特别是 Th1 细胞），进而抑制细胞免疫应答[18]。儿茶酚胺可使外周白细胞生成的 IL-12 减少，而 IL-10 增加，造成 Th1/Th2 平衡失调，使肿瘤易于逃避免疫监视[19]。

（二）肠道菌群失调

肠道菌群作为肠道微环境的重要调节因子，在肿瘤的发生发展过程中发挥重要作用。一方面，肠道菌群失调可通过调节机体代谢影响肿瘤，如通过刺激转移相关的组织蛋白酶 K（cathepsin K，CTSK）分泌，介导 Toll 样受体 4（toll-like receptor 4，TLR4）依赖性巨噬细胞 M2 极化，促进结直肠癌转移，以及通过增加内毒素的释放，促进肿瘤细胞增殖、侵袭和转移。另一方面，肠道菌群可将胆汁酸作为"信使"，控制肝内的自然杀伤 T 细胞，进而调节肝对肿瘤的免疫监视功能。在这一过程中，肠道菌群可通过调节免疫系统来推动肿瘤的发展进程。饮食中的生物活性物质和益生菌可通过塑造功能性肠道菌群来降低结肠癌的风险，益生菌可减弱 HPA 轴对应激的反应。此外，肠道菌群会影响患者对癌症免疫治疗的反应，保持健康的肠道菌群有助于机体对抗癌症。

肠道菌群对慢性心理应激高度敏感，慢性心理应激会引起肠道菌群失调。因此，肿瘤的发生发展与慢性心理应激引起的肠道菌群失衡之间可能存在因果关系。动物模型显示，慢性不可预测的轻度应激可引起大鼠粪便微生物组成的改变，母系分离可导致幼鼠体内微生物群落组成的改变。

（三）诱发炎症反应

炎症是肿瘤发展的重要机制，而社会心理压力可通过交感神经和神经内分泌反应显著影响癌症进程，部分作用机制涉及炎症介质的调控。研究表明，癌症相关炎症主要通过 NF-κB 和转录活化因子 3（signal transducer and activator of transcription 3，STAT3）信号通路传导，这些通路可被心理应激等癌症危险因素激活。当机体暴露于应激源时，HPA 轴和交感神经系统激活会引发 IL-6、IL-8、TNF-α、单核细胞趋化蛋白 -1（monocyte chemoattractant protein-1，MCP-1）、血管内皮生长因子（vascular endothelial growth factor，VEGF）、基质金属蛋白酶 -2（matrix metalloproteinase-2，MMP-2）和 MMP-9 等炎症因子表达增加，直接促进肿瘤转移性侵袭。

具体而言，CRH 作为 HPA 轴的关键激素，可通过 NF-κB/IL-6/JAK2/STAT3 通路促进结肠癌细胞增殖，并通过 NF-κB/VEGF 通路诱导肿瘤血管生成；应激激素（去甲肾上腺素和肾上腺素）则通过增强 IL-8 表达，介导卵巢癌的生长与转移。临床研究进一步证实，不良社会支持与卵巢癌患者血浆 IL-6 水平升高及腹腔积液增多密切相关，肿瘤微环境中的促炎性细胞因子可刺激巨噬细胞产生 IL-10、转化生长因子 -β（transforming growth factor-β，TGF-β）等免疫抑制性细胞因子，进而促进 VEGF、MMP 等促癌分子的释放，参与血管生成、肿瘤侵袭及免疫应答失调的全过程。

值得注意的是，慢性心理应激会导致血液中 IL-6、IL-1β、NF-κB1、STAT3、环氧合酶Ⅱ型（cyclooxygenase Ⅱ，COX-Ⅱ）和 CRP 等促炎性细胞因子水平持续升高，并促使细胞因子平衡从保护性 Th1 型向促癌性 Th2 型转变。尽管 IL-6 和 IL-1β 的短期水平升高有助于启动免疫保护，但长期升高会引发慢性炎症，通过肿瘤细胞和免疫细胞（如巨噬细胞）的交互作用促进癌症发生。例如，卵巢癌患者的抑郁程度与肿瘤相关巨噬细胞分泌的 MMP-9 显著相关，而这些巨噬细胞由外周单核细胞在肿瘤趋化因子的吸引下分化而来。

此外，应激还可募集炎症细胞至肿瘤部位，促进肿瘤血管生成。基因表达研究显示，在主观社会隔离得分高个体的白细胞中，与细胞转录、促炎性细胞因子信号传导相关的基因呈过表达，进一步佐证了社会心理因素对炎症相关信号通路的转录调控作用。这些机制共同揭示了社会心理因素通过炎症网络影响肿瘤发生发展的复杂过程。

三、肿瘤患者常见的心理反应

患者在被确诊肿瘤后会产生各种负性情绪，如焦虑、悲伤、愤怒，以及对死亡和痛苦的恐惧，进而引发情绪困扰。此外，癌症患者在治疗阶段会承受多重压力，心理应激的主要来源包括：生命威胁、手术创伤和化疗毒副作用、术后和化疗后脱发等形体损害导致的自我形象紊乱、术后对疾病的不确定感、昂贵的治疗费用及对家人的依赖[20]。

（一）确诊时的心理反应

1. 否认 否认是癌症患者早期最常见的心理防御方式。刚确诊时，大多数患者会持怀疑和否认态度，不相信自己罹患癌症，不接受亲友的支持和帮助，要求重复进行检查，以维持心理平衡。大部分患者并非完全否认癌症的诊断，而是在压抑自己对疾病的强烈情绪反应。

2. 恐惧和焦虑 几乎所有癌症患者在确诊后都会出现恐惧心理，害怕丧失劳动能力、失去亲友和缓慢而痛苦的死亡。患者可表现为惊恐、绝望、心悸、眩晕、易激惹、注意力不集中、日常活动能力受限、睡眠障碍及食欲减退等一系列症状，甚至会出现木僵状态，尤其是在诊断初期。恐惧程度主要取决于肿瘤的性质、部位、严重性和患者的人格特征等因素。

3. 愤怒 确诊癌症后，患者在产生挫败感和无助感的情况下，可能产生敌对和愤怒情绪，表现为激动、愤怒、暴躁、怨天尤人，甚至对周围人的健康、快乐表示嫉妒，有时会出现攻击性行为。

4. 抑郁 癌症患者会认为自己是家庭、社会的累赘，从而悲观、失望，处于极度痛苦之中，甚至自责自罪，出现抑郁情绪。

5. 期待 少数癌症患者在确诊时仍对未来生活充满向往和追求。尽管肿瘤造成了严重的躯体和心理创伤，但患者仍积极康复，期待能转危为安。

（二）躯体治疗时的心理反应

患者对不同治疗措施产生的不同身心反应可能影响疗效和预后，故应给予高度重视。

1. 手术患者常见的心理反应 手术对于癌症患者是一种强烈的心理刺激。除手术造成的心理紧张外，患者常过分担忧手术的危险性，这是其心理应激的主要根源。患者术前主要担心手术能否顺利进行和彻底根治；担心术中肿瘤是否扩散，并产生恐惧和焦虑；患者术后（尤其是根治术后）常因肢体残损（如骨肉瘤患者截肢术后的肢体残缺、乳腺癌根治术后影响形体美观）而产生不良情绪。此外，术后缺乏社会支持也可能导致患者术后出现焦虑、抑郁、消沉、悲观、绝望等负性情绪。

研究显示，乳腺癌术后抑郁症的发生率高达 10%～25%。约 15.4% 的中国患者自确诊为乳腺癌开始就呈现出较高的心理痛苦水平，且不会随时间而缓解。

2. 放疗患者常见的心理反应 接受放疗的患者在治疗前会过度关注治疗的副作用。因此，在放疗中会产生恐惧、抑郁和焦虑等情绪。放疗后，局部组织可能出现坏死、反复破溃、色素沉着等，导致患者对放疗的效果持怀疑态度，担心肿瘤转移或引发其他疾病。

焦虑和抑郁症状可能出现在患者接受放疗前、放疗中和放疗后的全过程。一项针对 93 项放疗患者心理社会功能研究的系统综述显示，患者在放疗前、放疗中和放疗后的焦虑障碍中位患病率分别为 20%、49% 和 17%。放疗前抑郁症的中位患病率为 15%，放疗中上升至 33%，放疗后仍高达 27%。对 50 例直肠癌患者放疗后的情绪问题进行分析后发现，抑郁和焦虑与患者的疼痛程度、生活方式、情绪调节、人际交往能力、总体生活质量及放疗后下消化道毒性反应、泌尿系统毒性反应明显相关。

3. 化疗患者常见的心理反应 化疗初期通常疗效较好，但经过一段时间后，药物的直接影响和药物不良反应的共同作用会导致患者出现一系列严重的情绪反应，表现为悲观、紧张、疑虑、恐惧、抑郁等。每次化疗前的担忧、恐惧等也会促使心理问题越发严重。

（三）癌症晚期的心理反应

随着病情恶化，患者的症状会更加严重，器官组织的生理功能严重衰竭，加之治疗的副作用，患者的心理反应通常会更加复杂、强烈。晚期癌症患者的心理反应可归纳为3个阶段，即否认期、恐惧期和接受期。

1. 否认期 晚期癌症患者无法接受即将死亡的事实，希望得到对其病情危重的否定性结论，受强烈求生欲望支配，忌讳别人谈及与疾病有关的任何事情，且常回避与死亡有关的问题。

2. 恐惧期 当患者得知病情已失去挽救的希望而面临死亡时，会表现为恐惧、怨恨，甚至暴怒，害怕他人离开自己，担心自己会突然死亡。部分患者在孤独、绝望、焦虑情绪的影响下可能出现自杀意念。

3. 接受期 患者对死亡失去恐惧，心理渐趋平衡，表现为平静、表情淡漠、沉默不语、闭目少动。对即将来临的死亡做好心理准备。

第2节 肿瘤相关心身疾病

一、乳腺癌

【概述】 乳腺癌是女性最常见的恶性肿瘤之一。国际癌症研究机构（International Agency for Research on Cancer，IARC）发布的《GLOBOCAN 2020》显示，全球乳腺癌新发病例为226万例，首次超过肺癌，成为全球发病率最高的癌症。在我国，乳腺癌发病率占女性恶性肿瘤的15%～20%，发病高峰年龄为45～55岁。乳腺癌是典型的心身疾病，心理社会因素通过神经内分泌、免疫和行为途径与生物学机制交互作用。临床实践中需贯彻"生物-心理-社会"模式，在手术、放化疗的基础上，强化心理干预与生活方式管理，以实现精准治疗与整体康复。

【心身因素的作用】

1. 神经内分泌机制 长期心理应激和压力可激活HPA轴，导致皮质醇水平升高，抑制免疫监视功能，并促进雌激素合成，刺激乳腺细胞增殖。压力相关的去甲肾上腺素可通过β-AR/cAMP/FAK信号通路促进肿瘤侵袭（如促进MMP-9分泌）。

2. 免疫抑制效应 慢性应激诱导Th1/Th2平衡向Th2偏移，减少抗肿瘤免疫应答（如IL-2分泌减少）。心理创伤（如丧亲）与NK细胞活性降低相关，削弱机体对肿瘤细胞的清除能力。

3. 行为与生活方式 抑郁症患者更可能出现吸烟、酗酒、缺乏运动等行为，直接增加患癌风险。此外，情绪性进食可导致肥胖，通过芳香化酶途径提高雌激素水平。

【临床表现】

1. 早期症状 无痛性乳腺肿块，多位于外上象限，边界不清，活动度差；乳头溢液，呈血性或浆液性；乳头回缩或皮肤"酒窝征"。

2. 进展期症状 乳房皮肤呈橘皮样改变（淋巴管阻塞）、卫星结节。腋窝或锁骨上淋巴结肿大，质地坚硬，可融合。

3. 转移症状 乳腺癌可转移至肺、骨、肝等器官，出现相应症状。

4. 心身相关症状 患者可能因长期情绪压抑而忽视早期的无痛性肿块，延迟就医。焦虑抑郁患者常主诉疼痛阈值降低，对治疗相关不适（如术后疼痛、化疗反应）的耐受程度显著下降。此外，合并抑郁情绪的患者易出现疲劳综合征，其机制与IL-6等炎症因子水平升高相关。长期应激可通过HPA轴导致潮热、盗汗，与更年期综合征症状重叠，加剧心理困扰。

5. 形体焦虑 术后乳房缺失或化疗脱发导致自我形象紊乱，引发抑郁、社交回避（约45%的乳腺癌术后患者存在体象障碍）。

6. 存在性焦虑 对乳腺癌复发的恐惧与对生命意义的质疑（如"为什么是我？"），更常见于年轻患者。

【诊断】

1. 影像学检查 ①乳腺X射线摄影（钼靶）：是40岁以上女性首选的筛查方法，可发现微钙化灶。②超声检查：鉴别囊性与实性肿块，适用于致密型乳腺。③MRI：可用于评估多灶性病变及术后复发。

2. 病理诊断 ①活检：细针穿刺或真空辅助活检确定病理类型（如浸润性导管癌、小叶癌）。②免疫组织化学染色：检测雌激素受体（estrogen receptor，ER）、孕激素受体（progesterone receptor，PR）、人表皮生长因子受体2（human epidermal growth factor receptor 2，HER2），指导靶向治疗（如曲妥珠单抗）。

3. 应激源筛查 使用生活事件量表（LES）评估近1年的重大负性事件（如离婚、失业）。

4. 量化心理状态 9项患者健康问卷（PHQ-9）、广泛性焦虑量表（GAD-7）评分≥10分为临床干预指征。自我感受负担量表（Self-Perceived Burden Scale，SPB）可用于评估患者对家庭/社会的负罪感（评分≥20分需要进行心理治疗）。采用NEO五因素人格量表（NEO Five-Factor Inventory，NEO-FFI）可识别高神经质、低外向性等癌症易感人格特质。

5. 生物–心理–社会整合诊断 结合HPA轴功能检测（如唾液皮质醇昼夜节律），细胞因子谱（如IL-6、TNF-α）与心理量表结果，构建个体化心身风险图谱。

【治疗】

1. 手术治疗 ①保乳手术：适合早期、单发病灶，可保留乳房外形。②改良根治术：适用于中晚期乳腺癌患者，需清扫腋窝淋巴结。

2. 辅助治疗 ①化疗：常用方案包括AC-T方案（阿霉素＋环磷酰胺＋紫杉醇）等。②放疗：可降低局部复发风险，尤其是保乳手术后。③内分泌治疗：ER/PR阳性患者可使用他莫昔芬或芳香化酶抑制剂。④靶向治疗：HER2阳性患者可联用曲妥珠单抗。

3. 认知行为疗法（CBT） 主要针对乳腺癌患者的"癌症＝死亡"等灾难化思维进行认知重构，降低其焦虑水平。此外，通过改变患者对自己、对他人或对事物的看法与态度来改善其心理问题，加强患者的心理适应能力，减轻焦虑、抑郁等精神症状，敦促其及时表达和宣泄负性情绪，并改善患者与家属的心理沟通和感情交流。

4. 正念减压疗法 正念强调有意识地、不带评判地觉察当下。正念减压疗法适用于所有类型和分期的癌症患者。正念减压疗法能明显改善患者的睡眠状况及负性情绪，在一定程度上减轻心理痛苦，提高生存质量。每天30 min的正念冥想可显著降低皮质醇水平，改善免疫功能（如$CD4^+$ T细胞活性提升25%）。

5. 癌症管理和生存意义（managing cancer and living meaningfully，CALM） CALM是专门为癌症患者设计的方法，特别是作为晚期癌症患者的短程心理治疗方法。CALM干预由4个主要部分组成：①促进患者与医护人员之间的沟通与合作，通过控制和缓解症状达到对癌症患者的最佳照顾。②协助患者自我调整，改善与配偶及其他家属等的互动关系。③协助患者察觉人生意义、目的和期望。④陪伴患者面对未来、希望及死亡的相关议题，预立医嘱。CALM干预适用于预期寿命超过6个月的患者，完整的CALM治疗疗程包括4～6次45～60 min的心理治疗，约持续6个月，前3次治疗通常在1个月内完成[21]。

一项随机对照试验证实了CALM干预在改善乳腺癌患者认知功能障碍、改善生活质量、缓解心理压力方面的有效性[22]。一项Ⅲ期随机对照临床研究表明，与常规治疗组相比，CALM干预组患者的严重抑郁症状更少，在心理健康等方面也展示出更优的结果。

6. 团体心理治疗 研究表明，通过"表达性写作"或"艺术治疗"促进情绪宣泄，可将晚期乳腺癌患者的中位生存期延长2.3个月。

7. 社会支持优化 ①家庭治疗：指导家属减少过度保护行为，帮助患者重建社会角色（如恢复工作）。②同伴支持小组：通过"乳腺癌幸存者导师计划"增强患者的自我效能感（自我效能评分提升35%）。

8. 运动治疗 每周150 min的有氧运动＋力量训练可使乳腺癌复发风险降低30%，其机制与降低IL-6水平相关。

9. 中医疗法 以中医因人、因时、因地的理论为指导，运用开导式、情胜式、静式、转移式等方法实施情志护理，使不良情绪转为稳定或积极的情绪。此外。一项荟萃分析显示，针灸可显著缓解癌痛，从而改善癌症患者的负性情绪，提高生活质量。

二、肺癌

【概述】 肺癌是全球发病率和死亡率最高的恶性肿瘤。其病理类型以非小细胞肺癌（约85%）和小细胞肺癌（约15%）为主，吸烟、空气污染、遗传等是肺癌的主要危险因素。肺癌的早期症状隐匿，确诊时约70%已处于晚期，5年生存率仅为19.7%。心身因素在肺癌的诊疗过程中具有显著影响，尤其是心理状态与疾病进展、治疗反应的强关联性。

【心身因素的作用】

1. 心理社会因素与肺癌发生 长期压力可导致支质醇水平升高，抑制NK细胞活性，促进肿瘤免疫逃逸。抑郁症患者IL-6、TNF-α等促炎性细胞因子水平升高，加速肿瘤血管生成。此外，独居或缺乏家庭支持的患者在确诊时分期更晚。

2. 心理状态对疾病进展的影响 焦虑合并*EGFR*突变的肺癌患者对靶向药物的耐药时间缩短3～6个月。积极应对疾病［创伤后成长（post-traumatic growth，PTG）］的患者，无进展生存期延长22%。

3. 心身交互机制 ①神经-内分泌-免疫轴：心理应激可通过交感神经兴奋促进儿茶酚胺释放，直接刺激肺癌细胞增殖。②肠道菌群失调：合并抑郁症的肺癌患者肠道菌群多样性降低，影响PD-1抑制剂的疗效。

【临床表现】

1. 呼吸系统症状 咳嗽、咯血、胸痛、呼吸困难。

2. 全身症状 体重下降、乏力、发热。

3. 焦虑与惊恐发作 70%的肺癌患者存在焦虑，表现为对疾病进展的过度担忧，失眠率达55%。40%的肺癌患者符合抑郁症的诊断标准，自杀风险较普通人群高2.3倍。此外，肺癌患者化疗脑的发生率达30%，表现为注意力下降、记忆力减退等认知功能障碍。

【诊断】

1. 影像学检查 低剂量计算机断层成像（low-dose computed tomography，LDCT）筛查可使肺癌死亡率降低20%。

2. 病理活检 经支气管镜或CT引导穿刺送检，其诊断准确率超过90%。

3. 心理评估 PHQ-9、GAD-7筛查的阳性率分别为38%和42%。肺癌患者创伤后应激障碍的发生率为12%，与确诊时的急性应激反应相关。

【治疗】

1. 躯体治疗 ①手术：早期非小细胞肺癌首选根治术。②放疗：立体定向放射治疗（stereotactic radiotherapy，SRT）可用于不适合手术的患者。③靶向/免疫治疗：EGFR-TKI可使携带突变的肺癌患者的中位总生存期延长至3年，PD-1抑制剂联合化疗可使肺癌患者的中位总生存期达17个月。

2. 心理治疗 ①CBT：可使肺癌患者的焦虑评分降低25%，并能改善睡眠质量。此外，CBT可减少患者对疼痛的灾难化思维，使镇痛药用量减少30%。②正念减压疗法：提高免疫功能（$CD4^+$ T细胞活性增加18%），使无进展生存期延长1.5个月。③社会支持干预：家庭治疗可使肺癌患者的社会功能评分提高40%，配偶抑郁症发生率下降22%。

3. 数字疗法 虚拟现实（virtual reality，VR）暴露疗法可降低肺癌患者穿刺活检时的焦虑水平。AI聊天机器人可提供24 h的心理支持，患者依从性达78%。

三、甲状腺癌

【概述】

甲状腺癌是内分泌系统最常见的恶性肿瘤，多见于女性（男女性比例约为1：3）。病理类型包括乳头状癌（80%～90%）、滤泡状癌、髓样癌和未分化癌。甲状腺癌早期多无症状，易通过体检发现，预后相对较好。甲状腺癌的防治需遵循生物-心理-社会医学模式，尤其关注心身交互作用。

【心身因素的作用】

1. 心理应激与免疫抑制 长期心理压力可通过HPA轴导致皮质醇水平升高，抑制Th1型免疫反应，促进肿瘤细胞免疫逃逸。慢性焦虑、抑郁状态可产生过量的自由基，破坏甲状腺细胞DNA，诱发基因突变（如*BRAF*、*RET/PTC*突变）。

2. 情绪的双向作用 ①促癌效应：长期抑郁可使血清IL-6水平升高，促进肿瘤血管生成；愤怒情绪与甲状腺未分化癌的侵袭性相关。②抑癌机制：积极情绪可通过上调NK细胞活性，抑制肿瘤转移。研究发现，心理干预可使甲状腺癌患者的5年无病生存率提高15%。

3. 社会支持的缓冲作用 遭受社会孤立的甲状腺癌患者的术后复发率升高37%，可能与依从性差、心理应对能力弱有关。家庭支持良好的甲状腺癌患者TSH抑制治疗的达标率可提高42%，焦虑评分降低28%。

【临床表现】

1. 躯体表现 甲状腺无痛性结节（直径＞1 cm时需警惕），颈部淋巴结肿大（乳头状癌常见），压迫症状（声音嘶哑、吞咽困难、呼吸困难），以及远处转移（滤泡状癌可发生肺转移，髓样癌可发生骨转移）

2. 心理障碍 ①焦虑症（发生率为35%～50%）：对疾病复发过度担忧，表现为“甲状腺癌幸存者综合征”；对治疗副作用（如放射性碘治疗导致的乏力）感到恐惧，可伴随心悸、出汗、失眠等躯体症状。②抑郁症（发生率为25%～40%）：核心症状是快感缺失、自我价值感下降，尤其影响青年女性的外观自信；产生认知损害，表现为注意力不集中、决策困难（化疗脑样表现）。

3. 躯体化症状 非特异性疼痛最多见，以及疲劳（甲状腺素替代治疗不足或心理性疲劳）和疑病倾向（反复要求进行不必要的影像学检查）。

【诊断】

1. 躯体诊断 首选超声检查，甲状腺影像报告和数据系统（thyroid imaging reporting and data system，TI-RADS）分级4级以上需穿刺。细针穿刺术（fine needle aspiration，FNA）的诊断准确率约为90%。此外，降钙素、甲状腺球蛋白（thyroglobulin，Tg）检测也可辅助诊断。

2. 心理评估 可采用HADS、GAD-7、PHQ-9、欧洲癌症研究与治疗组织核心15项生活质量问卷（European Organization for Research and Treatment of Cancer Quality of Life Questionnaire-C15，EORTC QLQ-C15）。

【治疗】

1. 躯体治疗 ①手术：甲状腺全切除术/次全切除术＋中央区淋巴结清扫术。②放射性碘治疗（^{131}I）：适用于远处转移、高危复发的甲状腺癌患者。③TSH抑制治疗：使用左甲状腺素维持TSH＜0.1 mU/L（高危患者）。

2. CBT 纠正“癌症＝死亡”的灾难化思维，制订复查计划，管理复发恐惧。对于术后颈部僵硬的患者，可结合放松训练与渐进式暴露疗法。

3. 团体心理干预 通过结构化团体进行疾病教育、情绪表达、正念训练，每周2 h，共12周。团体成员的社会支持满意度可提升55%。

4. 家庭治疗 调整家庭互动模式，进行沟通技巧训练，可以尝试家庭会议制度。

5. 生物反馈治疗 适用于治疗焦虑相关心悸、失眠。可进行心率变异性训练，从而降低甲状腺癌患者的交感神经活性。

6. 临终心理支持 尊严疗法可通过生命回顾提升患者的存在意义感；哀伤辅导有助于建立延续性联结（如数字遗产）。

四、食管癌

【概述】 食管癌的年新发病例约57万例，死亡约50万例。我国食管癌病例占全球的50%以上，北方发病率高于南方。病理类型以鳞状细胞癌（70%）和腺癌（20%）为主，与吸烟、饮酒、热食习惯、人乳头状瘤病毒（human papilloma virus，HPV）感染等密切相关。食管癌患者以吞咽困难为典型症状，确诊时多为中晚期，5年生存率为20%～40%。心理社会因素可显著影响患者的营养状况、治疗耐受性及生存期。食管癌的防治需特别关注心身交互作用，尤其是进食行为与心理状态的恶性循环。

【心身因素的作用】

1. 心理应激的致癌机制 慢性焦虑导致HPA轴异常激活，皮质醇水平持续升高，抑制Th1型免疫应答，促进肿瘤细胞增殖。此外，抑郁状态下超氧化物歧化酶（superoxide dismutase，SOD）活性下降40%，8-羟基脱氧鸟苷（8-hydroxy-2 deoxyguanosine，8-OHdG）水平升高2.8倍，可引发食管黏膜细胞DNA突变。

2. 情绪的双向调节 ①促癌效应：愤怒情绪与NF-κB通路激活相关，促进肿瘤侵袭；绝望感可使IL-8分泌增加3倍。②保护机制：乐观情绪可上调p53表达，增强细胞凋亡。

3. 社会经济因素的影响 ①负性关联：低社会经济地位者食管癌的发病率是高收入群体的

2.3 倍，这可能与医疗资源获取不足、心理韧性差有关。②保护因素：已婚状态可使食管癌术后 1 年死亡率降低 18%，受教育时间每增加 1 年生存时间延长 0.8 个月。

【临床表现】

1. 躯体表现 进行性吞咽困难（典型症状）、体重下降（6 个月内体重下降超过 10%）、胸骨后疼痛（晚期侵犯神经）和呕血 / 黑便（肿瘤破溃）。

2. 疾病相关心理创伤 ①创伤后应激障碍：闪回症状（如呛咳经历）、回避行为（拒绝进食）。②诊断冲击：确诊后 1 个月内食管癌患者的急性应激反应发生率达 67%。

3. 营养–心理恶性循环 食管癌患者可因吞咽恐惧而导致摄入减少，加重营养不良（30% 的患者存在严重营养不良）。此外，胃造瘘术后可出现体象焦虑，表现为社交回避行为（占造瘘患者的 45%）。

4. 认知功能损害 ①化疗相关认知障碍（chemotherapy-related cognitive impairment，CRCI）：注意力下降、执行功能受损。②决策困难：60% 的食管癌患者在手术方案选择时出现决策冲突。

5. 存在性心理危机 ①生命意义重构困难：食管癌患者可能出现存在性抑郁（如怀疑“进食”这一基本需求的价值）。②临终心理准备：晚期食管癌患者中 73% 存在死亡焦虑。

【诊断】

1. 躯体诊断 首选胃镜＋活检（金标准）。超声内镜检查（endoscopic ultrasonography，EUS）可评估浸润深度。胸腹部 CT/MRI 可用于排查转移。血清癌胚抗原（carcinoembryonic antigen，CEA）、鳞癌相关抗原（squamous cancinoma-associated antigen，SCC）等肿瘤标志物可辅助诊断。

2. 多维心理评估体系 ①情绪评估：可用 HADS（临界值≥ 8 分提示焦虑 / 抑郁）。②认知评估：可用蒙特利尔认知评估量表（Montreal Cognitive Assessment，MoCA）、欧洲癌症研究与治疗组织食管癌生活质量核心量表（European Organization for Research and Treatment of Cancer Quality of Life Questionnaire-OES18，EORTC QLQ-OES18）。

3. 临床访谈 ①进食行为改变：恐惧回避模式（如仅能摄入流食）。②家庭支持系统：照顾者负担评估。③疾病认知：对“进食障碍”的心理防御机制。

【治疗】

1. 躯体治疗 ①手术：食管次全切除术＋胃代食管术（占治疗的 40%）。②放化疗：同步放化疗（R0 切除率提升至 65%）。③靶向治疗：抗 HER2 单抗（适用于腺癌）。

2. CBT ①暴露疗法：渐进式进食训练（从糊状食物逐步过渡到固体食物）。②认知重构：纠正“进食＝痛苦”的条件反射；吞咽困难患者实施分级暴露＋正念饮食训练。

3. 家庭系统治疗 ①代际传递干预：打破家庭中“过度关注饮食”的互动模式。②照顾者培训：营养支持技巧与心理疏导能力培养。

4. 团体心理干预 通过结构化团体进行症状管理工作坊、哀伤辅导、希望疗法，每周 2 次，共 10 周。研究显示，团体成员的抑郁评分可降低 34%，体重维持率提高 29%。

5. 生物反馈治疗 适用于焦虑相关的食管痉挛，可进行食管压力监测引导的放松训练。

6. 临终心理支持 ①尊严疗法：通过书写生命故事提升心理舒适度。②预立医疗照护计划（advance care planning，ACP）：帮助患者明确临终意愿。

五、乳腺纤维腺瘤

【概述】乳腺纤维腺瘤是女性最常见的乳腺良性肿瘤，占所有乳腺疾病的 25%～30%，多见于 15～35 岁的青年女性。病因与雌激素受体敏感性升高相关，约 7% 的患者存在家族聚集性。肿瘤多为单发，呈圆形或卵圆形，边界清晰，活动度好，恶变率低于 1%。心理因素可显著影响患者的就诊行为、治疗选择及生活质量。乳腺纤维腺瘤的管理需重视心身交互作用，尤其是青年女性的心理需求。

【心身因素的作用】

1. 心理应激的内分泌调节机制 慢性压力可导致 HPA 轴失衡，皮质醇水平升高，并通过以下途径促进纤维瘤形成：①上调 α 雌激素受体的表达；②增强胰岛素样生长因子 -1（insulin-like growth factor，IGF-1）的活性，刺激乳腺上皮细胞增殖。

2. 情绪的双向影响 ①促发效应：抑郁状态

可使5-羟色胺水平降低，并通过旁分泌机制促进成纤维细胞增殖；焦虑相关的儿茶酚胺水平升高可增强雌激素合成关键酶（CYP19A1）的活性。②保护机制：积极情绪可通过下调TGF-β1表达，从而抑制纤维组织增生。

3. 社会心理因素的协同作用 ①负性关联：单身女性乳腺纤维腺瘤的发病率比已婚者高1.4倍，这可能与社会支持不足导致的下丘脑-垂体-卵巢轴（HPO轴）紊乱有关。②文化影响：对乳腺认知度低的患者常延误就诊（平均延误时间为3.2个月）。③保护因素：体育锻炼可通过改善情绪，调节HPA轴，使纤维瘤体积缩小19%（每周≥3次有氧运动）。

【临床表现】

1. 躯体表现 无痛性乳房肿块（占90%），质韧，活动度佳；月经周期相关胀痛（约30%的患者出现）；偶见乳头溢液（浆液性或血性，占5%）。

2. 疾病认知偏差 ①过度警觉：对乳房变化的灾难化解读（如将纤维腺瘤误认为乳腺癌）。②认知失调：对“良性肿瘤”标签的矛盾心理（如既感庆幸又担心恶变）。

3. 体象障碍 乳房形态改变导致自信心下降（25岁以下患者体象满意度降低41%）；瘢痕焦虑（占手术患者的34%）。

4. 情绪反应 ①焦虑：对肿块生长的持续性担忧（87%的患者存在焦虑情绪）。②抑郁：乳房功能受损引发的自我价值感下降（如哺乳担忧）。

5. 决策冲突 主要是针对观察随访与手术的选择困境，73%的患者存在决策延迟，以及权衡美容需求与治疗风险（如微创旋切术的瘢痕顾虑）。

【诊断】

1. 躯体诊断 ①乳腺超声（首选）：显示边界清晰的低回声结节，血流信号少。②乳腺X射线摄影：适用于35岁以上女性，表现为圆形高密度影。③细针穿刺活检：准确率为95%，用于排除恶性可能。

2. 标准化心理评估工具 ①健康焦虑量表（Health Anxiety Scale，HAS）：筛查过度担忧行为。②身体意象调查问卷（Body Shape Questionnaire，BSQ）：评估乳房相关体象困扰。③决策冲突量表（Decision Conflict Scale，DCS）：量化治疗选择时的心理冲突。

3. 临床访谈 应重点关注以下方面：①疾病认知模式：是否存在“癌症恐怖症”倾向。②社会支持网络：家庭成员对乳房健康的态度。③应对策略：如是否采用情感聚焦应对。

【治疗】

1. 躯体治疗 ①观察随访：直径＜2 cm且无症状者，每6个月复查超声。②手术切除：传统开放手术或真空辅助微创旋切术。③药物干预：他莫昔芬（适用于肿瘤快速生长者）。

2. CBT ①认知重构：纠正“纤维腺瘤＝乳腺癌”的错误关联。②行为激活：制订规律的乳房自查计划（减少过度检查行为）。对出现焦虑情绪的乳腺纤维腺瘤患者实施“逐级暴露＋反应预防”治疗。

3. 心理教育干预 ①多媒体健康教育：通过三维动画展示纤维腺瘤的病理机制。②决策辅助工具：风险-获益可视化模型（如决策平衡单）。

4. 体象干预 ①心理“化妆术”：指导术后瘢痕遮瑕技巧。②身体意象疗法：通过艺术治疗重塑身体认知。

5. 家庭治疗 ①代际沟通：纠正家庭中过度关注乳房健康的病态互动。②伴侣支持训练：改善亲密关系中的身体接纳度。

6. 生物反馈治疗 适用于缓解焦虑相关的乳房胀痛，通过肌电反馈训练缓解胸大肌紧张。

六、子宫肌瘤

【概述】 子宫肌瘤是女性生殖系统最常见的良性肿瘤，由子宫平滑肌细胞增生形成，常见于30～50岁的女性，发病率为20%～50%。其确切病因尚不明确，但与雌激素、孕激素水平密切相关，遗传、肥胖、月经初潮早等因素也可能增加风险。子宫肌瘤可单发或多发，体积差异较大，可能引起月经异常、盆腔压迫感等症状，严重时影响生育功能。子宫肌瘤的发生与发展不仅受激素调控，还与心理社会因素密切相关，形成“生物-心理-社会”交互作用的复杂机制。

【心身因素的作用】

1. 神经内分泌系统紊乱 心理压力（如长期焦虑、抑郁）可激活HPA轴，导致皮质醇水平升高。皮质醇可通过以下途径促进子宫肌瘤生长：①增强雌激素敏感性：抑制肝对雌激素的代谢，延长其生物活性时间。②促进细胞增殖：直接刺激子宫肌瘤细胞的 DNA 合成和有丝分裂。③干扰孕激素作用：削弱孕激素对肌瘤的抑制效应，破坏激素平衡。

2. 免疫系统失衡 心理应激可抑制免疫功能，表现为 NK 细胞活性下降，降低对异常增殖细胞的清除能力；促炎性细胞因子（如 IL-6、TNF-α）分泌增加，促进肌瘤血管生成和细胞外基质沉积；Th1/Th2 免疫应答失衡，偏向 Th2 型反应，抑制细胞免疫，促进肌瘤细胞存活。

3. 行为模式与社会支持 ①不良生活习惯：压力驱动的吸烟、酗酒、暴饮暴食等行为可通过氧化应激和肥胖间接促进肌瘤发展。②社会支持缺乏：低社会支持群体的肌瘤相关症状更严重，可能与心理应对能力不足有关。③情绪压抑：情绪表达受限（如“癌症性格”）与肌瘤生长速度呈正相关，可能通过神经递质（如 5- 羟色胺）介导。

4. 双向交互作用 子宫肌瘤本身引发的躯体症状（如疼痛、贫血）会进一步加重焦虑和抑郁，形成“症状-心理-症状”的恶性循环。例如，月经异常导致的生活质量下降可能诱发抑郁，进而通过 HPA 轴加剧激素紊乱，促进肌瘤进展。

【临床表现】

1. 躯体表现 ①月经异常：月经量增多、经期延长、阴道不规则出血。②盆腔压迫感：尿频、便秘、下腹坠胀。③疼痛：肌瘤扭转或红色变性时可出现急性腹痛。④生育影响：不孕或反复流产。

2. 情绪障碍 ①焦虑：对疾病进展、手术风险及生育能力的担忧。②抑郁：长期躯体症状导致的无助感，约 25% 的子宫肌瘤患者符合抑郁症的诊断标准。③躯体化症状：子宫肌瘤患者的心理困扰可转化为非特异性疼痛或疲劳。

3. 认知功能下降 慢性疼痛和贫血可能导致注意力不集中、记忆力减退。

4. 社会功能受损 ①工作能力下降：因经期不适或治疗而频繁请假。②人际关系紧张：患者可能因性活动疼痛或生育问题而影响亲密关系。③自我认同危机：患者可能将子宫肌瘤与“女性特质”关联，进而产生自卑或羞耻感。

【诊断】

1. 躯体诊断 ①影像学检查：超声（首选）、MRI（评估肌瘤位置和数目）。②实验室检测：血常规（判断贫血），激素（雌激素、孕激素）水平。③宫腔镜 / 腹腔镜：用于鉴别诊断或手术评估。

2. 标准化心理量表评估 ①焦虑 / 抑郁量表：GAD-7、PHQ-9。②生活质量量表：健康调查简表（Short-Form 36 Health Survey，SF-36）、子宫肌瘤症状和生活质量问卷（Uterine Fibroids Symptom and Quality of Life Questionnaire，UFS-QOL）。③压力评估：知觉压力量表（Perceived Stress Scale，PSS）。

3. 临床访谈 了解患者对疾病的认知、应对方式及社会支持；识别潜在的心理创伤（如童年逆境与成年期疾病的关联）。

4. 多学科协作 心理科与妇科联合会诊，排除其他精神疾病（如躯体形式障碍）。

【治疗】

1. 躯体治疗 ①观察随访：无症状的小肌瘤可定期复查。②药物治疗：促性腺激素释放激素拮抗剂（gonadotropin-releasing hormone antagonist，GnRH-a）（抑制激素）、止血药、铁剂（纠正贫血）。③手术治疗：肌瘤剔除术、子宫切除术（适用于严重症状或无生育需求者）。④介入治疗：子宫动脉栓塞术（uterine artery embolization，UAE）。

2. CBT 纠正“肌瘤＝癌症”的灾难化思维；学习压力管理技巧（如正念冥想、深呼吸训练）；针对抑郁患者，改善负性认知循环。

3. 情绪支持干预 ①团体心理治疗：与其他患者分享经验，减少孤独感。②个体心理咨询：处理创伤记忆或家庭冲突。③艺术治疗：通过绘画、音乐表达情绪，缓解躯体化症状。

4. 社会支持增强 ①家庭治疗：教育家属理解患者的躯体和心理痛苦。②社区资源链接：推荐患者加入子宫肌瘤互助小组。

5. 生物反馈治疗 通过盆底肌训练缓解盆腔疼痛；通过心率变异性反馈改善自主神经功能。

6. 综合干预策略 ①术前心理准备：减轻手术焦虑，提高术后恢复依从性。②术后心理康复：针对子宫切除患者的性心理适应问题进行指导。③长期随访：包括激素水平监测和心理评估，预防复发。

七、甲状腺腺瘤

【概述】 甲状腺腺瘤是甲状腺最常见的良性

肿瘤，占甲状腺结节的60%～70%，女性多见［男女性比例为1：（3～6）］，高发年龄为20～40岁。其病因尚未完全明确，可能与碘摄入异常（高碘或低碘）、遗传易感性、电离辐射暴露及促甲状腺激素（TSH）长期刺激有关。腺瘤多为单发，包膜完整，生长缓慢，少数可合并甲状腺功能亢进症（毒性腺瘤）。多数患者无症状，但若瘤体较大可能压迫周围组织。甲状腺腺瘤的恶变风险较小（5%～10%），治疗以手术切除为主，预后良好。

【心身因素的作用】

1. 神经内分泌系统的双向调节 长期心理应激（如工作压力、人际关系冲突）可导致HPA轴过度激活，皮质醇水平升高。皮质醇可通过以下途径促进腺瘤形成：①抑制甲状腺过氧化物酶（thyroid peroxidase，TPO）活性，干扰甲状腺激素合成。②增强TSH受体敏感性，刺激滤泡细胞异常增殖。③抑制凋亡基因表达，延长腺瘤细胞存活时间。④情绪与自主神经功能紊乱：焦虑、抑郁等情绪障碍可通过交感神经兴奋增加甲状腺血流，促进腺瘤生长。

2. 免疫系统的失衡 ①免疫监视功能下降：慢性压力可导致$CD8^+$ T细胞活性降低，NK细胞对异常增殖细胞的识别能力减弱。②激活自身免疫反应：部分甲状腺腺瘤患者存在抗甲状腺球蛋白抗体（thyroglobulin antibody，TgAb）或抗甲状腺过氧化物酶抗体（thyroid peroxidase autoantibody，TPOAb）水平升高，提示自身免疫机制参与发病。③细胞因子网络紊乱：IL-6、TNF-α等促炎性细胞因子分泌增加，促进血管生成和肿瘤微环境形成。

3. 行为模式与社会支持 ①生活方式影响：压力相关的吸烟、饮酒、睡眠不足等行为可通过氧化应激损伤甲状腺细胞DNA。②社会支持缺乏：低社会支持群体的甲状腺腺瘤检出率更高。③情绪压抑：情绪表达受限（如过度隐忍、回避冲突）与甲状腺腺瘤体积增长呈正相关，可能通过5-羟色胺等神经递质介导。

4. 疾病–心理的恶性循环 甲状腺腺瘤引发的甲状腺功能异常会进一步加剧心理症状。出现甲状腺功能亢进症时，过量甲状腺激素可导致交感神经兴奋，表现为焦虑、易怒、失眠；出现甲状腺功能减退症时，甲状腺激素不足会引发抑郁、疲劳、认知功能下降。此外，容貌改变（颈部肿块）可能导致自卑、社交回避，加重心理负担。

【临床表现】

1. 躯体表现 ①颈部肿块：可随吞咽移动的无痛性结节，直径多为1～5 cm。②压迫症状：呼吸困难、吞咽困难、声音嘶哑（瘤体较大时）。③甲状腺功能异常的症状：部分患者可伴有心悸、手颤、体重下降（甲状腺功能亢进症），或乏力、畏寒、水肿（甲状腺功能减退症）。

2. 情绪障碍 ①焦虑：对肿块性质（是否为恶性）的担忧，约35%患者存在显著焦虑。②抑郁：长期甲状腺功能异常或治疗副作用（如术后甲状腺功能减退症）可引发情绪低落。③躯体化症状：将心理困扰转化为非特异性症状（如头痛、心悸）。

3. 认知功能受损 慢性甲状腺功能减退可导致注意力不集中、记忆力减退；甲状腺功能亢进症患者可能因代谢亢进而出现思维奔逸或易激惹。

4. 社会功能下降 ①职业影响：甲状腺功能亢进症患者可能因手颤、疲劳而影响精细操作能力。②人际关系紧张：情绪波动或容貌改变会导致社交退缩。③自我认同危机：患者可能将甲状腺腺瘤与“健康能力”关联，产生自我否定。

【诊断】

1. 躯体诊断 ①影像学检查：首选超声，可显示结节大小、边界、血流情况；核素扫描可用于鉴别“热结节”（多为良性）与“冷结节”（需警惕恶性）；CT/MRI用于评估较大腺瘤与周围组织的关系。②实验室检查：甲状腺功能（FT3、FT4、TSH）；甲状腺自身抗体（TgAb、TPOAb）；降钙素（筛查髓样癌）。③细针穿刺活检：可明确病理性质。

2. 标准化心理量表评估 ①焦虑/抑郁量表：GAD-7、PHQ-9。②生活质量量表：SF-36、甲状腺功能减退症生活质量量表（Quality of Life in Hypothyroidism Scale，QoL-HYP）和甲状腺功能亢进症生活质量量表（Quality of Life in Hyperthyroidism Scale，QoL-HYPER）。③压力评估：PSS。

3. 临床访谈 了解患者对疾病的认知（如有无“甲状腺结节＝癌症”的误解），评估应对方式（如回避型应对与疾病进展的关系），识别创伤史

（如童年期辐射暴露）。

【治疗】

1. 躯体治疗　①观察随访：无症状的小腺瘤（＜1 cm）可定期复查超声和甲状腺功能。②药物治疗：合并甲状腺功能亢进症者可使用甲巯咪唑、β 受体阻滞剂；合并甲状腺功能减退症者可进行左甲状腺素钠替代治疗。③手术治疗：甲状腺腺叶切除术（适用于较大腺瘤或疑似恶性者）。④放射性碘治疗：用于治疗毒性腺瘤引发的甲状腺功能亢进症。

2. CBT　纠正“甲状腺结节＝甲状腺癌”的灾难化思维；教授患者放松技巧（如渐进式肌肉放松、正念冥想）；针对甲状腺功能亢进症患者的易激惹症状进行情绪调节训练。

3. 情绪支持干预　①团体心理治疗：通过与其他甲状腺疾病患者分享经验，减少患者的病耻感。②艺术治疗：通过绘画、音乐来表达对疾病的恐惧和焦虑。③家庭治疗：改善因情绪波动导致的家庭冲突。

4. 社会支持增强　提供疾病相关教育，帮助患者理解治疗方案；链接社区资源（如甲状腺健康协会）；对术后患者进行容貌恢复指导（如瘢痕美容处理）。

5. 生物反馈治疗　通过肌电反馈缓解焦虑相关的肌肉紧张；通过心率变异性训练改善自主神经功能。

6. 综合干预策略　①术前心理准备：减轻手术恐惧，提高术后恢复依从性。②术后心理康复：针对甲状腺功能减退症患者的疲劳和抑郁进行认知干预。③长期随访：包括甲状腺功能监测和心理评估，预防复发。

案例分析

案例 1

患者为老年女性，被诊断为乳腺癌后不能接受患病事实，经多次复查均被诊断为乳腺癌，并建议尽快手术切除。自确诊后，患者逐渐出现味觉减退、睡眠障碍，身体状况越来越差，对生活失去兴趣，不愿与人沟通，并出现轻生的想法，想要结束自己的生命，家属多次劝说均无效。患者于精神心理科就诊后被诊断为抑郁症。

☞ 专家解答

患者经多家医院检查，确诊为乳腺癌。结合病情信息，当前临床确诊依据充足。处理建议：①心理干预：由精神心理科医生制订系统抗抑郁治疗方案，可采用 CBT，帮助患者正确认识疾病，消除灾难化思维，配合药物缓解抑郁症状。②开展家庭治疗，引导家属给予患者更多情感支持与陪伴。③医疗协作：多学科团队会诊，全面评估手术可行性与风险，结合患者身体状况和心理状态，制订安全、合适的乳腺癌治疗方案。

经有效控制患者的抑郁症状并改善情绪和生活质量后，患者配合后续乳腺癌治疗，这对于提高整体生存率和生活质量较为有利。需警惕患者的自杀风险，全程做好防护与心理支持。

案例 2

患者男，50 岁，日常吸烟量大。患者于 3 个月前出现剧烈咳嗽，经检查被确诊为早期肺癌。医生和家属采取“保护性医疗措施”，对患者隐瞒了病情。此后，患者及家属拒绝了所有社交活动，整个家庭变成了一个相对封闭的空间。

进行家庭治疗后，心理咨询师建议家属逐步向患者透露病情，并共同努力应对疾病。此外，患者对于死亡具有严重的恐惧心理，心理咨询师与患者就死亡进行了多次单独讨论。经过咨询，整个家庭恢复了既往的轻松气氛，并获得了共同对抗疾病的勇气。

☞ 专家解答

患者早期肺癌的诊断依据充分。处理建议：①坦诚沟通：家庭成员应与患者保持信息透明，避免因隐瞒病情而引发猜忌和过度担忧。让患者能积极参与治疗决策。②心理干预：借助 CBT 帮助患者重塑对肺癌的认知，减少对死亡的恐惧；开展家庭治疗，引导家属相互理解支持，缓解彼此的自责心理。③生活管理：劝诫患者戒烟，并制订健康的生活计划，增强身体抵抗力。早期肺癌经过及时、规范的治疗，配合良好的心理状态和家庭支持，临床治愈率较高，患者有望获得长期生存，且家庭氛围的改善对患者康复及生活质量的提升也极为有利。

案例 3

患者男，46 岁，确诊为肺鳞癌，诊断明确后患者的情绪变化明显，由活跃健谈变为沉默寡言。患者先后在肿瘤科进行 5 次化疗，前 2 个化疗周期结束后效果较好，患者症状减轻，病情明显好转，心境逐渐好转。第 4 个化疗周期以后，患者病情逐渐恶化，症状明显加重，呼吸困难明显，生活质量很差，患者心境又日渐低靡。由于家庭经济条件较差，患者多次表示不愿继续治疗，并反复询问医生是否有更好的治疗方法，医生以实情告知；后患者拒绝治疗并要求安乐死，被拒绝；数日后，患者在家属离开后跳楼自杀，经抢救无效死亡。

☞ 专家解答

针对该患者的处理建议包括：①经济支持：协助患者申请医疗救助，缓解家庭经济压力，减轻患者的心理负担。②心理干预：在治疗过程中，借助支持性心理治疗，增强患者的治疗信心；通过 CBT 改善患者对疾病和死亡的认知，引导其树立正确观念。③多方关怀：医护、亲友共同给予患者情感支持，时刻关注患者情绪变化。

若在治疗全程辅以有效的心理干预与经济援助，患者有可能积极配合治疗，从而改善病情，提高生活质量，延长生存周期。反之，消极的心理状态不仅会加速病情恶化，还会导致患者出现极端行为，预后较差。

（陈默　罗毅　田珊珊　撰写　李鹏　审校）

参考文献

[1] 侯振江，李卫东. 关注甲状腺癌危险因素防癌治癌提高全民健康水平[J]. 医学综述，2020，26（23）：4577-4581＋4587.

[2] Zeng Y，Hu C H，Li Y Z，et al. Association between pretreatment emotional distress and immune checkpoint inhibitor response in non-small-cell lung cancer[J]. Nat Med，2024，30（6）：1680-1688.

[3] Cheng Y，Gao X H，Li X J，et al. Depression promotes prostate cancer invasion and metastasis via a sympathetic-cAMP-FAK signaling pathway[J]. Oncogene，2018，37（22）：2953-2966.

[4] 金玲燕. 不良心理应激通过 EGFR 及其下游信号通路影响人卵巢癌荷瘤裸鼠肿瘤发生、发展的实验研究[D]. 南昌：南昌大学，2015.

[5] Baltrusch H J，Stangel W，Waltz M E. Cancer from the biobehavioral perspective：the type C pattern[J]. Act Nerv Super（Praha），1988，30（1）：18-21.

[6] Cardenal V，Ortiz-Tallo M，Martin Frias I，et al. Life stressors，emotional avoidance and breast cancer[J]. Span J Psychol，2008，11（2）：522-530.

[7] Denver P，Donnelly M，Murray L J，et al. Psychosocial factors and their association with reflux oesophagitis，Barrett's oesophagus and oesophageal adenocarcinoma[J]. World J Gastroenterol，2013，19（11）：1770-1777.

[8] 童贵显，安徽农村居民消化道恶性肿瘤影响因素研究[D]. 合肥：安徽医科大学，2015.

[9] 郭贡年，黄渭越，叶召，等. 心理应激与癌的相关研究应用逐步回归与 logistic 回归模型探讨肿瘤病因[J]. 实用肿瘤学杂志，1990，（4）：13-16.

[10] Kukulj S，Aukst Margetic B，Jakovljevic M，et al. Temperament and character and quality of life in lung cancer patients[J]. Tumori，2013，99（6）：708-714.

[11] Romero L M，Raley-Susman K M，Redish D M，et al. Possible mechanism by which stress accelerates growth of virally derived tumors[J]. Proc Natl Acad Sci U S A，1992，89（22）：11084-11087.

[12] Lionakis M S，Kontoyiannis D P. Glucocorticoids and invasive fungal infections[J]. Lancet，2003，362（9398）：1828-1838.

[13] Dandona P，Aljada A，Ghanim H，et al. Acute suppressive effect of hydrocortisone on p47 subunit of nicotinamide adenine dinucleotide phosphate oxidase[J]. Metabolism，2001，50（5）：548-552.

[14] Shimoyama M，Shimmura S，Tsubota K，et al. Suppression of nuclear factor kappa B and CD18-mediated leukocyte adhesion to the corneal endothelium by dexamethasone[J]. Invest Ophthalmol Vis Sci，1997，38（11）：2427-2431.

[15] Delogu G，Moretti S，Antonucci A，et al. Apoptosis and surgical trauma：dysregulated expression of death and survival factors on peripheral lymphocytes[J]. Arch Surg，2000，135（10）：1141-1147.

[16] Kono K，Takahashi A，Iizuka H，et al. Effect of oesophagectomy on monocyte-induced apoptosis of peripheral blood T lymphocytes[J]. Br J Surg，2001，88（8）：1110-1116.

[17] Gan X，Zhang L，Solomon G F，et al. Mechanism of norepinephrine-mediated inhibition of human NK cytotoxic functions：inhibition of cytokine secretion，target binding，and programming for cytotoxicity[J].

Brain Behav Immun，2002，16（3）：227-246.

［18］Kawamura K，Bahar R，Natsume W，et al. Secretion of interleukin-10 from murine colon carcinoma cells suppresses systemic antitumor immunity and impairs protective immunity induced against the tumors［J］. Cancer Gene Ther，2002，9（1）：109-115.

［19］王济，顾立刚，彭桂英，等. 束缚应激对 S180 荷瘤小鼠 Th1/Th2 型细胞因子及肿瘤生长的影响［J］. 细胞与分子免疫学杂志，2003，（6）：525-527.

［20］黄昆，许勤，蒋明，等. 乳腺癌术后化疗患者心理弹性与焦虑抑郁的相关性研究［J］. 护理学杂志，2013，28（2）：89-91.

［21］Antoni M H，Lehman J M，Kilbourn K M，et al. Cognitive-behavioral stress management intervention decreases the prevalence of depression and enhances benefit finding among women under treatment for early-stage breast cancer［J］. Health Psychol，2001，20（1）：20-32.

［22］Van der Spek N，Vos J，van Uden-Kraan C F，et al. Efficacy of meaning-centered group psychotherapy for cancer survivors：a randomized controlled trial［J］. Psychol Med，2017，47（11）：1990-2001.

第十四章 慢性疼痛

慢性疼痛与心身医学有着紧密的联系。从慢性疼痛发生的角度看，心理因素（尤其是情绪状态、认知方式和行为模式）会显著影响患者对慢性疼痛的感知及应对。从慢性疼痛发展的角度看，慢性疼痛可增加心理症状的发生风险，导致不良预后。慢性疼痛患者由于长期受疼痛折磨，容易出现焦虑、抑郁、压力等心理问题，这些心理问题可进一步通过神经内分泌系统、免疫系统和自主神经系统等影响身体的生理功能，增加心理疾病的发生风险。从慢性疼痛治疗的角度看，治疗慢性疼痛需要综合考虑患者的躯体症状、心理症状和社会因素，除了传统的药物治疗和物理治疗外，心理治疗、行为治疗、康复训练等心身治疗方法在慢性疼痛的治疗中也具有重要作用。

【概述】 慢性疼痛通常被定义为持续或复发超过 3 个月的疼痛。国际疾病分类（ICD-11）将慢性疼痛分为 7 类。

（1）慢性原发性疼痛：是指发生在身体的单个或多个部位的慢性疼痛，其特征是显著的情感异常（焦虑、愤怒、沮丧或抑郁情绪）或功能障碍（影响日常活动、社会活动参与减少）。

（2）慢性癌症相关性疼痛（chronic cancer related pain，CCRP）：是指由原发性癌症本身、肿瘤转移或癌症治疗引起的疼痛。

（3）慢性术后或创伤后疼痛（chronic post surgical or post traumatic pain，CPTP）：是指在组织损伤后发生或加剧的疼痛，并且在愈合后持续存在（即手术组织创伤后持续存在至少 3 个月）。疼痛部位位于创伤区域，并投射到位于该区神经的支配区域。

（4）慢性继发性肌肉骨骼疼痛（chronic secondary musculoskeletal pain，CSMSP）：是由骨骼、关节、肌肉、脊柱、肌腱或相关软组织引起的慢性疼痛，具有局部和全身性病因，与躯体深部病变有关。

（5）慢性继发性内脏痛（chronic secondary visceral pain，CSVP）：是指源于头颈部，以及胸部、腹部和盆腔区域的内脏器官疼痛，具有持续性或反复发作性。

（6）慢性神经病理性疼痛（chronic neuropathic pain，CNP）：是指由躯体感觉神经系统病变或疾病引起的慢性疼痛。疼痛可为自发性或诱发性。CNP 表现为对疼痛刺激的反应增强，或对无痛刺激产生痛觉反应。CNP 患者有神经系统损伤性疾病病史，且疼痛具有神经解剖学合理的分布。

（7）慢性继发性头痛或颌面痛：具有潜在原因且发生于至少 3 个月中≥ 50% 的时间中，每天疼痛的持续时间至少为 4 h（未治疗）或每天发生数次较短的发作。

【心身因素的作用】

1. 情绪因素 焦虑和抑郁是慢性疼痛患者最常见的情绪问题。

（1）焦虑：焦虑可能使慢性疼痛患者对疼痛更加敏感，过度关注疼痛信号。研究表明，慢性疼痛患者的焦虑情绪与疼痛强度和疼痛敏感性呈正相关，焦虑情绪的严重程度是抑郁症共病慢性疼痛患者疼痛强度和疼痛敏感性的影响因素[1]。大脑中特定神经环路及神经元在疼痛与焦虑相互转化中具有关键作用，提示焦虑可能通过这些神经机制使患者对疼痛更加敏感[2]。此外，焦虑可能改变大脑对疼痛信号的处理和认知，从而使患者对疼痛更加敏感[3]。大脑中存在既参与慢性疼痛又参与焦虑的脑区（如前扣带回、腹侧前额叶皮质、岛叶皮质和杏仁核），这些脑区的功能和相互连接在焦虑影响疼痛敏感性中发挥重要作用[4]。

（2）抑郁：内化性障碍是一类以负性情绪内化为特征的心身疾病谱，表现为个体将心理冲突转化为躯体化症状、抑郁或焦虑状态的病理过程。临床研究显示，慢性疼痛与内化性障碍存在显著双向关联：长期疼痛可通过神经–免疫–内分泌系统异常激活诱发抑郁和焦虑，而内化性障碍患者常因痛觉敏化机制出现疼痛阈值降低。这种共病模式提示，慢性疼痛的诊疗需同步关注情绪状态，实施生物-心理-社会医学模式的综合干预[5]。此外，持续疼痛带来的心理和生理痛苦可与个体及社会脆弱性相互作用，从而引发抑郁症[6]。疼痛和抑郁之间存在显著的双向关系，长期处于慢性疼痛状态的患者易产生无助、绝望的情绪，增加抑郁的发生风险，而抑郁也会使个体对疼痛更加敏感，降低其对疼痛的耐受性[7-8]。

2. 认知因素 患者对疼痛的认知方式会影响慢性疼痛的严重程度。研究发现，疼痛灾难化的认知方式与慢性疼痛之间存在显著正相关，即具有较高疼痛灾难化水平的个体更容易体验到慢性疼痛，且疼痛的强度和频率更高，持续时间更长。这可能是因为疼痛灾难化会使个体对疼痛更加敏感，降低其对疼痛的耐受性，进而导致疼痛症状的加重和慢性化[9]。此外，慢性疼痛患者对疼痛相关信息存在显著注意偏差，且这种偏差在注意维持阶段（刺激呈现 1250 ms 时）更为突出，提示反刍性思维可能在其中发挥关键作用[10]。

3. 行为因素

（1）回避行为：恐惧回避信念与患者对疼痛的感知、应对方式及疼痛相关的残疾程度密切相关。对疼痛的恐惧程度越高，越倾向于回避可能引发疼痛的身体活动和日常行为，导致患者减少身体活动，进而使身体机能下降，如肌肉力量减弱、关节活动度受限等，形成恶性循环[11]。

（2）不良生活习惯：吸烟、过度饮酒等不良生活习惯在慢性疼痛患者中较为常见。长期吸烟可导致疼痛感受器更加敏感，使患者对疼痛刺激的感知更强烈，从而加重在慢性疼痛状态下的疼痛体验[12]。此外，酒精的镇痛效果可能使个体在饮酒初期获得短暂的缓解，进而增加对酒精的依赖；而长期饮酒导致的痛觉过敏会进一步加重个体对酒精的依赖[13]。

【临床表现】

1. 疼痛性质多样 慢性疼痛中较常见隐痛，患者通常感到隐隐作痛的不适感，疼痛程度相对较轻，但持续时间较长。部分患者会将慢性疼痛的性质描述为刺痛、胀痛、烧灼痛等。

2. 疼痛程度多变 慢性疼痛的程度并非固定不变，而是受到多种因素的影响。例如，患者的身体姿势、活动程度、情绪状态及环境因素等都可能导致疼痛程度的变化。

3. 心理症状 慢性疼痛患者可能出现严重的心理损害和社会损害，从而影响基本的社会功能[14]。

（1）抑郁：慢性疼痛患者常表现为情绪低落，抑郁和疼痛的病理生理学在很多方面有重叠。慢性疼痛共病抑郁症不仅会对慢性疼痛的转归造成不良影响，增加患者的医疗负担，还会影响患者的生活质量。研究显示，慢性疼痛患者的抑郁症患病率高达 67.57%[15]。

（2）焦虑：研究显示，慢性疼痛患者的焦虑症患病率高达 60.37%。疼痛共病焦虑症患者的临床特征与焦虑敏感性特质显著相关，表明患者对自己的情绪更加敏感，容易因此产生社交退缩和回避。

（3）失眠：67%～88% 的慢性疼痛患者伴有睡眠障碍，而睡眠不足会加剧慢性疼痛[16]。

（4）认知功能障碍：慢性疼痛患者常自述出现认知功能下降的情况，如记忆力减退、注意力无法集中、执行功能下降等。慢性疼痛会明显影响患者的工作记忆、自传体记忆和空间记忆，还会影响患者对于时间知觉的准确性，导致对疼痛的感知时间被延长。

（5）社会功能受损：疼痛会严重损伤患者的社会功能，包括工作能力、家庭职责和社交生活等，甚至会在生活自理（如穿衣、提物、做家务）等方面出现困难。同时，负性情绪的产生会让患者失去部分对生活的兴趣，导致患者不愿意外出、社交，影响生活质量。

（6）社交回避行为：疼痛可能限制患者的社交活动范围和时长，导致患者与人的沟通意愿减弱，甚至丧失部分运动能力。这种对人际关系的影响会让患者感受到孤独和社会支持水平的降低，从而引起患者的情绪波动，这也会进一步影响慢性疼痛的发展和预后。

【诊断】

1. 诊断方法 慢性疼痛的诊断需要了解患者的疼痛过程，诊断流程包括：①病史询问。②观察临床表现。③体格检查。④辅助检查：X 线、CT、MRI 等影像学检查，以及血常规、红细胞沉降率、类风湿因子等实验室检查。⑤疼痛评估：使用疼痛评估工具，如数字评分法、视觉模拟评分法（visual analogue scale，VAS）等，对患者的疼痛程度进行量化评估。

从心身医学的角度看，能够有效和及时地进行疼痛管理的第一步是能够对疼痛进行准确的评估。评估疼痛的方式包括自评量表、行为测试和生理测量。目前广泛使用患者自评量表来评估疼痛的严重程度及疼痛造成的影响，并帮助评估治疗效果。国内常用的疼痛评估量表共有 14 种，分为单维度疼痛量表、多维度疼痛综合评估量表和神经病理性疼痛筛查专用量表三大类。在临床诊疗中，神经病理性疼痛与非神经病理性疼痛的病因及治疗方法均存在差异。因此，在《疼痛评估量表应用的中国专家共识（2020 版）》[17] 中已将用于筛查神经病理性疼痛的多维度量表单列出来。在使用疼痛自评量表时，需要坚持规范化原则，明确量表的适用范围，包括测量对象的年龄、阅读能力等。

2. 慢性疼痛的鉴别诊断

（1）急性疼痛：急性疼痛通常起病急骤、病程短暂，且多伴有明确的病因（如外伤、感染等）。慢性疼痛的持续时间较长，病因通常较为复杂。

（2）鉴别不同类型的慢性疼痛：根据疼痛的部位、性质、伴随症状等特征，鉴别不同类型的慢性疼痛。例如，慢性头痛可分为偏头痛、紧张性头痛等；颈肩痛和腰腿痛则可能与颈椎病、腰椎间盘突出症等疾病有关。

（3）排除其他潜在疾病：需要排除其他可能导致慢性疼痛的疾病。例如，慢性神经病理性疼痛可能与神经受损、代谢紊乱等因素有关；慢性术后疼痛可能与手术创伤、术后恢复不良等因素有关。

（4）考虑心理因素：慢性疼痛患者常伴有焦虑、抑郁等心理问题，这些心理问题可能加重疼痛感受或导致疼痛反复发作。因此，在鉴别诊断过程中也需要考虑心理因素的作用。

【治疗】 慢性疼痛的治疗涉及药物治疗、非药物治疗、心理社会干预等多个方面。

1. 药物治疗 药物治疗是慢性疼痛管理的基础，主要通过以下类别的药物来达到镇痛、消炎、调节神经或改善情绪等目的。

（1）非甾体抗炎药：可抑制环氧合酶（cyclooxygenase，COX），减少前列腺素合成。代表药物包括布洛芬、萘普生、塞来昔布。

（2）阿片类镇痛药：可激动 μ 阿片受体，抑制痛觉传导。代表药物包括缓释吗啡、羟考酮、芬太尼透皮贴剂。

（3）抗抑郁药：可调节 5- 羟色胺和去甲肾上腺素系统，抑制疼痛信号传导。代表药物包括三环类抗抑郁药、SNRI。

（4）抗惊厥药：可抑制电压门控钙通道，减少神经元异常放电。代表药物包括加巴喷丁、普瑞巴林。

（5）局部麻醉药：可阻断钠通道，抑制疼痛信号传导。代表药物包括利多卡因贴剂、辣椒素乳膏。

2. 物理治疗 慢性疼痛的物理治疗旨在通过物理手段缓解疼痛、改善功能并促进康复。针对慢性疼痛的常用物理治疗方法包括物理因子疗法、运动疗法、肌筋膜手法、动态神经肌肉稳定技术等。

3. 心理治疗方法 心理治疗的主要作用包括：①缓解疼痛：虽然心理治疗不能直接消除疼痛感受，但可以通过改变患者的认知、情绪和行为方式来减轻疼痛感。②改善情绪：有助于患者建立积极的心态，缓解负性情绪。③提高生活质量：通过心理治疗，患者可以更好地应对疼痛带来的挑战，恢复正常的生活和工作节奏，提高生活质量。

（1）认知行为疗法：减轻或消除与疼痛相关的不良行为倾向、不良想法和信念的影响。治疗师会设置结构化访谈内容，并设定计划和治疗日程。患者与治疗师一起学习和实践新的思维方式，帮助患者重新评估疼痛的意义，减少负性情绪，提高疼痛应对能力。通过认知重构，患者可以建立更现实和积极的疼痛观念。②行为激活：鼓励患者逐步增加日常活动水平，以避免因疼痛而过度休息和回避活动。行为激活可以帮助患者恢复生活功能，提高生活质量。

（2）放松训练：包括渐进性肌肉放松、深呼吸练习等，旨在帮助患者放松身心，通过减轻患者的焦虑、抑郁情绪，间接缓解疼痛感。

（3）操作行为治疗：通过强化适应性行为（如主动活动、社交参与）和消退疼痛相关的适应不良行为（如过度用药、回避活动），改变患者的行为模式。操作行为治疗不直接针对疼痛本身，而是通过改善患者的日常功能、减少残疾和心理社会损害来间接缓解疼痛相关困扰。

（4）生物反馈治疗：是一种基于神经-生理机制的心理治疗技术，通过监测心率、肌电、皮肤电导等实时生理信号，并将这些信息反馈给患者，引导患者通过认知行为训练实现自主神经功能调节，从而改善心身交互障碍相关症状（如慢性疼痛、焦虑）。

4. 心理护理原则 慢性疼痛的心理护理旨在帮助患者减轻心理压力、改善情绪状态，从而更有效地应对疼痛。慢性疼痛的心理护理是一个复杂而细致的过程，需要护理人员具备专业的知识和技能，以及高度的耐心和同理心。

（1）建立信任与支持：①尊重并接受患者的疼痛体验：疼痛是主观的，护理人员应尊重并接受患者的疼痛体验，不应以自己的体验来评判患者的感受。②建立良好的护患关系：通过积极沟通、倾听和理解，与患者建立信任和支持的护患关系。这种关系有助于患者敞开心扉，分享自己的感受和担忧。

（2）疼痛认知与解释：向患者解释疼痛的原因和可能的机制，从而减轻患者的焦虑和恐惧情绪。向患者介绍药物治疗、物理治疗、心理治疗等多种减轻疼痛的方法，帮助患者建立积极的治疗信念。

（3）情绪与压力管理：①情绪支持：鼓励患者表达自己的情绪，如焦虑、抑郁、愤怒。护理人员应提供情感支持，帮助患者学会应对和调节情绪。②压力管理技巧：教授压力管理技巧，如深呼吸、冥想、渐进性肌肉放松，以帮助患者缓解压力和紧张情绪。

（4）分散注意力与参加活动：①分散注意力：鼓励患者参与感兴趣的活动，如阅读、听音乐、看电影，以分散对疼痛的注意力。②社交互动：鼓励患者与家人、朋友和社区保持联系，参与社交活动，以减少孤独感和抑郁情绪。

（5）家属与社区支持：①家属支持：做好家属工作，争取家属的支持和配合。②社区资源：引导患者利用社区资源，如疼痛支持团体、康复中心等，以获取更多的信息和支持。

案例分析

患者女，45 岁。反复腰骶部疼痛 6 个月，加重伴情绪低落 1 个月。患者 6 个月前无明显诱因出现腰骶部钝痛，久坐或劳累后加重，休息可缓解，未进行系统治疗。近 1 个月疼痛范围扩大至双侧臀部，夜间偶有痛醒，伴乏力、失眠（入睡困难，夜间易醒），食欲减退，自觉“对任何事情提不起兴趣”。曾就诊于骨科，行腰椎 MRI 示“L4～L5 椎间盘轻度膨出”，诊断为腰椎间盘突出症，予布洛芬、甲钴胺治疗 2 周，疼痛无明显改善。否认外伤史、发热、下肢麻木或无力。

既往史：否认高血压、糖尿病、冠心病；2 年前因家庭矛盾出现短暂焦虑，后自行缓解；无手术史、药物过敏史。个人史及社会史：职业为教师，长期站立授课；家庭关系紧张（与丈夫分居）；育有一子（15 岁，叛逆期）；否认烟酒嗜好。

体格检查：超重（BMI = 26.5 kg/m^2）；腰骶部压痛（+），直腿抬高试验（−），股神经牵拉试验（−），双下肢肌力及感觉正常，腱反射对称。精神心理检查：表情淡漠，语速慢，回答问题简短，汉密尔顿抑郁量表（HAMD）评分 18 分（中度抑郁）。辅助检查：腰椎 MRI 可见 L4～L5 椎间盘轻度膨出，硬膜囊轻度受压。

初步诊断：①慢性腰痛（非特异性）。②抑郁状态。③焦虑状态（可能）。

治疗方案：①药物治疗：度洛西汀 60 mg/d（抗抑郁、调节疼痛），普瑞巴林 150 mg/d（针对神经病理性疼痛），短期使用唑吡坦改善睡眠（2 周）。②物理治疗：核心肌群训练（如平板支撑、桥式运动），热疗＋经皮神经电刺激疗法（transcutaneous electric nerve stimulation，TENS）。③心理干预：CBT 纠正“疼痛＝残疾”的负性认知，并通过家庭治疗改善家庭沟通模式。④随访计划：2 周后进行 VAS 评分及 HAMD 评分，1 个月后调整药物剂量。

☞ 专家解读

患者诊断为慢性腰痛合并抑郁、焦虑状态。患者长期处于高压力职业（教师）且家庭关系紧张状态，削弱了患者的心理韧性，形成“压力-疼痛”反馈环。疼痛部位广泛但影像学表现轻微，提示心理因素放大了疼痛感知（“中枢敏化”机制）。因此，未关注心理问题的单纯骨科治疗导致疗效不佳。

本例患者采用多靶点药物选择，度洛西汀同

时调节情绪和疼痛传导，符合“双通道抗痛”机制。普瑞巴林针对中枢敏化，改善痛觉过敏。此外，心理干预有助于患者建立适应性应对策略，打破负面思维循环。家庭治疗主要针对社会环境的应激源，可减少心理刺激。核心肌群训练可增强腰部稳定性，降低躯体化症状的生理基础。

潜在不足与建议：超重患者需排除阻塞性睡眠呼吸暂停低通气综合征，因其可加重疼痛和抑郁；长期管理需关注药物依赖风险（如长期使用苯二氮䓬类药物）；可给予职业康复计划（如调整工作强度、改善站立姿势）。

该病例体现了慢性疼痛的复杂性，需从心身医学的角度整合生物、心理、社会因素，实施个体化、多维度干预。早期识别和干预心理共病可显著改善患者预后。

（戴利莎　唐晟　王昉　撰写　高玉军　审校）

参考文献

［1］郑梅，高莉玲，高桦，等．抑郁症共病慢性疼痛患者焦虑情绪与疼痛强度、疼痛敏感性的相关性研究［J］．神经疾病与精神卫生，2024，24（3）：170-176.
［2］Liang H Y，Chen Z J，Xiao H，et al. nNOS-expressing neurons in the vmPFC transform pPVT-derived chronic pain signals into anxiety behaviors［J］. Nat Commun，2020，11（1）：2501.
［3］Price D D. Psychological and neural mechanisms of the affective dimension of pain［J］. Science，2000，288（5472）：1769-1772.
［4］Zhuo M. Neural mechanisms underlying anxiety-chronic pain interactions［J］. Trends Neurosci，2016，39（3）：136-145.
［5］吴爱勤．心身障碍共病与慢性疼痛关联的结构模型［J］．医学与哲学，2014，35（12）：9-13.
［6］Holmes A，Christelis N，Arnold C. Depression and chronic pain［J］. Med J Aust，2013，199（S6）：S17-20.
［7］Aaron R V，Ravyts S G，Carnahan N D，et al. Prevalence of depression and anxiety among adults with chronic pain：a systematic review and meta-analysis［J］. JAMA Netw Open，2025，8（3）：e250268.
［8］IsHak W W，Wen R Y，Naghdechi L，et al. Pain and depression：a systematic review［J］. Harv Rev Psychiatry，2018，26（6）：352-363.
［9］Martinez-Calderon J，Jensen M P，Morales-Asencio J M，et al. Pain catastrophizing and function in individuals with chronic musculoskeletal pain：a systematic review and meta-analysis. Clin J Pain，2019，35（3）：279-293.
［10］Schoth D E，Nunes V D，Liossi C. Attentional bias towards pain-related information in chronic pain：a meta-analysis of visual-probe investigations［J］. Clin Psychol Rev，2012，32（1）：13-25.
［11］Waddell G，Newton M，Henderson I，et al. A Fear-Avoidance Beliefs Questionnaire（FABQ）and the role of fear-avoidance beliefs in chronic low back pain and disability［J］. Pain，1993，52（2）：157-168.
［12］Robinson C L，Kim R S，Li M，et al. The impact of smoking on the development and severity of chronic pain［J］. Curr Pain Headache Rep，2022，26（8）：575-581.
［13］Egli M，Koob G F，Edwards S. Alcohol dependence as a chronic pain disorder［J］. Neurosci Biobehav Rev. 2012；36（10）：2179-2192.
［14］米热姑丽·阿布都热依木，刘延，李韦．慢性躯体疼痛患者焦虑和抑郁状况调查分析［J］．新疆医学，2020，50（3）：273-276.
［15］宋雨晴，宋涛，董道松，等．慢性疼痛患者的焦虑、抑郁现状分析［J］．神经疾病与精神卫生，2024，24（9）：665-670.
［16］胡雪松，陈黎跃，李世福，等．慢性疼痛患者的失眠情况及影响因素［J］．昆明医科大学学报，2021，42（2）：118.
［17］杨晓秋，万丽，赵晴，等．疼痛评估量表应用的中国专家共识（2020 版）［J］．中华疼痛学杂志，2020，16（3）：177-187.
［18］王顺星，徐超，尚磊，等．简明疼痛量表在疼痛评估中的应用［J］．河北医药，2024，46（21）：3322-3328.

第十五章 睡眠心身疾病

第1节 睡眠障碍与心身因素的关系

一、正常睡眠结构

睡眠分为非快速眼动（non-rapid eye movement sleep，NREM）睡眠和快速眼动（rapid eye movement，REM）睡眠。

1. NREM 睡眠

NREM 睡眠 N1 期是清醒转入睡眠的过渡阶段，心跳和呼吸开始减慢，眼球运动减慢，肌肉放松，体温开始下降。脑电图特征为脑电波变慢，α 波逐渐减少，波形不规则，连续性差，后期频率可稍慢，出现低幅 θ 波和 β 波，以 θ 波为主。此时，机体对周围环境的注意力已经丧失，处于意识不清醒状态。

NREM 睡眠 N2 期紧接在短暂的 N1 期后，进入第一个睡眠周期中的 N2 期睡眠。此时，眼球运动停止，心率减慢，肌肉进一步放松。脑电图特征为在 θ 波的背景上出现周期为 100～300 ms、波幅为 100～300 uV 的睡眠纺锤波（又称双顶峰波、顶尖波或中央尖波）和 κ 复合波（先负相后正相的高幅慢波，时程≥ 0.5 s，峰-峰值≥ 220 uV）。

NREM 睡眠 N3 期［又称慢波睡眠（slow wave sleep，SWS）］为深度睡眠，机体对外界刺激的反应减弱，心率和呼吸减慢至睡眠中的最低水平，血压和体温下降，肌肉活动减少。脑电图特征为开始出现中高振幅慢波 δ 波，δ 波的比例反映睡眠深度。

2. REM 睡眠

REM 睡眠［又称异相睡眠（paradoxical sleep，PS）］的脑电活动特征与觉醒期相似，呈现低波幅混合频率波及间断出现 θ 波。REM 睡眠时眼电活动显著增强（50～60 Hz），出现阵发性快速眼动。肌电活动显著下降甚至消失，颈后及四肢肌肉的抑制更显著，呈姿势性肌张力弛缓状态，由此可与觉醒相区别。REM 睡眠常伴随做梦，此期被唤醒的人中有 90%～95% 报告正在做梦。此外，机体还可出现相位性中耳肌活动、呼吸频率和心率增加、冠状动脉血流突然增加等其他系统特征性变化。

正常成人整夜睡眠中 NREM 睡眠和 REM 睡眠交替发生。睡眠从觉醒状态先进入 NREM 睡眠 N1 期（浅睡眠期），持续 3～7 min，然后进入 N2 期，持续 10～25 min，随后进入 N3 期（深睡眠期），持续数分钟至 1 h。深睡眠期结束后，睡眠又回到 N2 期或 N1 期，随后进入第一次 REM 睡眠，完成第一个睡眠周期。随后又顺序从 NREM 睡眠开始，进入第二次 REM 睡眠。从一个 REM 睡眠至下一个 REM 睡眠的平均间隔时间为 90 min。一般成人每晚有 4～6 个睡眠周期。在整个夜间睡眠的后半程，深度 NREM 睡眠逐渐减少，REM 睡眠时间逐渐延长。值得注意的是，NREM 睡眠的各期与 REM 睡眠均可直接转为觉醒状态，但健康成人不会直接由觉醒状态进入 REM 睡眠期，而只能先转入 NREM 睡眠期，再进入 REM 睡眠期。

二、睡眠障碍

睡眠障碍是指因生理、心理或环境因素导致的睡眠质与量异常，以及睡眠-觉醒节律紊乱，进而影响日间功能的一类疾病。根据国际睡眠障碍分类第 3 版（International Classification of Sleep Disorders edition 3，ICSD-3），睡眠障碍可分为七大类：失眠障碍、睡眠相关呼吸障碍、中枢性过度睡眠、昼夜节律失调性睡眠觉醒障碍、异态睡眠、睡眠相关运动障碍，以及其他睡眠障碍。睡眠障碍的核心特征不仅表现为夜间睡眠质与量的异常，还通过干扰日间认知功能、情绪调节及生理稳态，进而形成“睡眠-健康”交互恶化的病理循环。

根据世界卫生组织的统计，约30%的成人存在不同程度的失眠症状，其中10%～15%已达到临床诊断标准。睡眠呼吸暂停在男性中的患病率约为24%，女性约为9%，而全球约15%的人群因睡眠不足或睡眠呼吸障碍出现日间嗜睡。中国成人失眠发生率高达38.2%，且多见于女性。倒班工作者的睡眠障碍风险较普通人群高2～3倍。值得警惕的是，青少年失眠率已攀升至25%。

睡眠障碍的高发人群包括：①焦虑症和抑郁症患者。②慢性疼痛、糖尿病、哮喘等慢性病患者。③低收入群体（因居住环境嘈杂、工作时间不规律等因素）。

三、心理社会因素对睡眠的影响

睡眠与心身健康的关系遵循生物-心理-社会模型，二者通过神经、内分泌和行为机制相互作用。

1. 生物机制 睡眠障碍的生理基础涉及三大核心系统。

（1）神经化学物质失衡：5-羟色胺与褪黑素是调控睡眠节律的“生物钟激素”，其分泌异常会引发抑郁、焦虑等情绪问题。γ-氨基丁酸（γ-aminobutyric acid，GABA）水平不足会导致大脑皮质过度兴奋，直接引发失眠。

（2）压力激素系统亢进：长期心理压力会激活HPA轴，促使皮质醇等压力激素持续分泌，激素失衡可直接干扰深睡眠阶段，并通过增强焦虑情绪形成“压力-失眠-更焦虑”的恶性循环。

（3）慢性炎症反应：睡眠剥夺会刺激IL-6、TNF-α等促炎性细胞因子释放，诱发全身慢性炎症。例如，类风湿关节炎患者常因夜间关节疼痛加剧睡眠障碍，而睡眠不足又会进一步升高炎症水平，加重关节损伤。

2. 心理机制

（1）情绪障碍驱动：失眠是抑郁症的核心症状之一，约80%的抑郁症患者存在入睡困难。焦虑症患者常处于“过度觉醒”状态，表现为心悸、肌肉紧张，导致睡眠片段化。

（2）认知行为模式强化：①灾难化思维：患者反复担心“今晚又睡不着”，形成“睡前焦虑-失眠-日间疲劳”的负性循环。②条件性唤醒：反复失眠使床与焦虑建立条件反射，形成“床＝清醒”的错误关联。

3. 社会机制

（1）环境应激源干扰：工作截止日期、家庭关系冲突等社会压力事件可通过心理-生理机制干扰睡眠，表现为入睡困难或夜间频繁觉醒。

（2）不良生活方式影响：咖啡因、酒精等物质可直接抑制睡眠结构。夜间暴露于手机或电脑的蓝光中会抑制褪黑素分泌，延迟生物钟节律。

（3）社会支持系统缺失：独居或社交孤立者的睡眠质量显著低于有家庭支持的人群，缺乏社会归属感会加剧失眠的恶性循环。

第2节 睡眠相关心身疾病

一、失眠障碍

【概述】 失眠是指睡眠的时间不足（比实际需要的睡眠时间短）或睡眠质量差。流行病学研究显示，普通人群的失眠患病率为4%（按严格诊断标准）～48%（问卷调查），这取决于所使用的定义和评估手段。美国睡眠医学会发布的ICSD-3将失眠障碍分为3类，即短期失眠障碍（short-term insomnia disorder，STID）、慢性失眠障碍（chronic insomnia disorder，CID）和其他失眠障碍[1]。STID可发生于任何年龄，多见于女性和老年人。CID在普通人群中患病率为6%～10%[2]，可见于任何年龄和性别，多见于女性、老年人罹患内科疾病、精神疾病、精神活性物质使用者及社会经济地位较低的人群中。

【心身因素的作用】 失眠障碍的发生发展是心理与生理因素相互作用的结果，具体包括以下4个核心机制。

1. 情绪波动与神经递质失衡 焦虑、抑郁等情绪问题会直接干扰睡眠相关的神经化学物质。焦虑引发“过度觉醒”状态，使GABA分泌减少，导致大脑持续兴奋；抑郁患者常伴随5-羟色胺水平下降，引发早醒或睡眠质量下降；长期情绪压力还会抑制褪黑素分泌，打乱生物钟节律。

2. 压力反应系统持续激活 慢性压力通过HPA轴使皮质醇（压力激素）水平升高，抑制深睡眠阶段，导致夜间频繁觉醒；同时，压力引发的肌肉紧张（如肩颈僵硬）会直接加重躯体不适，形成“压力-失眠-焦虑”的恶性循环。

3. 认知行为模式的自我强化 心理因素可通过行为习惯加剧失眠：①灾难化思维：患者反复担心“失眠会损害健康”，导致睡前焦虑感飙升。②条件性唤醒：反复失眠使床与焦虑建立条件反射，导致“一上床就清醒”的反常现象。③补偿行为：日间补觉或依赖安眠药，进一步打乱睡眠节律。

4. 慢性炎症与躯体症状交互作用 睡眠不足会诱发促炎性细胞因子释放，加剧躯体疾病症状，如慢性疼痛患者因夜间疼痛加剧而失眠，失眠又通过降低痛觉阈值而加重疼痛。

【临床表现】

1. STID的核心临床表现

（1）睡眠问题：入睡困难（30 min以上无法入睡）、睡眠维持困难（夜间觉醒后难以再次入睡）或早醒（比预期起床时间早醒30 min以上），持续≤3个月，且每周≥3晚。

（2）日间功能损害：疲劳、精力下降、注意力/记忆力减退；情绪易激惹、焦虑或烦躁；工作效率降低、社交能力减弱；可能出现对失眠的担忧或过度关注。

（3）诱因与关联因素：常与急性应激事件（如考试、工作变动、亲人离世），环境变化（如时差、噪声）或短期疾病（如疼痛、感冒）相关。无长期存在的失眠维持因素（如慢性焦虑、不良睡眠习惯）。

2. CID的核心临床表现

（1）睡眠问题：与STID类似的入睡/维持困难或早醒，但持续≥3个月，且每周≥3晚。症状不依赖特定应激源，即使应激事件缓解后仍持续存在。

（2）日间功能损害：更严重且持久的疲劳、认知功能下降（如决策困难）；显著的情绪障碍（如焦虑症、抑郁症共病率高）；躯体症状（如头痛、肌肉紧张、免疫力下降）；对睡眠的恐惧和灾难性思维（如“今晚睡不好会崩溃”），形成恶性循环。

（3）维持因素：长期不良睡眠习惯（如卧床时间过长、频繁看时间）；心理因素（如慢性压力、完美主义、创伤后应激）；行为因素（如睡前使用电子设备、不规律作息）；共病慢性疾病（如高血压、糖尿病、慢性疼痛）。

3. 其他失眠相关障碍

（1）物质/药物所致失眠：睡眠问题因药物摄入/代谢规律而波动，停药后可能缓解或出现戒断性失眠。

（2）躯体疾病或精神障碍相关失眠：失眠是继发症状，需针对原发病治疗。

（3）未特定/待分类失眠：不符合STID/CID诊断标准（如频率＜3次/周或持续＜3个月），或病因不明确的短暂性失眠（如偶尔的应激性失眠）。

【诊断】 STID的诊断标准见表15-1。

表15-1 STID的诊断标准

诊断标准（必须同时符合A～E项标准）
A. 存在以下1项或多项睡眠异常症状（患者主诉或由患者家长、照护者观察到）：①睡眠起始困难；②睡眠维持困难；③比期望的时间过早醒来；④在合适的就寝时间不愿上床；⑤没有家长或照护者干预时入睡困难
B. 存在以下1项或多项与睡眠异常相关的日间症状（患者主诉或由患者家长、照护者观察到）：①疲劳或不适；②注意力或记忆力损害；③社交、家务、职业或学业能力损害；④情绪不稳，易激惹；⑤日间思睡；⑥行为问题，如多动、冲动、攻击；⑦动机、精力或动力不足；⑧易发生错误、事故；⑨对睡眠持续关切或不满意
C. 不能单纯以睡眠机会不当（没有足够时间用于睡眠）或环境不当（环境并非安全、黑暗、安静和舒适）来解释睡眠/觉醒症状的主诉
D. 睡眠紊乱和相关日间症状持续不足3个月
E. 睡眠紊乱和相关日间症状不能由其他类型睡眠障碍更好地解释

CID的诊断需满足A～F项标准：①A～C项与STID相同。②D：每周至少出现3次睡眠紊乱和相关日间症状。③E：睡眠紊乱和相关日间症

状至少已存在3个月。④F：睡眠/觉醒困难不能由其他睡眠障碍更好地解释。

失眠评估量表主要是对睡眠质量进行评估，以此判断患者失眠的严重程度及治疗效果。目前常用失眠严重程度指数量表（insomnia severity index，ISI）、匹兹堡睡眠质量指数量表（Pittsburgh Sleep Quality Index，PSQI）、阿森斯失眠量表（Athens Insomnia Scale，AIS）、Leeds睡眠评估问卷、睡眠后调查表、睡眠受损指数、Mary医院睡眠问卷等。

（1）ISI：用于评估失眠严重程度及治疗效果等，评估最近2周的睡眠情况。包含5个条目，共7个问题，每项评分均分为无（0分）、轻度（1分）、中度（2分）、重度（3分）和非常严重（4分）5个等级，总分28分。0～7分为无临床意义的失眠；8～14分为亚临床失眠；15～21分为临床失眠（中度）；22～28分为临床失眠（重度）。

（2）PSQI：主要用于评估器质性或非器质性睡眠障碍患者近1个月的睡眠质量。量表由23个条目构成，分为7个成分（主观睡眠质量、入睡时间、睡眠时间、睡眠效率、睡眠障碍、催眠药物、日间功能障碍）。每个成分按0分（很好）、1分（较好）、2分（较差）、3分（很差）计分。总分为21分，总分≥8分者提示存在睡眠质量差，总分越高，睡眠质量越差。

（3）AIS：主要用于自我评定睡眠质量，评估近1周的睡眠情况。总分为24分，评分越高，睡眠质量越差。总分＜4分为无失眠，4～6分为可疑失眠，＞6分为失眠。

【治疗】

1. 药物治疗 目前，临床治疗失眠的药物主要包括镇静催眠药、具有催眠效果的褪黑素受体激动剂、抗组胺药、促食欲素受体拮抗剂和具有镇静作用的三环类抗抑郁药等。镇静催眠药治疗失眠应遵循以下基本原则：①应用最低有效剂量；②间断用药（每周2～4次）；③短期用药（不超过3～4周）；④逐渐停药，防止停药后复发；⑤避免与含酒精性饮料、其他镇静催眠药、镇痛药、麻醉药、抗组胺药、单胺氧化酶抑制剂和三环类抗抑郁药联用，防止相互增效，引起严重的过度镇静作用。

2. 心理干预 失眠本质上是心理-生理-环境系统失衡的产物。心理干预旨在通过打破“焦虑-觉醒-失眠”的恶性循环，重建健康的睡眠认知与行为模式，具体作用路径包括：①降低心理生理性过度觉醒（如皮质醇水平、交感神经活性）；②修正对睡眠的错误认知（如“必须睡够8小时”的绝对化思维）；③重塑条件反射（建立“床＝睡眠”的正向联结）。

（1）失眠认知行为治疗（cognitive behavioral therapy for insomnia，CBTI）：CBT-I是治疗失眠障碍的首选。CBT-I可有效纠正失眠患者错误的睡眠认知与不恰当的行为因素，有利于消除心理生理性高觉醒，增强入睡驱动力，重建正确的睡眠觉醒认知模式，持续改善失眠障碍的临床症状，且无明确的不良反应。

（2）正念与放松训练：正念冥想通过“身体扫描”将注意力从焦虑转向当下感受，降低大脑边缘系统激活。渐进式肌肉放松可通过系统收缩-放松全身肌肉群，直接缓解躯体紧张（如前额、肩胛的紧绷感）。

（3）压力管理技术：①时间管理：建立“焦虑时段”制度：每天固定30 min专门处理担忧，避免睡前思维反刍。②问题解决疗法：用“如果-那么”策略预设解决方案（如“如果半夜醒来，就听白噪声”）。

二、睡眠呼吸障碍

【概述】 睡眠呼吸障碍是一组以睡眠期呼吸节律异常和（或）通气异常为主要特征的疾病，可伴或不伴清醒期呼吸异常[3]。常见的睡眠呼吸障碍包括阻塞性睡眠呼吸暂停（obstructive sleep apnea，OSA）、中枢性睡眠呼吸暂停、原发性鼾症等，其中以OSA最为常见且危害最大。OSA的患病率与性别、年龄，肥胖程度、饮食结构、种族相关，并受诊断标准、抽样方法和诊断手段不同的影响。

【心身因素的作用】 睡眠呼吸障碍的发病与发展是心理、生理及行为因素共同作用的结果。

1. 心理压力与神经内分泌反应 长期压力可激活HPA轴，导致皮质醇分泌增加。皮质醇升高会促进脂肪堆积（尤其是颈部和腹部），加重气道狭窄风险，同时抑制上气道扩张肌肉（如颏舌肌）的张力，增加睡眠中气道塌陷的概率。焦虑情绪可引发呼吸模式改变（如过度换气），可能诱发夜间呼吸暂停。

2. 情绪障碍对呼吸调控的影响　抑郁患者常存在呼吸中枢敏感性降低：脑干呼吸调控功能异常，导致对低氧血症的反应减弱。抗抑郁药（如三环类抗抑郁药）可能进一步抑制呼吸驱动。焦虑症患者可因“过度警觉”而出现睡眠片段化，导致频繁觉醒，打乱呼吸节律。

3. 行为因素与心理状态的交互作用　①肥胖：心理压力通过“情绪性进食”促进肥胖，而肥胖是 OSA 的核心危险因素（颈部脂肪堆积直接压迫气道）。②酒精与镇静剂滥用：饮酒或服用苯二氮䓬类药物会抑制上气道肌肉功能，显著增加呼吸暂停频率。③睡眠姿势：心理因素可影响睡眠姿势（如焦虑者偏好俯卧位），而仰卧位会加重舌根后坠阻塞气道。

4. 睡眠剥夺的双向恶性循环　阻塞性睡眠呼吸暂停低通气综合征（obstructive sleep apnea hypopnea syndrome，OSAHS）导致的夜间缺氧和频繁觉醒可引起日间嗜睡、注意力下降，进一步加剧心理压力；睡眠剥夺可使 HPA 轴持续激活，形成“压力-睡眠障碍-压力更大”的闭环；日间疲劳可能促使患者选择久坐、高热量饮食等不良行为，加重肥胖和呼吸障碍。

5. 社会心理因素的间接作用　低收入群体因医疗资源有限，难以早期识别呼吸障碍症状；职业压力（如倒班工作）可导致睡眠节律紊乱，削弱气道肌肉张力；家庭关系紧张可能通过影响情绪状态，间接降低患者对连续气道正压通气（continuous positive airway pressure，CPAP）治疗的依从性。

【临床表现】　由于睡眠时上气道反复塌陷、阻塞引起呼吸暂停和低通气，成人 OSA 患者可频繁发生低氧血症、高碳酸血症、胸腔内压力显著波动，以及睡眠结构紊乱、交感神经活动增加，长期可增加高血压、缺血性心脏病或脑卒中、2 型糖尿病等患病危险。患者通常表现为睡眠时打鼾、憋气、反复呼吸暂停，伴有日间思睡、注意力不集中、情绪障碍、失眠、疲劳等症状。

【诊断】　患者具有睡眠呼吸暂停的症状，且不能被其他类型的睡眠障碍、内科疾病、神经系统疾病或药物使用解释。

1. 多导睡眠监测（polysomnography，PSG）　PSG 是诊断成人 OSA 的金标准。PSG 记录包括脑电图、眼动电图、肌电图、心电图、呼吸气流、呼吸运动、体位、氧饱和度及病理事件。PSG 报告通常包括两部分，第一部分为简易一览表，提供基本信息（如检查日期、总记录时间）；第二部分为睡眠事件参数的详细分析，包括呼吸事件、肢体运动（表 15-2）。

表 15-2　睡眠资料与睡眠呼吸资料

睡眠资料	睡眠呼吸资料
卧床时间（TIB）	呼吸暂停指数（AHI）
总睡眠间期时间（SPT）	阻塞性呼吸暂停指数（OAI）
总睡眠时间（TST）	混合性呼吸暂停指数（MAI）
睡眠效率（SE）	中枢性呼吸暂停指数（CAI）
睡眠潜伏期（SL）	呼吸努力相关性觉醒（RERA）
REM 潜伏期时间（REM sleep latency）	平卧位、侧卧位和仰卧位时上述各种呼吸事件指数
入睡后觉醒次数及入睡后觉醒时间（WASO）	REM 期和 NREM 上述各种呼吸事件指数
WASO 占 TIB 的百分比	最长呼吸暂停持续时间
各期睡眠总持续时间	最长低通气持续时间
各期睡眠总持续时间占 TST 的百分比	血氧饱和度下降指数（ODI）
各期睡眠总持续时间占 SPT 的百分比	最低血氧饱和度值
觉醒指数	平均血氧饱和度值

PSG 的 OSA 诊断标准包括：①主要诊断指标：呼吸暂停低通气指数（apnea-hypopnea index，AHI）＞ 5 次 / 小时。其中，AHI 定义为平均每小时睡眠中呼吸暂停（气流中断≥ 10 s）与低通气（气流幅度下降≥ 30% 且血氧饱和度下降≥ 4%，或气流幅度下降≥ 50% 且血氧饱和度下降≥ 3% 或微觉醒）的发生次数之和，且呼吸暂停及低通气均以阻塞性（即存在呼吸努力但气道完全或部分阻塞）为主要类型。②可选参考指标：如有条件，可进一步采用睡眠呼吸紊乱指数（respiratory disturbance index，RDI）评估，其定义为平均每小时睡眠中呼吸暂停、低通气及呼吸努力相关微

觉醒（respiratory effort-related arousal，RERA）的总次数。RERA 指因呼吸努力增加导致的非低通气 / 呼吸暂停相关微觉醒，需通过食管压力监测或呼吸努力信号综合判定。

OSA 病情程度判断：①轻度：AHI ＞ 5 次 / 小时但≤ 15 次 / 小时。②中度：AHI ＞ 15 次 / 小时但＜ 30 次 / 小时。③重度：AHI ＞ 30 次 / 小时。以夜间最低血氧饱和度（blood oxygen saturation，SaO_2）作为参考，SaO_2 85%～90% 为轻度低氧，SaO_2 80%～85% 为中度低氧，SaO_2 ＜ 80% 为重度低氧。

2. 睡眠呼吸暂停问卷 用于评估可疑人群，判断其患有睡眠呼吸暂停的风险程度。

（1）STOP 问卷。共包含 4 个问题：① S（snoring）：您打鼾声音大吗（比谈话声音更大或关上门都能听得到）？② T（tired）：您在白天常感到疲倦、劳累或想睡吗？③ O（obstructive sleep apnea）：有人观察到您在睡眠过程中有停止呼吸的现象吗？④ P（blood pressure）：您患有高血压或正在进行高血压治疗吗？其中，“是”计 1 分，“否”计 0 分，得分范围为 0～4 分，总分≥ 2 分为睡眠呼吸暂停高风险，＜ 2 分为低风险。

STOP-BANG 问卷是在 STOP 问卷的基础上增加了 4 个问题：① B（body mass index）：BMI 是否＞ 30 kg/m^2？② A(age)：年龄是否＞ 50 岁？③ N（neck circumference）：颈围是否＞ 40 cm？④ G（gender）：性别是否为男性？计分方式同 STOP，总分＞ 3 分为睡眠呼吸暂停高风险。

（2）Berlin 睡眠质量评估问卷。该问卷是国际上应用较广泛的睡眠呼吸暂停定性诊断工具。问卷共 11 个问题，涉及打鼾、日间思睡及高血压肥胖 3 个评估维度，每组分别进行分值计算后评定阴性和阳性，如果≥ 2 组为阳性，则认为发生睡眠呼吸暂停的风险很高（高危组）。如果≤ 1 组为阳性，则认为睡眠发生呼吸暂停的风险很低（低危组）。

【治疗】

1. 药物治疗 ①血管紧张素转化酶抑制剂，如依那普利。②代谢调节药物：二甲双胍、甲状腺素。③呼吸兴奋剂，如乙酰唑胺。④抗炎药物：鼻用糖皮质激素（如糠酸莫米松）、白三烯受体拮抗剂（如孟鲁司特）。⑤抗抑郁药（如 SSRI）。⑥多巴胺受体激动剂（如罗匹尼罗）。

2. 物理治疗 气道正压通气技术［如 CPAP、双水平气道正压双水平气道正压通气（bilevel positive airway pressure ventilation，BiPAP）］，机械辅助装置（口腔矫治器、舌保持器），以及非侵入性物理治疗（体位疗法、氧疗）。

3. 心理干预

（1）认知行为疗法：①疾病认知重构：纠正灾难化思维，如将“CPAP 面罩让我窒息”转变为“气流支撑正在保护我的呼吸”；建立治疗信心，通过展示睡眠监测数据，直观呈现治疗效果。②行为激活技术：制订“CPAP 适应计划”，从每天 2 h 逐步延长至整夜使用。③暴露疗法：通过虚拟现实（VR）模拟佩戴面罩的窒息感，降低焦虑反应。

（2）压力-觉醒调节训练：①正念减压疗法：睡前 10 min“呼吸锚定法”，专注于 CPAP 气流通过鼻腔的触觉，替代焦虑思维。②渐进式肌肉放松：重点放松咽喉部肌肉，依次收缩-放松软腭、舌肌、下颌，降低上气道阻力。

（3）睡眠卫生优化：①环境工程改造：白噪声机设置 40～50 分贝，掩盖 CPAP 机器的噪声。②温度调节：维持卧室温度 18～22℃，减少夜间出汗。③昼夜节律强化：晨间光照疗法，促进褪黑素正常分泌，改善白天嗜睡。

（4）共病心理问题干预：①焦虑症：采用“5-4-3-2-1”感官接地技术（grounding 技术），让患者在夜间呼吸困难时快速平复情绪。②抑郁症：采用行为激活疗法，通过规律运动（如每天快走 30 min）改善能量代谢。

（5）治疗依从性提升策略：①动机访谈技术：引导患者自主发现治疗价值，如询问“您希望三年后还能和孙子一起爬山吗？”②社会支持系统建设：召开家庭会议，教育伴侣如何协助患者坚持治疗，避免打鼾引发的夫妻冲突。

三、发作性睡病

【概述】 日间过度思睡（excessive daytime sleepiness，EDS）指在日间应该维持清醒的主要时段难以持续保持清醒和警觉状态，出现难以抑制的困倦欲睡，甚至突然入睡，是部分睡眠障碍的主要临床表现之一，多在久坐、无聊或单调的环境中发生。多数情况下，EDS 是一个慢性症状，持续至少 3 个月时可考虑诊断。EDS 最常见的病因是睡眠呼吸障碍，其次是发作性睡病。发作性睡病是一种由中枢神经系统功能异常引起的慢性睡眠-觉醒障碍，以“不可抗拒的过度嗜睡、猝倒发作”为核心特征，常伴发睡眠瘫痪、入睡前幻觉等其他异常睡眠现象。

【心身因素的作用】

1. 神经递质失衡与情绪调节障碍 ①促食欲素（orexin）缺失：促食欲素对于维持清醒至关重要，发作性睡病患者因免疫损伤导致促食欲素神经元减少；抑郁、焦虑等情绪可能通过影响免疫系统间接加速神经元损伤。② 5-羟色胺异常：5-HT 水平降低可引发抑郁，并削弱脑干网状激活系统功能，导致日间不可控制的嗜睡。③多巴胺调节异常：多巴胺缺乏与奖赏机制受损相关，患者可能通过嗜睡逃避现实压力，形成“情绪逃避-嗜睡加重”的循环。

2. 心理压力与 HPA 轴功能亢进 慢性压力可激活 HPA 轴，导致皮质醇水平持续升高，皮质醇可抑制清醒相关神经元活动，加重日间嗜睡；长期高皮质醇状态可能通过神经毒性作用损伤促食欲素系统。此外，焦虑引发的“过度觉醒”可与嗜睡交替出现，因睡眠剥夺而使白天陷入更深的嗜睡状态。

3. 认知行为模式的强化作用 ①灾难化思维：患者常因嗜睡影响工作 / 学习而产生自责，这种负性认知可进一步升高压力激素，形成“嗜睡-焦虑-更嗜睡”的恶性循环。②补偿性睡眠行为：日间频繁小睡会打乱昼夜节律，导致夜间入睡困难，加剧睡眠结构紊乱。③社会回避行为：患者可能因突发睡眠发作被误解为懒惰或不专业，可能减少社交活动，而孤独感会进一步恶化情绪状态。

4. 社会环境因素的间接影响 ①职业压力：倒班工作者或高压职业人群可因睡眠剥夺诱发 HPA 轴功能紊乱，增加中枢性过度睡眠的风险。②家庭支持缺失：缺乏理解的家庭环境可能使患者隐瞒症状，延误诊断与治疗。③文化认知偏差：部分文化背景中将嗜睡污名化为“意志薄弱”，阻碍患者寻求专业帮助。

5. 双向因果关系 ①中枢性过度睡眠→心理问题：日间嗜睡导致患者学业 / 职业表现下降，引发自卑、抑郁；猝倒发作（情绪因素触发的肌肉突然无力）可能使患者恐惧社交，加剧焦虑。②心理问题→中枢性过度睡眠：抑郁通过 5-羟色胺系统抑制清醒维持机制；慢性压力可加速促食欲素神经元退化。

【临床表现】 患者可表现为思睡、猝倒发作、睡瘫、入睡幻觉及夜间睡眠紊乱。此外，肥胖在发作性睡病患者中十分常见，发病初期常出现难以解释的体重增加。发作性睡病可与其他睡眠疾病［如梦语症、周期性肢体运动、睡眠呼吸障碍和快速眼动睡眠行为障碍（rapid eye movement sleep behavior disorder，RBD）］合并存在。患者可伴有焦虑、抑郁症状，约 20% 的患者可出现社交恐惧症。

1. EDS 所有发作性睡病患者均存在 EDS，表现为突然发生的不可抗拒的睡眠发作，可出现于行走、进餐或交谈时，更易发生于外界刺激减少的情况下（如阅读、看电视、驾驶、听课、开会时）。睡眠持续时间多为数分钟至数十分钟，可短至数秒或长达数小时，每天可发生数次到数十次不等，多数患者经短时间的小睡后即可头脑清醒，但不能维持长时间清醒。

2. 猝倒 60%～70% 的发作性睡病患者可发生肌肉失张力发作，甚至猝倒，常出现在 EDS 发生数月至数年后，见于强烈情感刺激（如大笑、发怒）时。猝倒的本质是情绪变化（多为激动等正性情绪）诱发的躯体双侧肌张力突然部分或完全丧失。猝倒发作时患者意识清楚，无记忆障碍，肌肉失张力发作可见于全身骨骼肌肌群，致患者跌倒或被迫坐下。猝倒发作的持续时间常为数秒至数分钟，强烈情感刺激或停用抗猝倒药物可能引发持续的猝倒发作，严重时可持续数小时，被称为猝倒持续状态。

3. 睡瘫 多在入睡或起床时出现，是发作性睡病患者从 REM 睡眠中醒来时发生的一过性全身不能活动或不能讲话，可持续数秒至数分钟。健康个体也可发生，但发作性睡病患者的发作频率及严重程度显著更高。

4. 睡眠幻觉 多在入睡时发生，健康个体也可出现，表现为在觉醒和睡眠转换期出现幻觉（幻视、幻触或幻听），也可表现为梦境样体验。部分发作性睡病患者在日间小睡或犯困时可出现幻觉。

5. 夜间睡眠紊乱 患者常无入睡困难，但易醒多梦，觉醒多发生在入睡后 2～3 h，通常伴有再入睡困难。此外，患者夜间体动明显增多，可表现为周期性肢体运动或 RBD。患者早晨常因困倦或入睡而起床困难。

【诊断】 ICSD-3 将发作性睡病分为 1 型（伴有促食欲素降低的发作性睡病）和 2 型（不伴有促食欲素降低的发作性睡病）。

1. 1 型发作性睡病 ICSD-3 关于 1 型发作性睡病的诊断标准（表 15-3）。值得注意的是，1 型发作性睡病也可继发于其他疾病（如自身免疫病、下丘脑肿瘤、脑卒中或外伤），应考虑病因诊断。

表 15-3 1 型发作性睡病的诊断标准

诊断标准（必须同时符合 A 和 B 项标准）
A. 每日出现难以抑制的思睡或日间发生非预期的入睡，至少持续 3 个月
B. 具有下列 1 项或 2 项：
（1）发作性猝倒和 MSLT 显示平均睡眠潜伏期≤ 8 min，出现≥ 2 次 SOREMP。前夜 PSG 记录中的 SOREMP 可以替代 MSLT 中的 1 次 SOREMP
（2）放射免疫法测定脑脊液促食欲素 -1 浓度≤ 110 pg/ml，或小于以同一标准检验正常人平均值的 1/3

MSLT，多次小睡睡眠潜伏时间试验；PSG，多导睡眠监测；SOREMP，异常 REM 睡眠起始。

2. 2 型发作性睡病 ICSD-3 关于 2 型发作性睡病的诊断标准（表 15-4）。

表 15-4 2 型发作性睡病的诊断标准

诊断标准（必须同时符合 A～E 项标准）
A. 每日出现难以抑制的思睡或日间发生非预期的入睡，至少持续 3 个月
B. MSLT 显示平均睡眠潜伏期≤ 8 min，出现≥ 2 次 SOREMP。前夜 PSG 记录中的 SOREMP 可以替代 MSLT 中的 1 次 SOREMP
C. 无猝倒
D. 放射免疫法测定脑脊液促食欲素 -1 浓度≤ 110 pg/ml，或小于以同一标准检验正常人平均值的 1/3
（1）未检测脑脊液促食欲素 -1
（2）脑脊液促食欲素 -1 水平＞ 110 pg/ml
（3）脑脊液促食欲素 -1 水平大于以同一标准检验正常人平均值的 1/3
E. 过度睡眠和（或）MSLT 结果不能以睡眠不足、阻塞性睡眠呼吸暂停、睡眠时相延迟、药物及物质滥用或戒断更好地解释

MSLT，多次小睡睡眠潜伏时间试验；PSG，多导睡眠监测；SOREMP，异常 REM 睡眠起始。

注：①如果患者后续出现猝倒，应重新分类为 1 型发作性睡病；②如果后续检测 CSF 促食欲素 -1 ≤ 110 pg/ml 或超过正常平均值的 1/3，应重新分类为 1 型发作性睡病。

3. 辅助检查 确诊需结合客观实验室检查，主要包括多次小睡睡眠潜伏时间试验（multiple sleep latency test，MSLT）、PSG、血人类白细胞抗原（human leucocyte antigen，HLA）分型及脑脊液促食欲素测定。

MSLT 是测定日间思睡的客观方法。发作性睡病患者在 MSLT 中除平均睡眠潜伏期缩短外，可见≥ 2 次的异常 REM 睡眠起始（sleep onset REM periods，SOREMP）。MSLT 常需在前夜 PSG 之后进行，以保证患者在进行 MSLT 之前有充足的睡眠。此外，约 50% 的发作性睡病患者 PSG 显示夜间入睡后 15 min 之内出现异常 REM 睡眠，其诊断发作性睡病的特异性高达 99%。在 MSLT 检查前需至少佩戴 1 周体动记录仪并记录睡眠日记，这有助于确定是否存在睡眠不足、倒班工作或其他昼夜节律失调性睡眠紊乱，从而更准确地分析 MSLT 的结果。

4. 心理量表评估

（1）日间思睡评估量表：用于测定受试者的主观思睡倾向，但结果的可信度较客观方法稍差。

（2）Epworth 思睡量表（Epworth sleepiness scale，ESS）：是从行为学角度对睡眠进行分级，让受试者评价自己在不同社会环境和更长时期内的思睡可能性。ESS 具有简单性和简短性，但难以反映短期的睡眠变化，因而在评估昼夜节律对思睡的影响方面作用不大。

（3）斯坦福思睡量表（Stanford sleepiness scale，SSS）：通过询问当时患者的自身感受得出思睡评分，评分范围为 1～7 分。评分越高，思睡程度越严重。SSS 优点是简短和可重复使用。

【治疗】

1. 药物治疗

（1）哌甲酯：短效中枢兴奋剂，化学结构和药理作用与苯丙胺相似，但交感神经作用弱，中枢神经兴奋作用较温和，可改善精神活动，解除轻度抑制及疲乏感。大剂量哌甲酯可能引起惊厥。

（2）莫达非尼：莫达非尼是一种强效促觉醒药，无明显依赖性，用于治疗发作性睡病等所致的 EDS，也可用于军事或高危作业中长时间保持清醒状态。

（3）阿莫达非尼：药代动力学及药效学特性与莫达非尼相似，不良反应轻，耐受性好。临床试验证明，阿莫达非尼较莫达非尼作用持续时间长。因此，有利于患者在白天后半部分时间内更好地维持觉醒。

（4）索林芬净：新型多巴胺/去甲肾上腺素再摄取抑制剂，对多巴胺转运体亲和力更高，疗效与哌甲酯相当，但头痛、焦虑等副作用发生率更低。

（5）苯丙胺类：是一类强效中枢神经兴奋剂，属于精神药物。代表药物为苯丙胺和甲基苯丙胺。因易形成精神依赖和生理依赖，苯丙胺类仅作为二线选择，用于对一线药物不耐受或疗效不佳的患者。

（6）羟丁酸钠和羟丁酸钙镁钾钠：羟丁酸钠（Xyrem）是 γ- 羟基丁酸（gamma-hydroxybutyrate，GHB）的钠盐形式，可能通过对去甲肾上腺素能神经元和多巴胺能神经元及丘脑皮质神经元的 $GABA_B$ 受体的作用产生中枢抑制效应。

羟丁酸钙镁钾钠（Xywav）具有独特的钙、镁、钾、钠阳离子组分，在与羟丁酸钠具有相同羟丁酸浓度的情况下，可减少 92% 的钠，降低高血压等心血管疾病的风险。Xywav 口服溶液可用于治疗 7 岁及以上发作性睡病患者的猝倒或 EDS。

（7）索安非托：索安非托（JZP-110）是选择性多巴胺和去甲肾上腺素再摄取抑制剂，为新型强效促觉醒药。临床Ⅲ期试验显示，150 mg 和 300 mg 索安非托可有效改善发作性睡病或 OSA 患者的 EDS。临床前研究表明索安非托不会增加运动量和恢复期的睡眠反弹。

（8）替洛利生（Wakix）：是选择性 H_3 受体反向激动剂，为新型强效促觉醒药。替洛利生可增加组胺释放，激活组胺能神经元，产生觉醒效应。

（9）咖啡因：主要存在于咖啡、可可和茶叶中。咖啡因兴奋中枢神经系统的作用较强，对外周的作用较弱。

2. 心理干预 心理干预需与药物治疗协同进行，通常需要 3～6 个月才能显现稳定效果。

（1）认知重构：旨在打破错误认知循环。许多患者因长期嗜睡而产生“努力也无法改变现状”的消极思维。心理治疗师应引导患者识别这类认知偏差，如将“我又睡着了”重新解读为“我需要调整休息节奏”。此外，患者可通过记录睡眠日记，客观分析嗜睡发作的规律，逐步建立“症状可控”的积极信念。

（2）行为训练：建立健康的生理节律。①定时唤醒法：在嗜睡高发时段（如 14:00）设置温和闹钟，配合冷水洗脸等唤醒动作，帮助大脑建立新的觉醒周期。②微休息策略：将白天划分为 2～3 h 的活动单元，每个单元结束后进行 5～10 min 的冥想或轻度运动，避免持续久坐引发困倦。③刺激控制疗法：严格遵循“床＝睡眠”原则，一旦清醒超过 20 min，应立即离开床铺，重建床与睡眠的条件反射。

（3）情绪管理：①正念呼吸训练：专注腹部起伏，每天 3 次，每次 5 min，可降低焦虑水平。②渐进式肌肉放松：从脚趾到头皮逐组进行肌肉收紧–放松，以缓解躯体化症状。

（4）生活模式调整：创造支持性环境。①光照管理：晨起立即拉开窗帘，白天多在窗边工作，利用蓝光抑制褪黑素分泌。②饮食干预：减少高糖高脂食物，增加富含酪氨酸的坚果、香蕉等，促进多巴胺合成。③职业规划：根据自身情况选择灵活的工作模式，如远程办公、弹性工时，避免过度劳累。

（5）家庭协同干预。家属需理解患者并非懒惰，而是神经调控异常。可共同制订监督机制，如在关键时段（如驾驶时）进行语音提醒；准备便携薄荷油、冷感湿巾等即时唤醒工具；给予正向激励，建立“清醒成就榜”，记录每日有效活动时长。

（6）建立社会支持系统。鼓励患者加入睡眠障碍互助社群，通过定期线上交流获取最新资讯。建议与同事沟通病情，争取工作环境调整（如配备午休床）。必要时可申请残障认证，获得公共交通优先等社会便利。

四、昼夜节律睡眠–觉醒障碍（circadian rhythm sleep-wake disorder，CRSWD）

【概述】 CRSWD 是由昼夜时间维持系统和引导系统改变或内源性昼夜节律与外部环境间不同步所致的睡眠–觉醒障碍。CRSWD 的核心特征为无法在期望的时间入睡或觉醒，并伴随白天功能受损。CRSWD 最常见的类型是睡眠–觉醒时相延迟障碍（delayed sleep-wake phase disorders，DSWPD）和睡眠-觉醒时相提前障碍（advanced sleep-wake phase disorders，ASWPD）。CRSWD 可导致精神、躯体、社会、职业和教育等重要功能受损，并增加心血管疾病、胃肠疾病、认知障碍、代谢障碍、癌症及精神心理障碍的风险。CRSWD 在普通人群中的总体患病率为 5%～10%，但实际患病率可能更高，因部分亚型（如非 24 小时型睡眠-觉醒节律障碍）易被漏诊。

【心身因素的作用】

1. 心理因素对昼夜节律的直接干扰 ①情绪压力的"生物钟毒性"：焦虑、抑郁等负性情绪可通过激活 HPA 轴，持续分泌皮质醇，直接抑制视交叉上核（suprachiasmatic nucleus，SCN）的节律调控功能。②认知偏差的恶性循环：对失眠的过度关注会形成"反弹性失眠"：越担心失眠，越难以入睡，进一步扰乱昼夜节律。③创伤记忆的节律扭曲：创伤后应激障碍患者常出现睡眠片段化，因杏仁核对恐惧记忆的夜间激活会干扰 SCN 与边缘系统的同步性。

2. 生理因素对昼夜节律的器质性破坏

（1）遗传易感性与生物钟基因变异：*CLOCK*、*PER2* 等基因多态性可能导致 SCN 细胞自主节律异常，如 *PER2* 基因突变者易出现"早睡早起"或"晚睡晚起"的极端昼夜偏好。

（2）激素水平的节律紊乱：①褪黑素分泌延迟或提前：抑郁症患者常因 5-羟色胺代谢异常，导致褪黑素合成障碍，昼夜节律相位偏移。②皮质醇节律倒置：慢性疼痛患者因炎性细胞因子（如 IL-6）水平升高，出现夜间皮质醇水平不降反升，破坏睡眠-觉醒周期。

（3）神经递质失衡的双重打击：①多巴胺过度激活：焦虑症患者中脑边缘系统多巴胺活性过高，直接抑制 SCN 对睡眠的促进作用。②腺苷代谢异常：长期咖啡因摄入者腺苷受体敏感性下降，削弱睡眠压力的正常积累，导致昼夜节律调节失效。

3. 心身交互作用的"正反馈循环"机制 ①压力-炎症-节律三角：心理压力→促炎性细胞因子（如 TNF-α）升高→干扰 SCN 神经元的谷氨酸能信号→加重焦虑抑郁情绪，形成恶性循环。②行为-生理节律错位：心理逃避行为（如熬夜刷手机）→蓝光抑制褪黑素分泌→昼夜节律相位后移→次日情绪低落→更加依赖熬夜行为，形成行为-生理相互强化的病理环路。③潜意识冲突的躯体化表达：未解决的心理冲突（如分离焦虑）通过"器官语言"表现为睡眠障碍，潜意识通过打破昼夜节律来寻求关注或控制感。精神分析学派认为某些失眠是潜意识对"失控感"的防御性反应。

【临床表现】

1. 核心共同表现

（1）睡眠-觉醒时间异常：入睡或觉醒时间显著偏离社会常规时间（如期望的工作 / 学习时间），且无法通过自我调整纠正。昼夜节律周期紊乱（如周期过长、过短或无规律）。

（2）睡眠质量与白天功能受损：①失眠症状：在期望的睡眠时间难以入睡或维持睡眠（如延迟型患者晚上强迫卧床时失眠）。②过度嗜睡：在非期望的觉醒时段（如白天工作时）出现不可抗拒的困倦，或在生物钟驱动的觉醒时段异常清醒（如 02:00～04:00）。③社会功能障碍：因睡眠-觉醒时间错位，导致工作效率下降、学业困难、社交孤立，甚至引发焦虑、抑郁等心理问题。

2. 不同亚型的特异性临床表现

（1）DSWPD：①典型表现：入睡时间延迟（如 02:00 后），觉醒时间相应推迟（如 10:00 后），形成"晚睡晚起"模式。若强制早睡，会出现严重失眠；周末或无约束时，睡眠-觉醒时间自然回归延迟状态。②人群特征：好发于青少年和年轻人，可能与青春期生物钟延迟、光照暴露不足（如长期夜间使用电子设备）有关。

（2）ASWPD：①典型表现：入睡时间显著提前（如 19:00～20:00），觉醒时间提前（如 03:00～04:00），形成"早睡早起"模式。试图推迟睡眠时出现失眠，白天可能因过早觉醒导致午后困倦。②人群特征：多见于中老年人（尤其是 65 岁以上者），可能与年龄相关的生物钟周期缩短、褪黑素分泌提前有关。

（3）不规则睡眠-觉醒节律障碍（irregular sleep-wake rhythm disorder，ISWRD）：①典型表现：无固定的睡眠-觉醒周期，全天睡眠碎片化，表现为多次短睡眠（每次 1～3 h）和频繁觉醒，缺乏明确的主睡眠期。白天和夜间均可能出现困倦或清醒，无明显昼夜节律。②人群特征：常见于严重神经认知障碍患者（如痴呆、脑损伤、发育迟缓）或长期卧床、缺乏环境时间线索（如光照）的人群。

（4）非24小时型睡眠-觉醒节律障碍（non-24-hour sleep-wake disorder，N24SWD）：①典型表现：生物钟周期长于24 h（通常25～27 h），导致每天入睡和觉醒时间逐渐推迟（如每天推迟1～2 h），最终形成“昼夜颠倒”（如某天04:00入睡，数周后变为08:00入睡）。②人群特征：盲人（尤其是完全丧失光感知者）因无法通过光照重置生物钟，发病率高达50%；少数非盲人患者可能因极端作息（如长期夜间工作）或生物钟基因异常引发。

（5）倒班相关睡眠障碍（shift work disorder，SWD）：①典型表现：因从事轮班工作（如夜班、早班、中班交替），导致在需要睡眠时失眠（如夜班后白天难以入睡）或在需要觉醒时过度嗜睡（如夜班期间频繁瞌睡）。伴随胃肠功能紊乱（如消化不良）、情绪障碍（如易怒、焦虑），长期增加代谢疾病（如糖尿病、心血管病）风险。②人群特征：从事非固定白班工作者（如医护、交通、制造业），10%～30%的倒班工人存在SWD。

（6）未特定型昼夜节律睡眠-觉醒障碍：不符合上述亚型标准，但存在明确的昼夜节律紊乱，如旅行时差导致的短期节律失调（通常持续＜3天）。

【诊断】

1. **DSWPD的诊断标准**（表15-5）

表15-5 DSWPD的诊断标准

诊断标准（必须同时符合A～E项标准）
A. 主要睡眠觉醒时间较期望的或所需要的睡眠觉醒时间显著延迟（患者或经照料者证实长期反复在期望或要求的时间入睡困难或觉醒困难）
B. 症状持续≥3个月
C. 若允许自然睡眠，则睡眠质量和时间正常且与年龄匹配，但仍为推迟的24 h睡眠-觉醒节律
D. 至少7天（最好14天）的睡眠日记或体动监测显示睡眠时相延迟（监测时段应连续并包括工作/学习日及休息日）
E. 睡眠-觉醒障碍不能用其他类型睡眠障碍、内科疾病和神经系统疾病或精神疾病、药物或物质使用解释

2. **ASWP的诊断标准**（表15-6）

表15-6 ASWP的诊断标准

诊断标准
A. 睡眠-觉醒时相显著提前：习惯性入睡时间（如19:00～20:00）和觉醒时间（如03:00～04:00）显著早于个体期望或社会接受的时间（通常提前≥2 h），且无法自主延迟入睡或维持睡眠至期望时间。即使在无外界时间限制（如周末、假期）时，睡眠-觉醒周期仍固定提前
B. 早醒相关的睡眠困扰：清晨早醒（如03:00～04:00自然觉醒后无法再次入睡），导致总睡眠时间不足或睡眠质量下降（如睡眠效率≥85%但仍有早醒主诉）
C. 白天功能损害：因过早觉醒或夜间睡眠时段与社会活动冲突，导致日间疲劳、嗜睡、注意力障碍或情绪问题（如焦虑、烦躁），影响工作、学习或社交功能
D. 症状持续≥3个月，上述症状呈慢性、稳定模式，非短期环境或节律波动（如倒班、时差）所致
E. 排除其他睡眠障碍或疾病：其他昼夜节律睡眠-觉醒障碍（如DSWPD、N24SWD等）；器质性疾病（如痴呆、帕金森病）或精神障碍（如抑郁症）引起的早醒；睡眠呼吸暂停、不宁腿综合征等导致的继发性睡眠紊乱；药物（如中枢兴奋药、抗抑郁药）或物质（如咖啡因、酒精）对睡眠节律的影响

DSWPD，睡眠-觉醒时相延迟障碍；N24SWD，非24小时型睡眠-觉醒节律障碍。

3. **心理评估**

（1）睡眠日记：填写睡眠日记可以引导患者注意一些容易被忽视的行为，并帮助识别睡眠时间和不良的睡眠卫生[4]。睡眠日记比较直观、易使用且允许对目标行为反复准确地进行抽样记录，从长远角度看，可以增加测量可靠性。睡眠日记的格式不一，图形格式方便临床医生从大量数据中快速检查和理解患者的行为模式；填表型或问题型格式提供的信息更为准确。

（2）晨起睡眠问卷：用于对夜间睡眠进行主观评估，在夜间PSG监测结束后的早晨填写，有助于发现夜间睡眠主观和客观评估的差异。问卷包括主观入睡潜伏期、主观总睡眠时间、觉醒次数及时间，并对睡眠质量、精力恢复情况、警觉水平及注意力情况进行等级评估。此外，可通过计算睡眠知觉（主观总睡眠时间/客观总睡眠时间×100%）来判断感知觉问题。

【治疗】 CRSWD的治疗周期通常为3～6个月，建议每2周进行1次睡眠日记分析。药物需在医生指导下使用，避免长期依赖。心理治疗需配合可穿戴设备（如睡眠监测手环）进行实时数据反馈，逐步建立稳定的昼夜节律。

1. 药物治疗

（1）褪黑素受体激动剂：如雷美替胺，适用于DSWPD患者，睡前2～3 h服用可调节生物钟。

（2）苯二氮䓬类药物：如阿普唑仑，短期使用可缓解失眠焦虑，但需警惕依赖性。

（3）非苯二氮䓬类药物：如唑吡坦，选择性作用于睡眠中枢，次日残留效应较小。

（4）抗抑郁药：部分SSRI（如舍曲林）可改善共病的抑郁和焦虑。

（5）新型药物：食欲素受体拮抗剂（如苏沃雷生）用于治疗睡眠相位失调伴过度嗜睡。

2. 心理治疗

（1）昼夜节律重建训练。①光照疗法：具有抑制睡眠、促进觉醒的功能。光照疗法适用于入睡困难的患者，有利于缩短入睡时间。推荐上午暴露在2500～10 000 lux的光照强度下，通常以每天光照30～45 min为宜（应短于2 h）。光照疗法可能的不良反应包括头痛、恶心、口干和眼疲劳，已有视网膜病变及使用光敏感药的患者慎用，也可能诱发轻度躁狂，应在医生指导下进行。②体温调节法：睡前1 h洗热水澡（水温40℃），利用体温下降诱导睡眠。③定时进餐：固定三餐时间，通过食物摄入强化昼夜节律。

（2）认知行为疗法（CBT-I核心技术）。①刺激控制五步法：固定起床时间；困倦才上床；清醒超过20 min即离床；床只用于睡眠；白天不补觉。②睡眠限制策略：通过睡眠日记计算实际睡眠时长，逐步压缩卧床时间。③认知重构：纠正不合理信念（如“必须睡够8小时”），建立“质量优先”观念。

（3）环境行为干预。①蓝光管理：睡前2 h使用琥珀色眼镜过滤蓝光，促进褪黑素分泌。②社交同步法：主动参与晨间社交活动，利用人际互动强化觉醒周期。③工作记忆训练：通过记忆游戏提升前额叶皮质的活跃度，增强觉醒维持能力。

（4）生物反馈治疗。①心率变异性训练：使用心率监测设备，通过呼吸调节提升自主神经稳定性。②体温生物反馈：实时监测体表温度，学习主动调节体温节律。③PSG指导：根据PSG结果个性化调整治疗方案。

（5）生活方式干预。①运动处方：下午进行30 min有氧运动（如快走），提升夜间睡眠深度。②饮食干预：晚餐增加含色氨酸的食物（如牛奶、鸡蛋），促进血清素合成。③环境改造：卧室使用遮光窗帘（遮光率＞99%），保持22～24℃恒温。

（6）社会支持系统。①家庭协同治疗：家属配合调整家庭作息，减少夜间活动干扰。②职场适应计划：申请弹性工作时间，设置午休专用休息区。③社群互助：加入昼夜节律障碍患者社群，获取光照设备租赁等资源。

五、异态睡眠

【概述】 异态睡眠是指在NREM睡眠期、REM睡眠期或从清醒向睡眠转换或睡眠向觉醒转换阶段发生的非自主性躯体行为或体验，包含运动行为、情绪、感知、做梦和自主神经系统功能相关的睡眠异常，可能导致自伤或伤及同床者、睡眠中断、身心健康和社会功能受损等不良后果。根据发生时的睡眠状态可分为REM睡眠相关异态睡眠和NREM睡眠相关异态睡眠。

快速眼动睡眠行为障碍（REM sleep behavior disorder，RBD）是最常见的REM睡眠相关异态睡眠，以REM睡眠期间肌肉张力迟缓状态消失，伴随与梦境相关的局部或全身肌肉活动为特征，发作时常出现暴力行为并可造成自身及同床者伤害，导致睡眠片段化。

非快速眼动睡眠相关异态睡眠是由于从NREM睡眠向觉醒状态转换的不完全分离导致的觉醒障碍，以非自主的、异常的夜间复杂运动行为为特征，通常发生在夜间睡眠的前1/3阶段中的慢波睡眠阶段（N3期），根据持续时间、复杂性、行为类型和对发作事件的遗忘程度等分为意识模糊性觉醒、睡行症、睡惊症和睡眠相关进食障碍。

异态睡眠在普通人群中的总体患病率为10%～30%。其中，RBD的发病率为0.5%～1.25%，老年人（≥60岁）患病率升至2%；睡行症的成人患病率为2.5%～4.0%，儿童患病率为14%[5]。

【心身因素的作用】

1. 心理因素的启动与放大效应

（1）情绪压力的“开关”作用。①急性应激：考试、失业等压力事件通过激活蓝斑核去甲肾上腺素系统，使大脑在睡眠中保持部分觉醒状态，如压力导致的“战斗或逃跑”反应可能触发夜惊（NREM 睡眠突然觉醒）。②慢性焦虑：长期焦虑患者的杏仁核过度活跃，可在睡眠中释放恐惧信号，表现为睡眠中喊叫、蹬踢（如 RBD）。

（2）创伤记忆的夜间“闪回”。创伤后应激障碍患者的海马-杏仁核网络在睡眠中会异常激活，将创伤记忆以梦境形式重现，导致睡眠中尖叫、挣扎（如战争老兵的夜惊发作）。

（3）认知行为的恶性循环。对异态睡眠的恐惧：患者因某次梦游经历对“再次发作”产生预期焦虑，反而通过过度唤醒增加发作频率（如失眠患者的梦游风险升高 3 倍）。

2. 生理因素的器质性基础

（1）遗传易感性与基因调控：① *HLA-DQB1* 基因多态性：与梦游、夜惊的家族聚集性相关，可能影响睡眠纺锤波（NREM 睡眠的标志）的生成。② *CLOCK* 基因突变：导致昼夜节律异常，增加 RBD 的风险（如帕金森病患者的 RBD 常早于运动症状出现）。

（2）神经递质失衡的双重打击。① GABA 系统抑制不足：$GABA_A$ 受体功能低下时，深睡眠期的大脑无法完全抑制运动皮质，导致梦游时的复杂动作（如行走、做饭）。②多巴胺-5-羟色胺系统失调：RBD 患者存在脑干多巴胺能神经元退化，同时 5-羟色胺水平异常升高，打破了 REM 睡眠肌肉松弛的调控。

（3）脑结构发育异常。①前额叶皮质成熟延迟：儿童梦游常见于 5～12 岁，与前额叶对边缘系统的抑制功能未完善有关（如夜间觉醒时无法整合现实信息）。②脑干网状结构损伤：脑卒中或帕金森病破坏脑干 REM 调控区，导致 RBD 患者出现“梦境演绎行为”（如梦中搏斗时挥拳打伤伴侣）。

3. 心身交互作用的病理模型

（1）压力-炎症-异态睡眠三角：心理压力→ IL-6 等促炎性细胞因子水平升高→干扰下丘脑-SCN 的节律调控→睡眠碎片化→异态睡眠风险增加。

（2）行为-生理节律错位：不规律作息、频繁倒班或熬夜导致褪黑素分泌紊乱，削弱 SCN 对睡眠阶段的控制，使异态睡眠更易发生（如夜班工作者的梦游风险升高 2.5 倍）。此外，酒精或苯二氮䓬类药物可抑制深睡眠，导致“补偿性”深睡眠反弹时出现夜惊。

（3）潜意识冲突的躯体化表达：未解决的心理冲突（如职场霸凌）通过器官语言表现为异态睡眠，潜意识通过“身体逃离”（梦游）或“攻击性释放”（REM 睡眠搏斗）缓解心理压抑。荣格学派认为梦游是“个体化过程”受阻的表现，患者通过无意识行为寻找心理完整性。

【临床表现】

1. REM 睡眠相关异态睡眠

（1）RBD：多见于中老年男性，特征为 REM 睡眠中肌肉失弛缓（正常应呈低张力状态），导致梦境内容转化为真实动作。表现为睡眠中挥拳、踢腿、喊叫、坠床，甚至攻击行为，动作与梦境内容相关（如梦见打架时挥动手臂）。醒后能清晰回忆生动梦境，常因自伤或伤害伴侣就诊，可能是帕金森病、多系统萎缩等神经退行性疾病的前驱症状。

（2）反复性孤立性睡眠瘫痪：发生于入睡或觉醒时（REM 睡眠与清醒状态过渡阶段），表现为意识清醒但全身肌肉无法活动，可持续数秒至数分钟。常伴随幻觉（如感觉房间内有异物、呼吸困难、听觉或视觉异常），恐惧情绪明显，可能与睡眠不足、作息紊乱相关。

2. NREM 睡眠相关异态睡眠

（1）睡行症：多发生于入睡后 1～2 h（N3 期睡眠），表现为从床上站起、行走，甚至完成复杂动作（如开门、穿衣、倒水等），动作通常刻板、协调能力下降。发作时眼神呆滞，对环境反应迟钝，难以被唤醒，唤醒后可能出现意识模糊或完全遗忘。持续数分钟至数十分钟，结束后自行回到床上或就地入睡。

（2）夜惊：多见于儿童（3～8 岁），发作于 N3 期睡眠，表现为突然坐起、尖叫、哭闹，伴随强烈恐惧表情、呼吸急促、心跳加速、出汗等自主神经兴奋症状。对他人安抚无反应，难以唤醒，发作后完全遗忘，极少能回忆梦境。单次发作持续数秒至数分钟，通常不超过 10 min。

（3）意识模糊性觉醒：从 NREM 睡眠中不完全觉醒，表现为坐起、喃喃自语、行为紊乱（如无目的地触摸或摆弄物品），语言含糊、逻辑混乱。对周围环境出现认知障碍，可能误认家人或地点，持续数分钟后重新入睡，醒后记忆模糊或完全遗忘。

（4）节律性运动障碍：睡眠中反复出现规律性动作，如撞击头部、身体摇晃、拍打肢体等，多发生于入睡前后或N1～N2期睡眠。动作幅度可轻可重，严重时可能导致自伤（如额头淤青），通常随年龄增长而逐渐缓解。

（5）夜间遗尿症：常见于儿童（＞5岁），睡眠中不自主排尿，多发生于NREM睡眠（尤其是N3期），无觉醒反应。可伴随其他NREM睡眠异态睡眠（如睡行症），部分成人患者与神经系统发育或膀胱功能异常相关。

【诊断】 参考ICSD-3关于RBD（表15-7）和NREM睡眠相关异态睡眠（表15-8）的诊断标准。

表15-7 RBD的诊断标准

诊断标准（必须同时符合A～D项标准）
A. 反复发作的睡眠相关的发声和（或）复杂的运动行为 B. PSG证实这些行为发生在REM睡眠期，或根据临床病史出现梦境相关的行为，推测该行为发生在REM睡眠期 C. PSG证实REM睡眠期出现骨骼肌失迟缓现象 D. 不能用其他睡眠障碍、精神障碍、疾病、药物或物质滥用更好地解释

注：①整夜视频多导睡眠图（vPSG）可以监测到满足以上全部标准的反复发作过程。②监测到的发声或行为通常与梦境同时出现，导致患者经常主诉“将梦变成行动”。③REM睡眠期肌张力失弛缓（RWA）的PSG特征参见2020版《AASM睡眠眠及其相关事件判读手册2.6版》。④一旦醒来，患者能够完全清醒、警觉、有条理，并拥有正常定向力。⑤偶尔会出现具有典型梦境相关的行为，在vPSG中也证实存在典型RBD行为，但根据RWA的PSG诊断标准，无充足证据证实存在RWA。此时，可根据临床判断，暂时诊断RBD。同理，如果没有vPSG时，该规则也适用。⑥根据专家共识，药物可能促使已存在RWA但处于临床潜伏期的RBD患者显现临床症状。因此，在得到长期研究的结论期间，根据临床判断，药物诱导的RBD也可诊断为RBD。

表15-8 NREM睡眠相关异态睡眠的诊断标准

诊断标准（必须同时符合A～E项标准）
A. 反复发作的从睡眠中不完全觉醒 B. 在发作过程中对他人的干预或引导反应异常或缺少反应 C. 有限的（如简单的视觉情景）或没有相关的认知或梦的景象 D. 对发作部分或完全遗忘 E. 不能由其他睡眠障碍、精神障碍、疾病、药物或物质滥用解释

注：这类事件多发生于睡眠的前1/3阶段；发作后可能继续出现数分钟或更长时间的意识模糊或定向力障碍。

快速眼动睡眠行为障碍筛查问卷（REM Sleep Behavior Disorder Screening Questionnaire，RBDSQ）可用于评估RBD患者的症状和严重程度，主要包括两部分：①症状评估：共13个问题，关于梦境、动作及神经系统疾病等。②严重程度与频率评估：共13个问题，主要评估睡觉时是否经常做梦，梦境情景（如伤心难过的、激动愤怒的、害怕惊恐的梦等），是否说梦话，跟随梦境呼叫，手脚欲动，跌落床伤及自己或床伴等进行评估，并对发作频繁率按照年、月、周的次数进行分级。

【治疗】

1. 药物治疗 苯二氮䓬类药物、三环类抗抑郁药、SSRI、新型非苯二氮䓬类和抗癫痫药。

2. 物理治疗

（1）经颅电刺激治疗（transcranial electrical stimulation，tES）：主要包括经颅直流电刺激（transcranial direct current stimulation，tDCS）和经颅交流电刺激（transcranial alternating current stimulation，tACS）。两者均具有改变睡眠结构的功效。tES通过调节大脑神经元电活动的同步化和去同步化，从而调节大脑皮质的兴奋性和改变脑内神经递质释放。使用时应注意刺激部位和电极大小、刺激频率、电流强度、刺激时相及刺激的持续时间和次数。此外，非接触型感应电场采用微量电场调控神经元放电，可促进释放GABA，诱发睡眠的产生与维持。

（2）重复经颅磁刺激（repetitive transcranial magnetic stimulation，rTMS）：基于电磁感应与电磁转换原理，通过感应电流刺激神经元引发一系列生理、生化反应，从而改变刺激部位及与其存在功能连接部位的神经元兴奋性。

3. 心理治疗

（1）认知行为干预。①睡眠阶段科普教育：通过图文讲解等方式，向患者说明异态睡眠（如睡行症、夜惊等）多发生于NREM睡眠，而俗称“鬼压床”的睡眠瘫痪症则属于REM睡眠相关现象，以帮助患者理解症状的生理机制，消除对异常睡眠行为的恐惧心理。②梦境重构训练：引导患者在梦魇后立即记录梦境细节，通过改写结局来减少焦虑。③应激管理：识别压力源（如考试、人际关系），教授正念减压技巧。

（2）行为矫正技术。①反向意图训练：针对梦游患者，在预计发作前15 min主动唤醒，连续数周打破发作周期。②生物反馈治疗：使用心率监测仪，通过呼吸调节降低夜间交感神经活跃度。③睡眠限制法：压缩卧床时间，提升睡眠效率，但需在医生指导下进行。

（3）放松训练组合。①渐进式肌肉放松：睡前 30 min 从脚趾到头皮逐步放松。②指导性想象：想象宁静场景（如海边）替代噩梦画面。③腹式呼吸法：进行深长呼吸，每分钟 6 次，以降低夜间觉醒概率。

（4）认知重构技术。①纠正灾难化思维：将“我又梦游了”重新解读为“我的大脑正在学习新的睡眠模式”。②建立合理预期：强调治疗目标是减少伤害而非完全消除症状。③时间管理训练：制订规律作息表，固定起床时间，强化生物钟。

（5）环境安全改造。

（6）家庭协同治疗。

六、不宁腿综合征

【概述】 不宁腿综合征（restless legs syndrome，RLS）又称 Wilis-Ekbom 病，是一种常见的神经系统感觉运动障碍性疾病。RLS 可发生于任何年龄[6]，发病率随年龄增长而升高，女性患病率是男性的 2 倍。不同国家和地区成人 RLS 患病率不同，欧美国家人群的患病率为 5%～10%；亚洲国家人群的患病率为 0.1%～7.5%。中国关于 RLS 流行病学的数据有限，来自上海不同社区的调查显示 50 岁以上人群患病率为 0.69%～1.4%。

【心身因素的作用】

1. 心理因素的启动作用

（1）压力与焦虑的神经激活：慢性压力导致皮质醇水平升高，持续激活交感神经系统，使肌肉处于紧张状态（如 RLS 的夜间肌肉不适感）。焦虑情绪会放大个体对身体异常感觉的关注度（如失眠者对肢体抽动的敏感化）。

（2）情绪调节失衡：抑郁状态下 5- 羟色胺水平降低，可能削弱对运动控制的抑制功能（如增加梦游的发作频率）。双相障碍患者的昼夜节律紊乱可能诱发夜间运动行为（如 RBD）。

（3）认知行为模式的强化：对失眠的过度担忧可形成“睡前焦虑 - 运动障碍 - 更焦虑”的恶性循环（如睡眠呼吸暂停患者因恐惧窒息而频繁夜醒）。

2. 生理因素的病理基础

（1）神经递质失衡：①多巴胺系统异常：帕金森病患者黑质 - 纹状体通路受损，导致夜间肢体震颤加重。② GABA 缺乏：常见于 RLS，抑制性神经信号减弱可引发肌肉异常放电。

（2）感觉运动整合障碍：①脊髓反射亢进：如周期性肢体运动障碍患者在睡眠中脊髓运动神经元异常激活，导致腿部抽动。②深部脑区调控异常：杏仁核过度活跃可能引发睡眠期攻击行为（如睡眠暴力）。

（3）内分泌与代谢干扰：①雌激素波动：更年期女性因雌激素下降导致多巴胺受体敏感性降低，诱发夜间肢体不适。②铁代谢异常：缺铁影响多巴胺合成，与 RLS 的症状严重程度直接相关。

3. 心身交互作用的恶性循环

（1）躯体症状的心理放大：夜间肌肉抽动引发惊醒，导致次日疲劳感增强，进一步加重焦虑情绪（如慢性疲劳综合征合并睡眠障碍）。

（2）心理应激的躯体化表达：未解决的心理冲突通过运动障碍表现（如 RLS 常与分离焦虑相关）。

（3）神经可塑性改变：长期心身压力导致大脑边缘系统重塑，使运动控制中枢对刺激的反应阈值降低（如创伤后应激障碍患者的夜间惊跳反应）。

【临床表现】 RLS 的典型临床表现为强烈、迫切想要活动肢体的冲动 / 欲望，于安静状态下或夜间睡眠出现或加重，肢体深处出现极度不适感，这种感觉常被患者描述为爬行感、麻刺感、烧灼感、抓痒感或酸痛感，好发部位为小腿，也可累及大腿或身体其他部位（如上肢、头部、腹部），通常呈对称性出现。患者必须不停活动下肢或行走才能缓解，恢复休息状态时症状会再次出现。RLS 临床症状具有典型的昼夜变化规律，腿部不适感多出现于傍晚或夜间，发作高峰在午夜与凌晨之间，日间症状相对轻微或缺如，因而严重干扰患者的睡眠，导致入睡困难、睡眠中觉醒次数增多和早醒等。由于全身不适伴或不伴周期性肢体运动及失眠，患者常出现日间疲劳、困倦、抑郁和焦虑。

【诊断】 RLS 的诊断标准见表 15-9。

表 15-9 RLS 的诊断标准

诊断标准（必须同时符合 A～C 项）
A. 有想活动腿的强烈欲望，常伴有腿部不适或由腿部不适而导致。同时符合以下条件： （1）症状在休息和不活动状态下出现或加重，如躺着和坐着 （2）症状可在活动后部分或完全缓解，如走路或伸展腿部 （3）症状可仅出现在傍晚或夜间，或在白天出现，但夜间症状更明显
B. 以上特征需除外由药物或行为习惯所致，如腿部痉挛、不适的姿势、肌痛、静脉曲张、腿部水肿、关节炎或习惯性踮脚等
C. 以上症状导致患者出现忧虑、苦恼、睡眠紊乱，并造成身心健康、社交、职业、教育、行为等重要领域的功能障碍

80%～90% 的 RLS 伴有睡眠中周期性肢体运动。周期性肢体运动指数（periodic limb movement index，PLMI）增高可支持 RLS 的诊断，但并非诊断 RLS 的必要条件，70%～80% 的 RLS 患者 PSG 结果提示睡眠中 PLMI ＞ 5 次 / 小时，多夜监测的阳性率可进一步提高至 90% 以上。

【治疗】

1. 药物治疗 黑质纹状体突触前多巴胺功能下降可能与 RLS 发病有关。

（1）左旋多巴：是治疗帕金森病最重要的基础药物，对 RLS 有迅速且显著的疗效。尽管左旋多巴对 RLS 的短期疗效显著，但长期用药可能会加重症状。因此，临床应按需给药，仅当出现 RLS 导致睡眠障碍、生活质量下降等临床症状时用药。

（2）多巴胺受体激动剂：是治疗 RLS 的首选药物。由于半衰期长，因此不需要夜间给药。耐受性良好，长期应用较少出现并发症，能缓解 90% 以上的 RLS 症状。

（3）普拉克索：可明显改善 RLS 所致的睡眠障碍，显著缩短入睡时间、增加整体睡眠时长、提高睡眠效率和改善日间功能障碍。

（4）罗匹尼罗：是第二代多巴胺受体激动剂，能选择性激活多巴胺 D_2 受体。主要用于治疗帕金森病，对中重度 RLS 患者的疗效较好，可改善睡眠及相关临床症状。

（5）罗替戈汀：为非选择性多巴胺受体激动药，可激活 D_1、D_2、D_3 受体。经皮贴剂（1 次 / 日）可用于治疗中重度原发性 RLS。低剂量可明显减轻白天和夜间的 RLS 症状。罗替戈汀可刺激调节运动的尾壳核内的多巴胺受体，从而改善 RLS 的症状。

（6）溴隐亭：可改善 RLS 患者的主观症状、周期性腿动和睡眠障碍。溴隐亭可兴奋锥体外系的多巴胺受体，对 D_2 受体有较强的激动作用，对 D_1 受体有部分拮抗作用。口服吸收快，但由于首关代谢，生物利用度仅有 6%。

（7）加巴喷丁：主要用于治疗癫痫，可有效减轻 RLS 症状，提高患者睡眠质量，减轻疼痛，耐受性良好。

2. 心理治疗

（1）认知行为干预。①症状归因重构：将“腿部难受是不治之症”重新解读为“这是可调节的神经敏感状态”，以降低焦虑水平。②刺激控制训练：当出现肢体不适时，立即进行特定动作（如踝泵运动）打断恶性循环。③睡眠日记分析：记录症状与情绪、饮食的关联，识别诱发因素（如咖啡因、压力事件）。

（2）运动皮质重塑训练。①反向意图疗法：主动关注不适部位，通过刻意放松来打破条件反射，如对 RLS 患者说：“现在让腿尽可能不舒服试试看。”②镜像神经元训练：观看他人缓慢伸展动作的视频，同步模仿，激活运动皮质的抑制功能。③生物反馈治疗：使用肌电监测仪，通过游戏化训练学会主动降低肌肉紧张度。

（3）放松技术组合。①“4-7-8”呼吸法：吸气 4 s- 屏息 7 s- 呼气 8 s，降低夜间交感神经活跃度。②渐进式震颤放松：从指尖开始逐组肌肉轻微抖动，释放累积的运动冲动。③指导性意象：想象肢体浸泡在温热的蜂蜜中，感受沉重与放松的流动。

（4）睡眠模式调整。①相位延迟策略：每天晚睡 15 min，直至症状缓解，重建大脑运动控制节律。②睡前仪式感：固定 30 min 准备程序（如温水泡脚＋腿部按摩），形成条件反射。③日间运动处方：下午进行 20 min 抗阻训练（如靠墙静蹲），消耗过剩的运动冲动。

（5）环境行为干预。

（6）家庭协同治疗。

案例分析

患者男，45 岁。患者于 5 年前被诊断为 2 型糖尿病，随后其生活习惯发生了显著改变，体重增加，日常活动减少，血糖控制不稳定。近 1 年来，患者经常被睡眠问题困扰，表现为入睡困难（通常需要至少 1 h 才能入睡，反复回想当天的工作和血糖水平）、夜间频繁苏醒（由于糖尿病引发夜尿增多，通常每晚清醒 2～3 次，影响睡眠连贯性）、早醒（04:00～05:00 醒来，难以再次入睡）、白天嗜睡（午后尤为明显），严重影响工作表现。此外，患者还伴有夜间出汗、心悸、低血糖惊醒，白天情绪波动较大，容易烦躁和焦虑，偶尔伴有头痛和注意力不集中。检查结果显示，患者存在血糖控制不稳定（尤其是夜间血糖水平明显波动，可能导致夜间低血糖反应）。诊断为轻度阻塞性睡眠呼吸暂停（OSA）和 2 型糖尿病。

给予患者优化血糖控制（调整糖尿病治疗方案、睡前监测血糖、预防夜间低血糖），改善睡眠卫生习惯（如保持规律作息、避免在睡前摄入咖啡因和高糖食物），放松训练（如深呼吸和渐进性肌肉放松），以及连续气道正压通气（CPAP），帮助夜间维持呼吸道通畅，减少因呼吸暂停而导致的睡眠中断。在给予心理咨询时，帮助患者学会应对糖尿病管理中的焦虑，并逐渐调整期望值，不过度焦虑血糖的微小波动。此外，通过认知行为疗法调整患者对糖尿病和睡眠问题的认知，以及通过正念冥想和深呼吸等技术辅助入睡。

☞ 专家解答

该病例体现了糖尿病与睡眠障碍（尤其是轻度 OSA）的双向交互影响，以及心理社会因素对疾病进展的放大效应。核心矛盾在于“血糖波动-睡眠中断-焦虑情绪”的恶性循环。OSA 通过反复低氧-复氧刺激，激活交感神经，导致胰岛素抵抗加重（胰岛 β 细胞负荷增加），与夜间血糖波动形成因果关系。患者夜间低血糖惊醒可能与 OSA 相关的皮质醇异常分泌有关，而非单纯降糖方案问题。虽然轻度 OSA 的 AHI ＜ 15 次 / 小时，但患者存在明显的日间嗜睡（ESS 评分可能≥ 10 分），提示睡眠片段化程度已影响生活质量。

该病例充分体现了心身医学“整体观”与“个体化治疗”原则。轻度 OSA 看似“轻微”，但其与糖尿病、焦虑的共病状态已构成复杂的生物-心理-社会系统失衡。通过精准识别病理环节（如夜间低血糖-觉醒循环）、整合多学科干预（CPAP＋认知行为调整＋血糖优化），可打破恶性循环，实现疾病管理的质的突破。

（马运东　张安琪　胡方园　撰写　李鹏　审校）

参考文献

[1] Sateia M J. International classification of sleep disorders-third edition [J]. Chest，2014，146（5）：1387-1394.
[2] Qaseem A，Kansagara D，Forciea M A，et al. Management of chronic insomnia disorder in adults：a clinical practice guideline from the American College of Physicians [J]. Ann Intern Med，2016，165（2）：125-133.
[3] 赵忠新，叶京英. 睡眠医学 [M]. 北京：人民卫生出版社，2022.
[4] 陆林，王雪芹，唐向东. 睡眠与睡眠障碍相关量表 [M]. 北京：人民卫生出版社，2016.
[5] 陆林. 沈渔邨精神病学 [M]. 人民卫生出版社：北京，2017.
[6] Gossard T R，Trotti L M，Videnovic A，et al. Restless legs syndrome：contemporary siagnosis and treatment [J]. Neurotherapeutics，2021，18（1）：140-155.